正しい知識で健康をつくる

あたらしい栄養学

監修 吉田企世子（女子栄養大学名誉教授）
松田早苗（女子栄養大学短期大学部教授）

高橋書店

1章 知っておきたい話題の栄養学

Contents

2章 栄養学のきほん

スタッフ
編集協力／群羊社、平山裕美
デザイン／ regia
執筆／羽鳥明弓
イラスト／市川彰子、Adobe Stock
撮影／大蔵俊介、Adobe Stock
校正／鷗来堂

3章 食べて得する！最強食材図鑑

Contents

4章 症状から引ける 栄養処方せん

5章 正しく知って適切にとる！栄養素早引き事典

Contents

この本の使い方

どこから
読んでも
かまいません

私たちの体に欠かせない「栄養」について、知っておきたい・役に立つ情報を５つのテーマに分け、読み切りスタイルでまとめました。必要なとき、必要なところだけ、“拾い読み”することもできます。

５つのテーマと内容

①知っておきたい話題の栄養学
フレイルやサルコペニアなど、近年注目されている栄養学のトピックス

②栄養学のきほん
栄養バランスのよい食べ方、摂取・消費エネルギーのバランスなどの基礎知識

③食べて得する！ 最強食材図鑑
魚介、肉、野菜、穀類などおなじみの食品の成分や効能、栄養効率のよい食べ方

④症状から引ける 栄養処方せん
不快症状や生活習慣病の予防・改善のために気をつけるべき食事のポイント

⑤正しく知って適切にとる！ 栄養素早引き事典
五大栄養素の特徴や働き、食事摂取基準、多く含む食品、効率アップの食べ方

わかりにくい単位

単位

● **kcal（キロカロリー）**
＝エネルギー（熱量）の単位です。カロリーはエネルギーと同じ意味です

● **mg（ミリグラム）** ＝ 1/1000g

● **μg（マイクログラム）** ＝ 1/1000mg

● **RAE（レチノール活性当量）**
＝ビタミンAの効力をレチノールに換算してあらわしたもの。単位はμg

● **NE（ナイアシン当量）** ＝ナイアシンの働きに換算してあらわしたもの。単位は mg

● **可食部重量、正味重量**
＝食品の重量は、廃棄分（魚の骨や果物の皮など）を除いた、実際に食べる部分の重量

おことわり

食品成分値については文部科学省科学技術・学術審議会資源調査分科会編「日本食品標準成分表 2020 年版（八訂）」、食事摂取基準については「日本人の食事摂取基準 2020 年版」を使用。食品の重量は、野菜の皮や芯、魚の骨や頭など通常食べない部分（廃棄部分）を除いた可食部だけの正味重量です。なお、5 章でとり上げた食品のうち乾燥品については、100g 当たりではなく 10g 当たりのデータを表示しています。

1章

知っておきたい話題の栄養学

健康な身体をつくるために
知っておきたい
11の栄養学トピックスを厳選。
「食」にまつわる
さまざまな話題に触れてみましょう。

Q 栄養学ってなんですか？

「食」に関するあらゆることを研究する

「栄養をとる」「栄養が豊富」など、「栄養」という言葉を、身体のために外部から取り込む物質という意味で使っていませんか？　じつはこれは、本来の意味とは少し異なります。

「栄養」とは、「生きるために必要なものをとり入れて生命活動を維持する営み全体」のこと。栄養学も、単に食品の成分に関する学問ではなく、食べものが体内でどのように利用されるか、何を、いつ、どのように食べたらよいかなど、食に関するあらゆる分野を研究する学問なのです。

食べものは単にエネルギー源となるだけでなく、身体の機能を調整したり、心の健康を支えたりと、さまざまな役割があります。栄養学を知ることは、自分の身体と心について理解を深めることにもなります。

食べものの働き

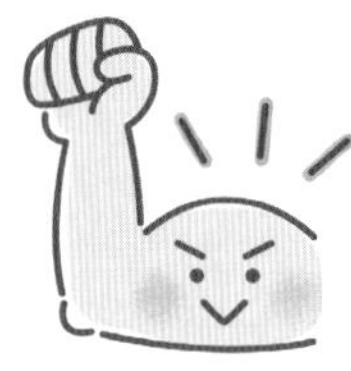

身体をつくる

骨や筋肉、髪、爪などの材料になる。

エネルギーになる

人体で行われるあらゆる活動のエネルギー源になる。

身体の調子を整える

食べものに含まれる成分が、身体の機能を正常に働かせる手助けをする。

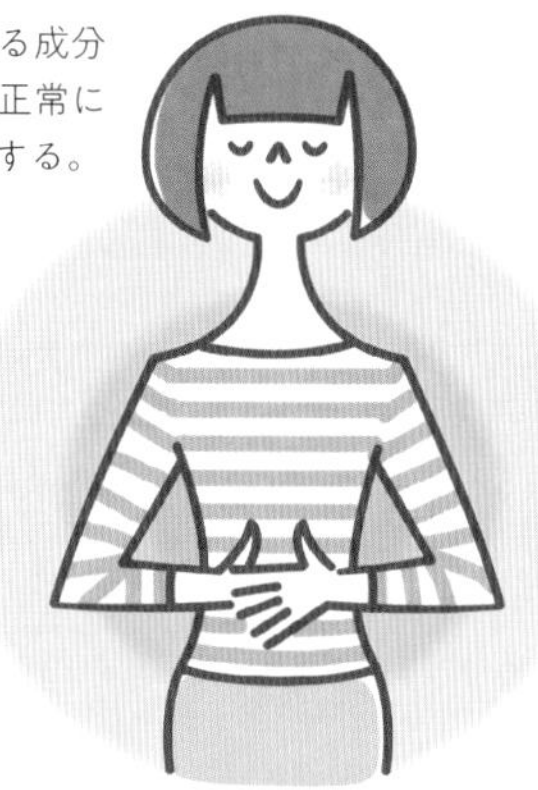

心の調子を整える

心の健康と食べものは、密接に関係している。

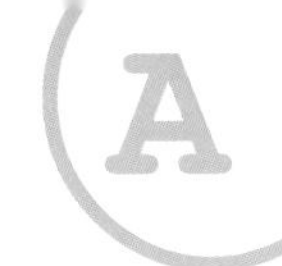

時代やブームを超えて「食」と「健康」のかかわりを探る学問です

食べ方は変化してきた

伝統的な和食

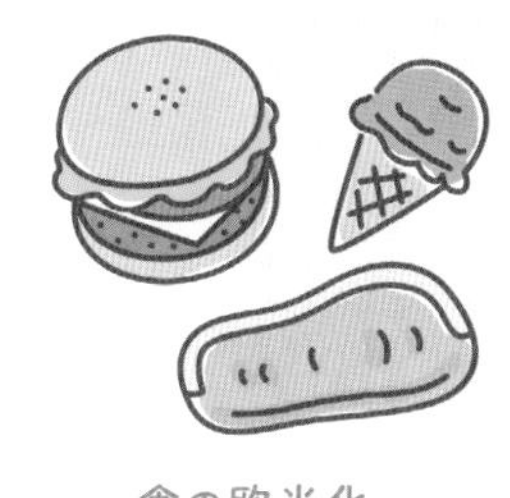

食の欧米化

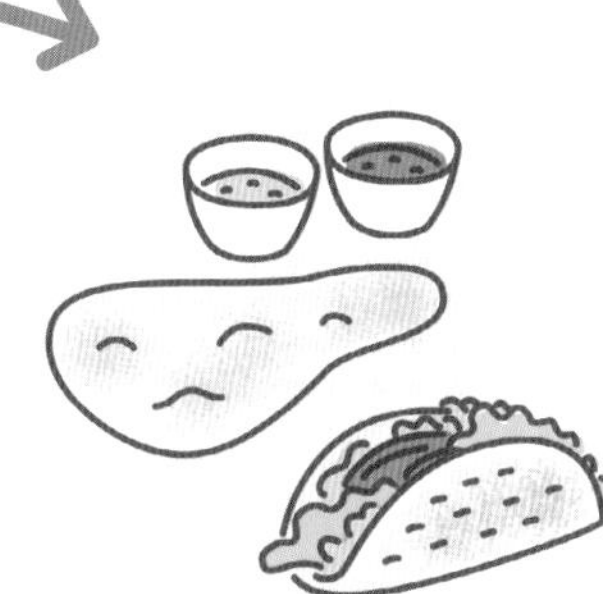

さらに多国籍化

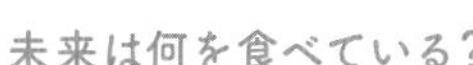

未来は何を食べている？

栄養学がどうして役に立つの？

私たちは今、人類史上初めての「飽食の時代」に生きています。食べものは単に空腹を満たすだけのものではなくなり、娯楽やファッション、コミュニケーションツールとしても使われています。

さらに、食べすぎや偏食による生活習慣病が社会問題化し、ダイエットや健康食品への関心は高まるばかり。Webメディアやテレビは、つぎつぎ登場する目新しい健康情報であふれています。

今後も、私たちを取り巻く食環境は変化を続けるでしょう。そうした社会だからこそ、不確かな情報に翻弄されることなく健康的な食生活を送るために、基礎的な栄養学の知識が必要です。

また、日々の食事から健康を意識しておくことは、病気を未然に防ぎ、自分自身や家族はもちろん、社会全体にとって大切な行動といえるでしょう。

Q 高齢者はたんぱく質を多くとったほうがいいって本当？

1日に必要なたんぱく質の目安

高齢者
1.2g
／体重1kgあたり

すべての人にとって重要な栄養素

たんぱく質は、筋肉や肌、髪の毛などの細胞、成長ホルモン、脳内物質など、生命活動に必要なあらゆる場所で使われる重要な栄養素です。成長期の子どもやスポーツをする人はもちろん、一般的な成人から高齢者まで、どんなライフスタイル、年齢でも、毎日の食事からとり入れる必要があります。

一般的な成人の１日あたりのたんぱく質摂取量の目安は、体重１kgあたり１・０g程度といわれています。体重60kgの人なら1日３食として、１食あたり20gのたんぱく質をとれば必要量がまかなえる計算です。

ところが、高齢者の場合は、体重１kgあたり１・２g程度のたんぱく質が必要になります。健康状態や持病の有無によっても変わりますが、若年層よりも栄養の吸収効率が落ちていると考えられるためです。肉の咀嚼（そしゃく）や飲み込みが難しい場合には、魚や卵、豆腐を利用するなど、たんぱく質が不足しないよう工夫して、意識的にとりましょう。

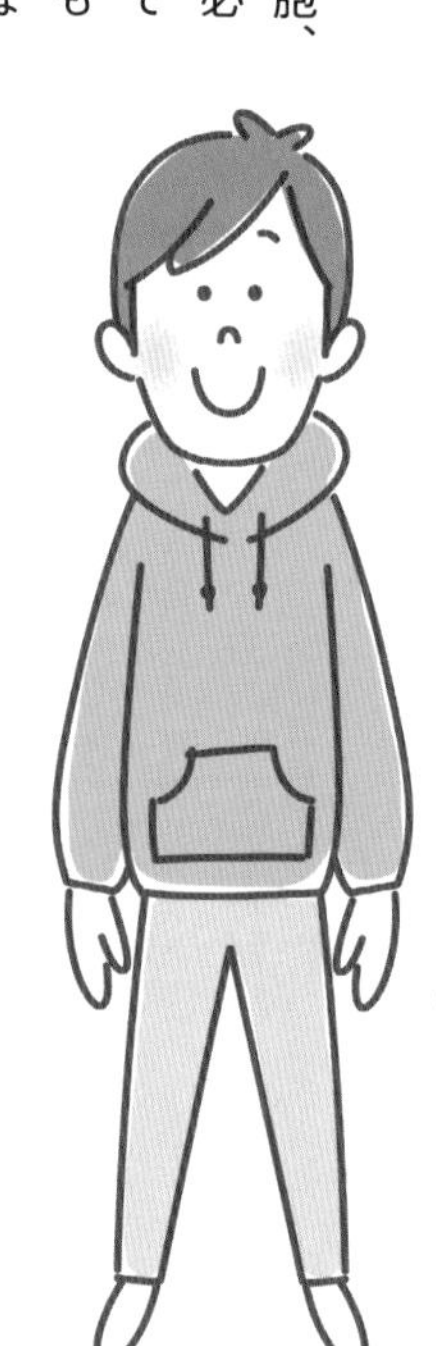

一般的な成人
1.0g
／体重1kgあたり

A

年齢を重ねると吸収効率が落ちるため、多めの摂取を心がけて

フレイルとサルコペニアに注意

近年、医療や介護、フィットネス業界で注目され始めたのが、「フレイル」「サルコペニア」です。

フレイルとは、「加齢によって心身が弱まった状態」を意味します。「身体」「心」「環境」それぞれの能力が衰え、健康に問題を起こしやすくなっている症状で、健康と要介護の間の段階といえます。一度フレイルの状態になっても、適切な処置を行えば、健康な状態に戻ることができます。

サルコペニアは、「加齢性筋肉減弱現象」とも呼ばれ、「筋力や筋肉量が低下」した状態を指します。加齢やたんぱく質不足、活動量の低下、病気などが原因で起こり、とくに60歳ごろからは急激にリスクが高まります。

フレイルやサルコペニアを避けるためには、意識的なたんぱく質摂取や適度な運動など、早い段階から対策をしておくことが大切です。

フレイルの評価基準

1	意図しないのに、半年で2kg以上痩せた
2	ここ2週間、わけもなく疲れた感じがする
3	定期的な運動、軽い体操を週1回以上していない
4	握力が、男性28kg未満、女性18kg未満
5	通常歩行速度が1m/秒未満

該当なし ▶ 健常高齢者
1~2つ ▶ フレイル予備軍
3つ以上 ▶ フレイル

サルコペニアの診断基準

		困難でない	いくらか困難	困難
1	4.5kgの荷物の持ち運び	0	1	2
2	部屋の中を移動	0	1	2
3	椅子やベッドから立ち上がる	0	1	2
4	階段10段を登る	0	1	2
		なし	1~3回	4回~
5	過去1年で転倒した回数	0	1	2
		太い		細い
6	ふくらはぎが基準(男性34cm、女性33cm)と比べて	0		10

▶ 1から6の合計点A

I	握力が男性28kg未満、女性18kg未満
II	椅子から立ち上がる、椅子に座る動作を5回繰り返すのに12秒以上かかる

合計点Aが11点以上
+
IとIIのいずれかに当てはまる
=
サルコペニアの可能性

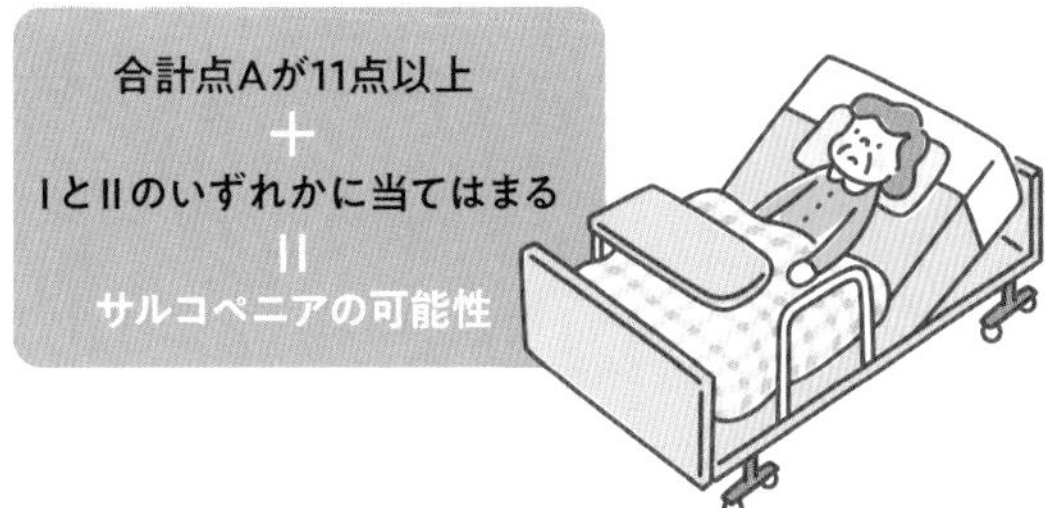

Q

食事でうつがよくなるって本当？

うつ病は生活習慣病？

うつ病とは、憂うつな気分が毎日続いたり、ものごとへの興味や喜びが感じられなくなる病気です。本人の性格やストレスフルな環境だけが原因だと思われがちですが、近年のさまざまな研究から、食事や運動などの生活習慣とも密接にかかわることがわかってきました。

まず、うつ病患者において、定期的な運動療法を取り入れることは、薬と同等かそれ以上の効果があるという結果が出ています。

また、うつ病は、肥満やメタボリック症候群、糖尿病など（食べすぎが主因の生活習慣病）と関係が深いことも明

これまでの治療

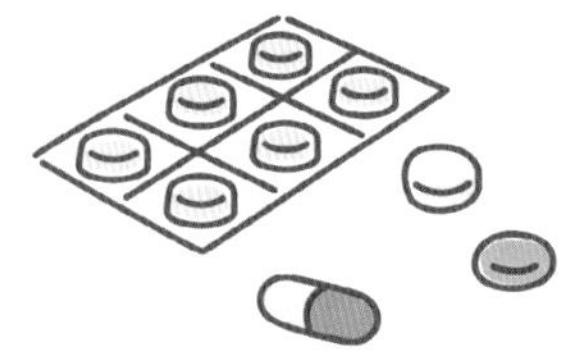

投薬

継続的に飲み続けることで効果をあらわす。

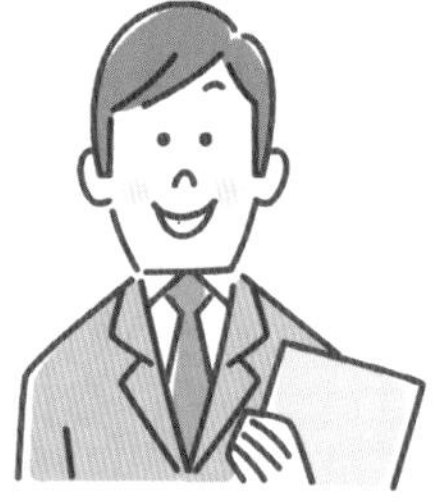

カウンセリング

専門家との対話を通じて症状の改善を目指す。

効果が明らかになってきた治療

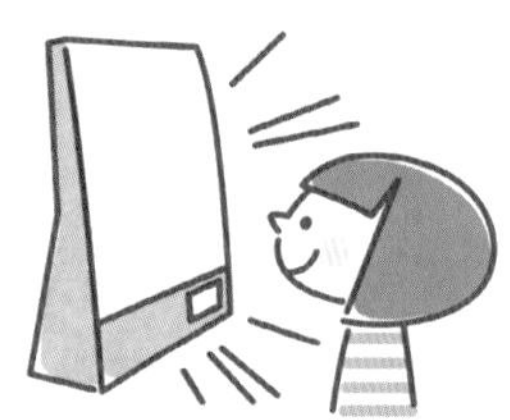

光療法

脳内ホルモンの分泌を増やし、体内時計を整える。

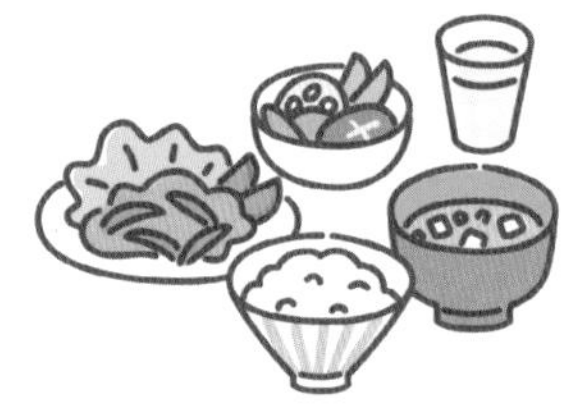

食事

栄養バランスの取れた食事を規則正しくとる。

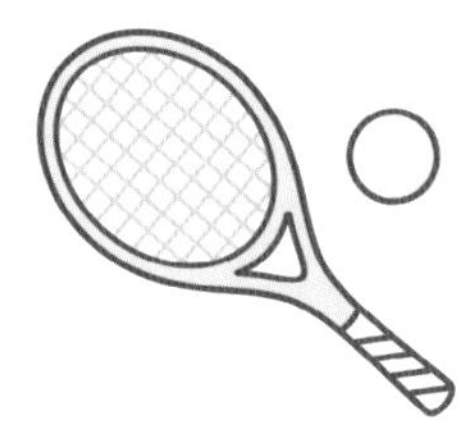

運動

ウォーキングなどの軽い有酸素運動で症状の改善が期待できる。

らかになっています。

運動や食事など、生活習慣の改善にも大きな治療効果があるのではないかという見方がされつつあるのです。

うつを軽くする栄養素って？

偏食などで、必要な栄養素が不足すると、うつ症状を引き起こしやすいと考えられています。現代では食の西洋化・製品化が進み、ビタミンやミネラル、食物繊維、ポリフェノールなど、伝統的な食事で自然にとれていた栄養成分が不足しがちになっているのです。まずは現代の食環境で不足しやすい以下のような栄養素を補っていくことが、うつ症状を改善する食事の基本だといえるでしょう。

A 不足している栄養素を補うことでうつ症状の改善が期待できます

葉酸

神経伝達物質の合成に必要な栄養素。葉酸を補充することでうつ症状が改善するという研究結果がある。

ビタミンD

神経伝達物質の生成を助けたり、酸化ストレスから脳を保護する効果がある。日照時間の少ない時期のうつ病は、ビタミンDの不足が原因との説も。

亜鉛

亜鉛が不足するとうつ症状をきたしやすくなる。アルコールや加工食品のとりすぎによっても不足しやすいので要注意。

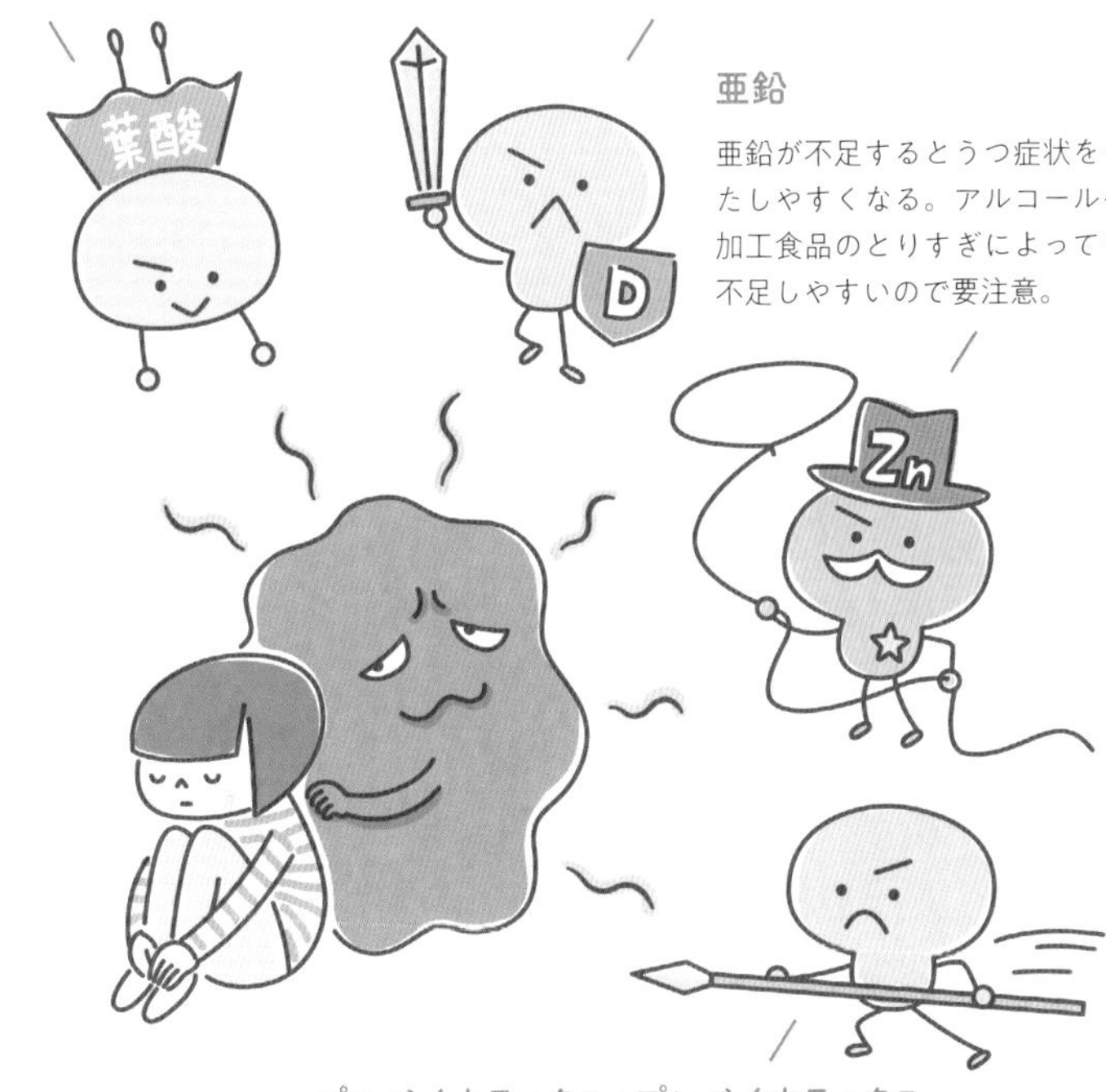

プロバイオティクス・プレバイオティクス

腸内環境の改善がうつ病改善に役立つと考えられている。プロバイオティクスは乳酸菌などの微生物、またそれらを含む食品（発酵食品など）、プレバイオティクスは腸内細菌のエサになる食品（オリゴ糖、食物繊維など）のこと。

Q 時間栄養学って何？

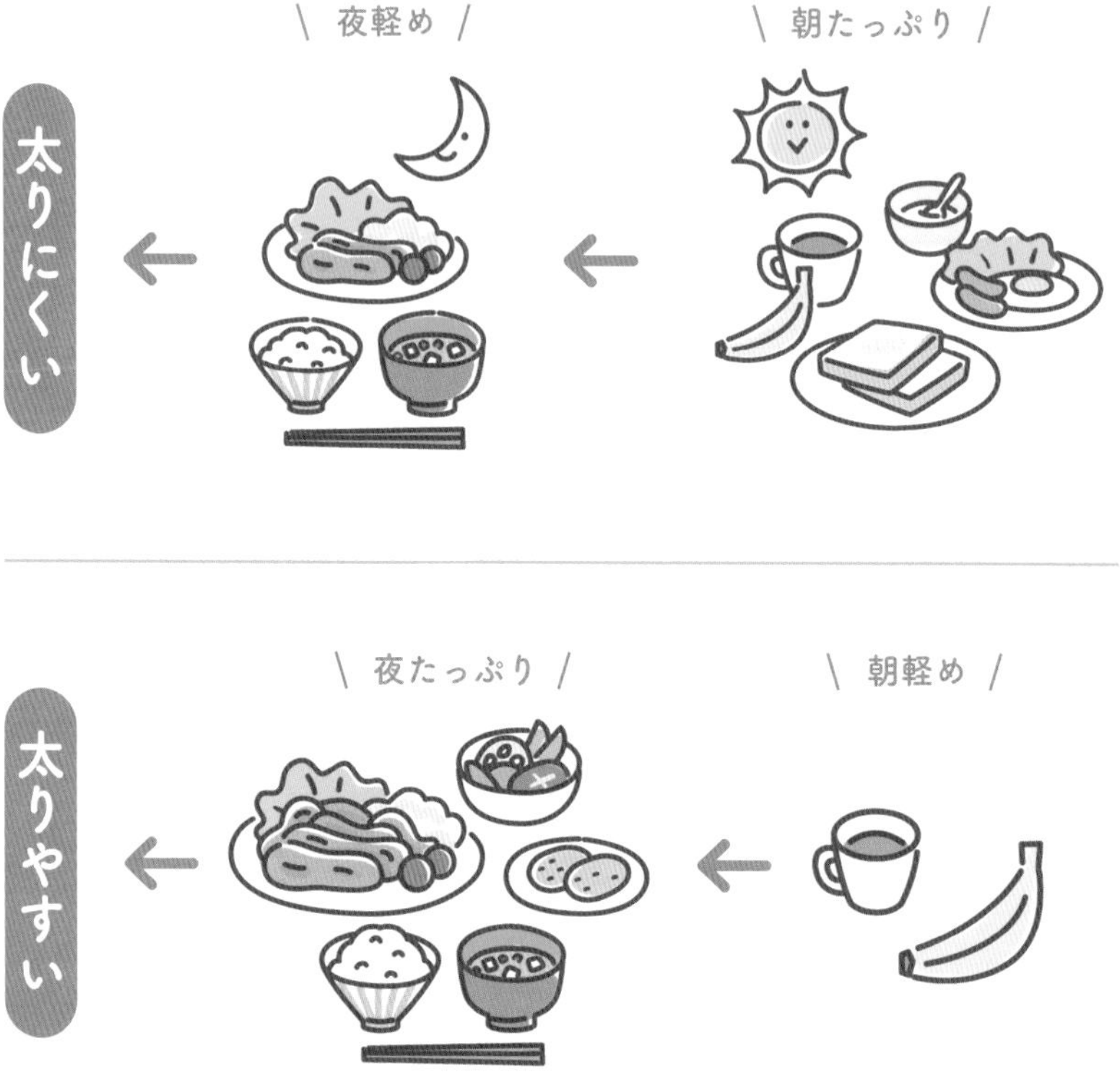

＼朝たっぷり／
＼夜軽め／
太りにくい

＼朝軽め／
＼夜たっぷり／
太りやすい

朝ならたくさん食べても太らない

「ダイエットに朝食抜きはよくない」という話を聞いたことはありませんか？

じつは人間の身体は食事をとる時間によって反応が変わります。

アメリカで男女2222人に対して5年にわたって行われた調査によると、朝食を「毎日食べる人」「まったく食べない人」「ときどき食べる人」では、「毎日食べる人」がもっともやせていて「まったく食べない人」がもっとも太っているという結果が出たのです。

また、「朝食のカロリーをもっとも高く、昼食、夕食にかけて減らす」食事と、「朝食のカロリーをもっとも低く、昼食、夕食にかけて増やす」食事では、1日の摂取カロリーが同じでも、前者のほうがはるかにダイエット効果が大きいことがわかっています。

このような、食事の時間が身体に与える影響の違いを探るのが「時間栄養学」です。

A 「食べる時間」の身体への影響を探る注目の研究分野です

「光」と「食」で
リセットされる
光
朝日が目に入ることで、体内時計が１日の始まりを認識する。
食
朝食によって夜間に下がった血中ブドウ糖濃度が上がり、脳の働きが活性化する。
体内時計
身体のあらゆる場所に存在する。放っておくとリズムが乱れるので、朝日や朝食でリセットする必要がある。

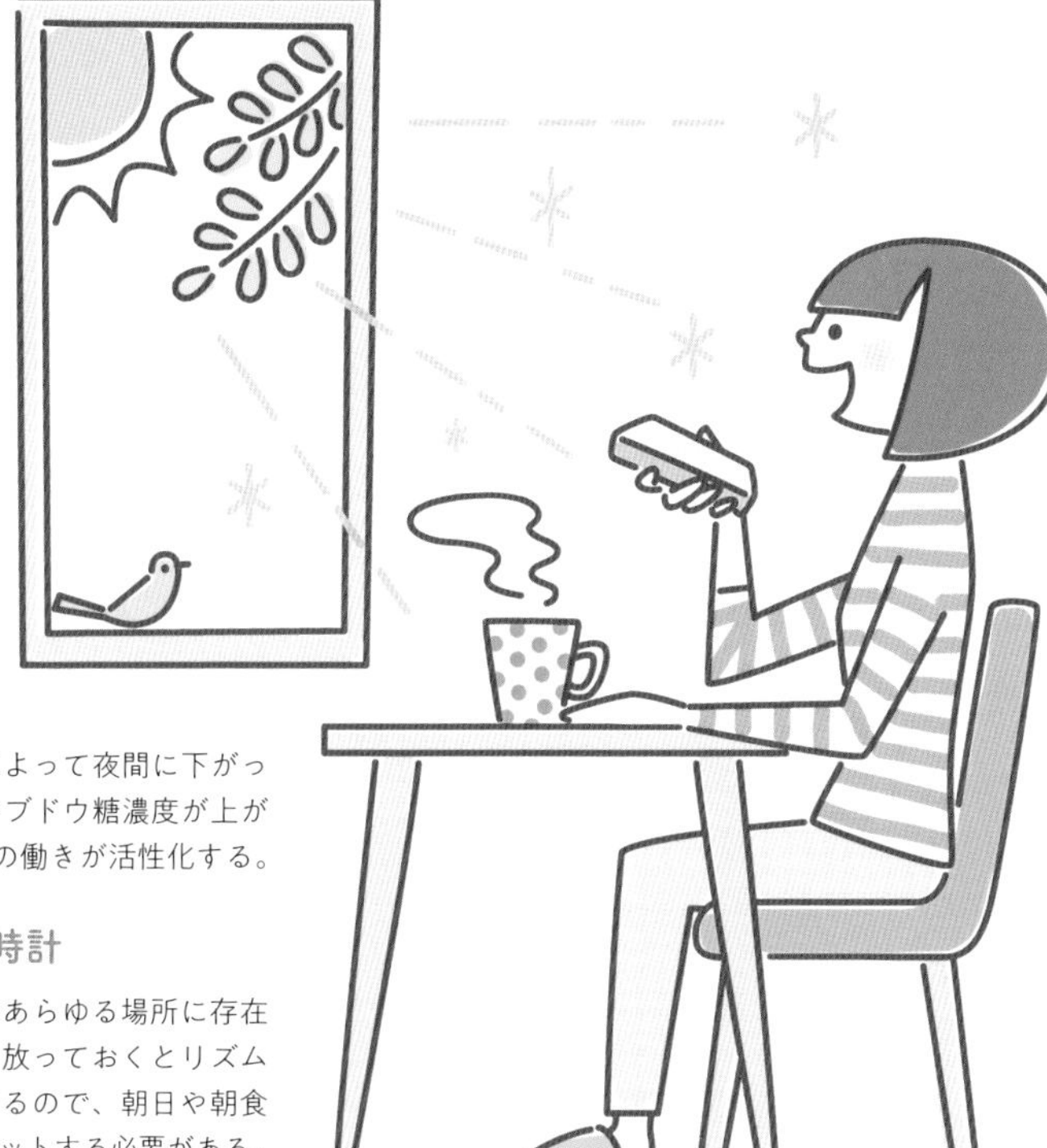

体内時計が健康のカギを握る

時間栄養学では、意識的に食事の時間を調整し「体内時計」を正常に働かせることで、健康な身体づくりを目指します。体内時計は、目から入る「光」の刺激を受けて調整されるだけでなく、「食事」の刺激にも大きな影響を受けます。

朝食をたっぷりとることが健康によいのは、単に太りにくいというだけでなく、その刺激が「1日が始まる」という体内時計に対する号令になるからです。逆に、夜にたくさん食べると体内時計が乱れ、肥満や生活習慣病のリスクが高まるというわけです。

現代は生活リズムも多様化し、夜間勤務や海外出張など、一定のリズムで生活しない人も大勢います。そのような状況でも、時間栄養学を利用して最適なタイミングで食事をとり、体内時計のズレを抑えて健康を維持することが可能だと考えられています。

Q 免疫力を高める食事って？

皮膚や粘膜を強くする

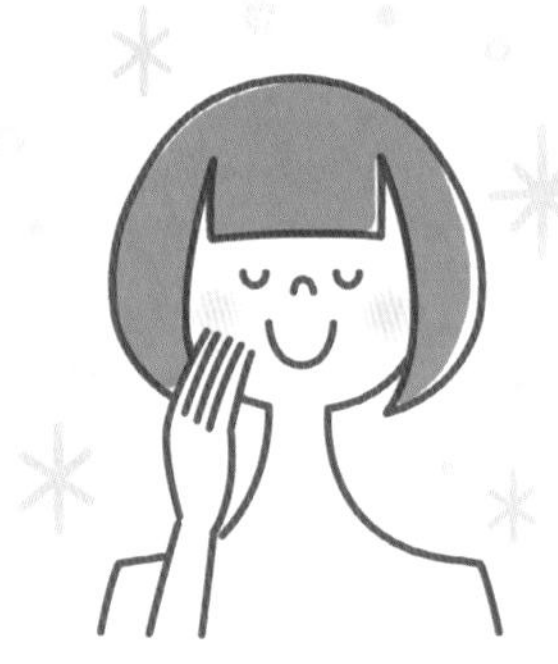

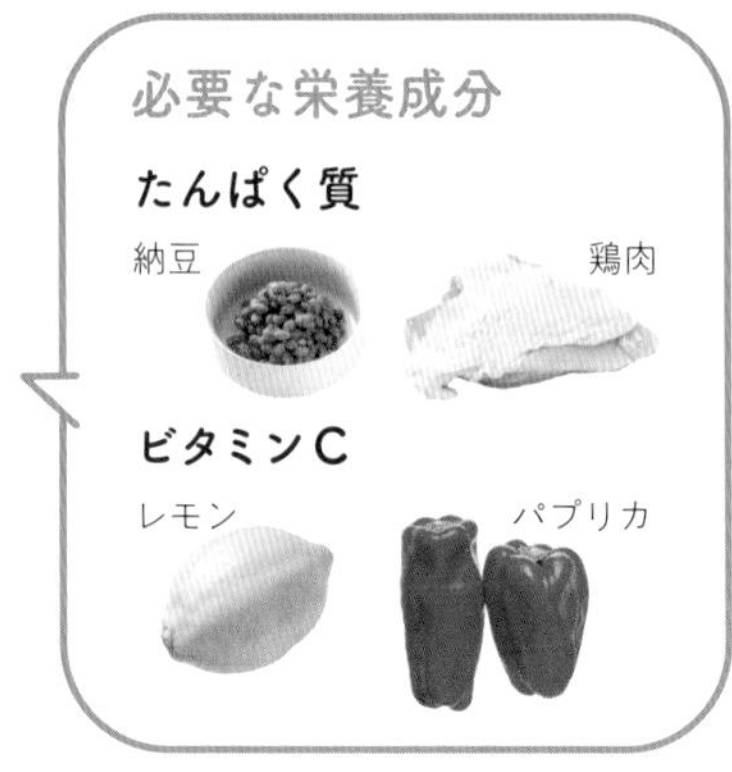

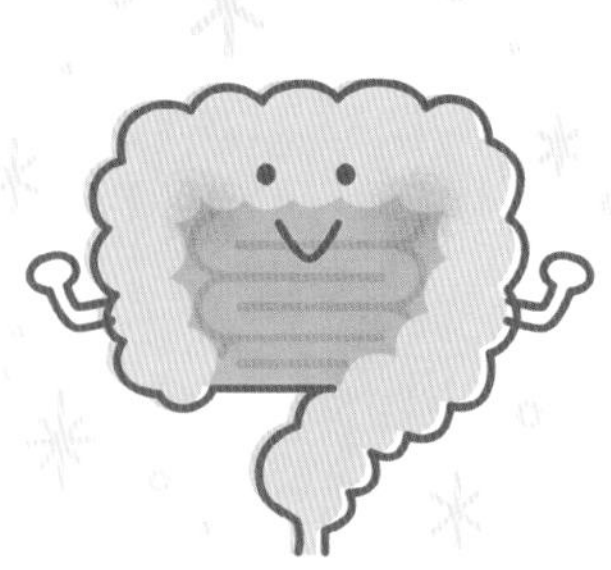

腸内環境を整える

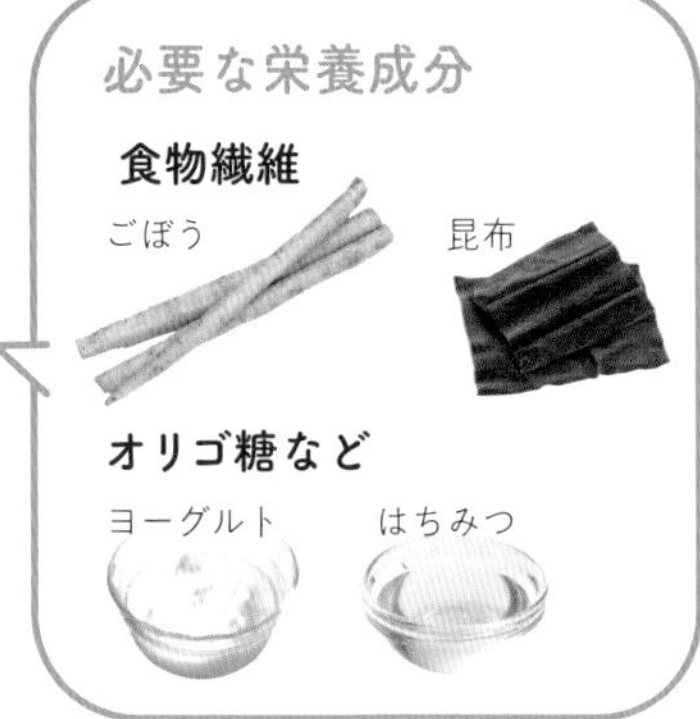

そもそも免疫力って？

「免疫」とは、身体にもともと備わっている、細菌やウイルスなどの外敵や病気から身体を守り、正常な状態を保つシステムのことです。免疫機能が弱まると、病気やがんのリスクが高くなりますが、免疫機能が反応しすぎても、アレルギー症状が出やすくなるなどのデメリットがあります。健康な状態とは、免疫力が弱すぎることも強すぎることもない、バランスのとれた状態のことなのです。

免疫機能は、自律神経のバランスを整えることで正常に働きます。自律神経は、日中、活動しているときに優位になる交感神経と、夜間、リラックスしているときに優位になる副交感神経があります。手洗いなどの対策に加えて、活動と休息のメリハリのある規則正しい生活を送ることが、病気や感染症から身を守る一番の手段というわけです。

A 食事で身体の調子を整えることで免疫力が正常に働きます

身体を温める

必要な栄養成分

ビタミンE

アーモンド

かぼちゃ

鉄

レバー

しじみ

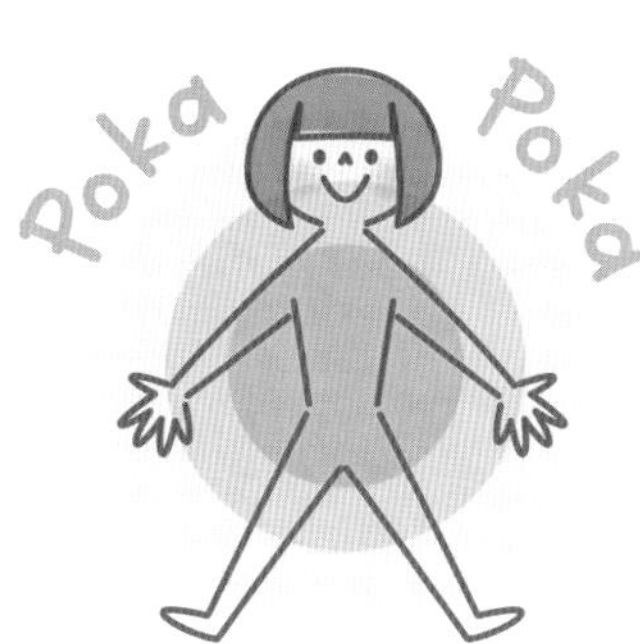

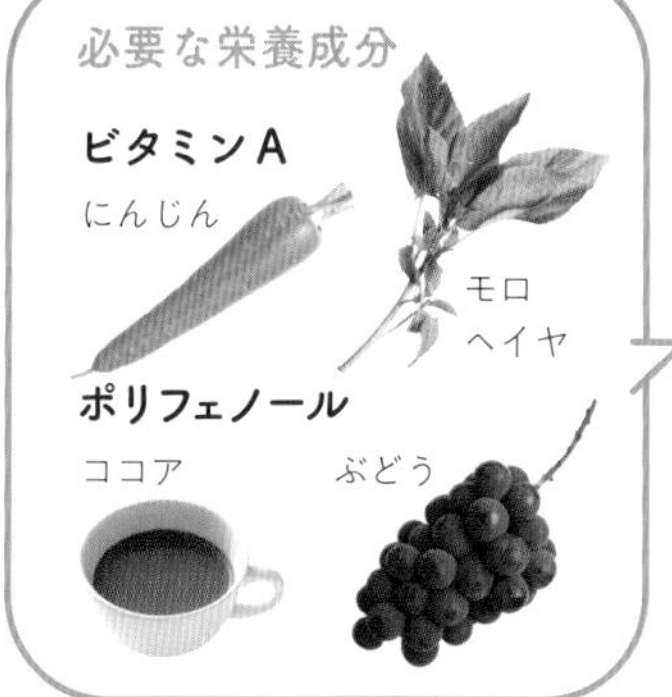

活性酸素を減らす

バランスのよい食事＋αで免疫力を上げる

免疫力を正常に働かせるためには、バランスのよい食事が欠かせません。その上で免疫システムと関係の深い栄養素を積極的にとると、よりいっそうの効果が期待できるでしょう。

まず、体温が低いと体内の免疫システムが弱まり、細菌やウイルスが活動しやすい状態になるため、たんぱく質やビタミンE、鉄を含む、身体を温める食材は免疫力アップに有効です。

また、免疫機能を司る器官ともいわれる腸内の環境を整えることも大切です。乳酸菌や食物繊維、オリゴ糖などは、腸内の善玉菌を増やす食材なので、積極的にとり入れるとよいでしょう。

細菌やウイルスの侵入口である粘膜の強化には、たんぱく質やビタミンC、β-カロテン、免疫力低下の原因である活性酸素を減らすには、ビタミンAやポリフェノールが役立ちます。

Q 食事のコレステロール量と血中コレステロール値の関係は？

卵や魚卵はガマンしたほうがいい？

「コレステロールが多い」という理由で、卵やいか、たこ、えび、魚卵などを食べるのをガマンしていませんか？

じつは、それはもう昔の常識。近年の研究では、健康な方なら食事に含まれるコレステロールは血中コレステロール値に直接反映されないとわかっています。厚生労働省も2015年に日本人の食事摂取基準からコレステロールの上限値を撤廃しています（P186）。

コレステロールは悪者のように扱われがちですが、本来は人体にとって重要な働きをする物質です。ホルモンやビタミンD、消化液の一部も、コレステロールを材料につくられているのです。とりすぎは禁物ですが、むやみに避ける必要もありません。

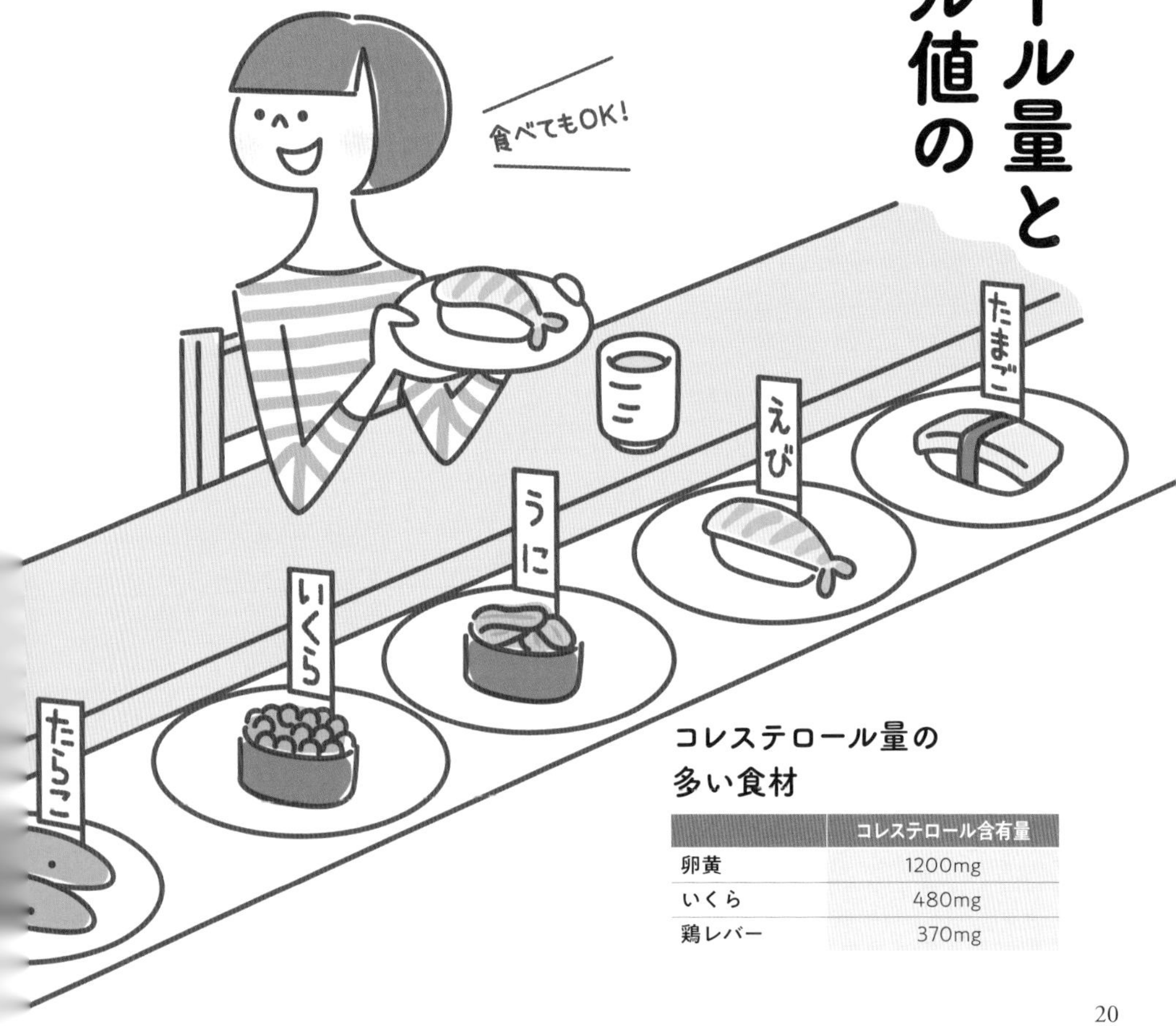

コレステロール量の多い食材

	コレステロール含有量
卵黄	1200mg
いくら	480mg
鶏レバー	370mg

A 特定の食品を避けるより悪玉コレステロールを増やす習慣を見直して

悪玉コレステロールを増やす習慣

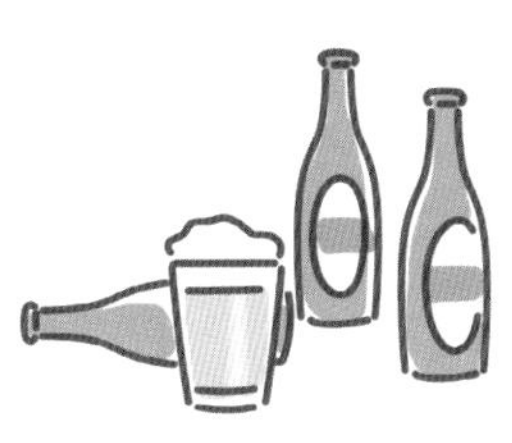

過剰な飲酒

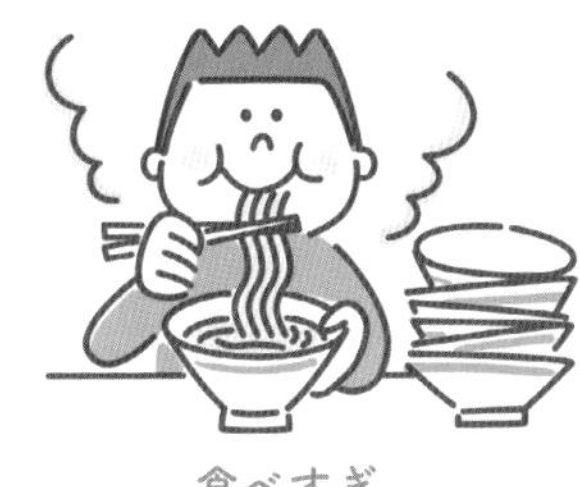

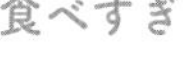

食べすぎ

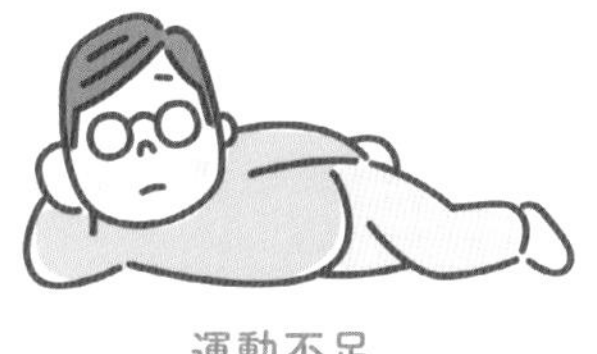

運動不足

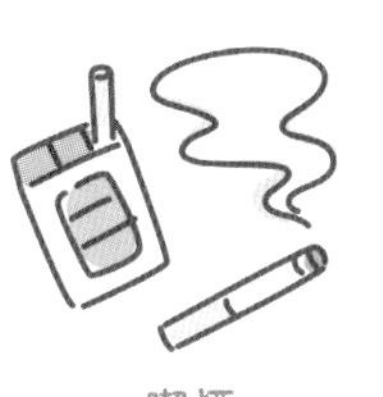

喫煙

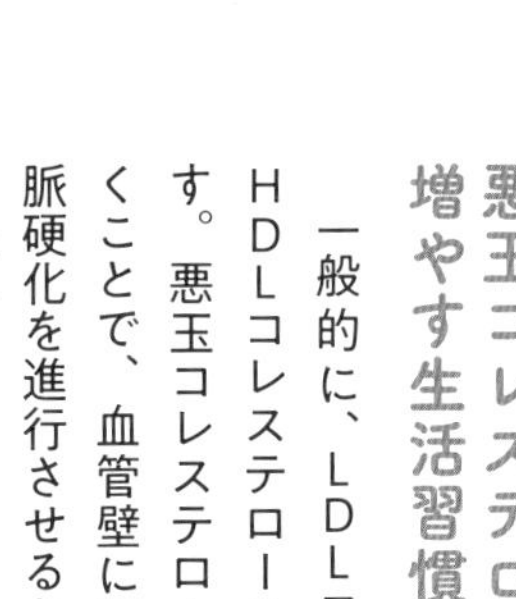

悪玉コレステロールを増やす生活習慣って？

一般的に、LDLコレステロールは悪玉、HDLコレステロールは善玉と呼ばれています。悪玉コレステロールが活性酸素と結びつくことで、血管壁に吸収されやすくなり、動脈硬化を進行させるというわけです。

酸化LDLコレステロールを増やす要因は、糖質や脂質のとりすぎ、過度な飲酒、運動不足、喫煙など。血中コレステロール値のバランスを保ち、生活習慣病を予防するためには、特定の食品をガマンするよりも、適度な運動やバランスのよい食事、節酒・節煙を心がけるほうが、効果があるといえます。

Q 海藻ときのこのカロリーが増えたって本当？

海藻やきのこのカロリーが増えた？

２０２０年、『食品成分表』が改訂されました。今回大きく変わったのは、食材のエネルギー量の算出方法です。これにより、「低エネルギー食品」とされてきた海藻類やきのこ類のエネルギー量が軒並み増加しています。

これまで海藻類やきのこ類のエネルギー量の数値が低く出ていたのは、これらの食材に多く含まれる「難消化性有機物」という物質が原因です。難消化性有機物は、吸収率に個人差が大きく、エネルギー

エネルギー量の増えた食品

前よりは増えたけど
きのこや海藻は
低カロリー食品と
いえるよ
焼きのり
（あまのり）

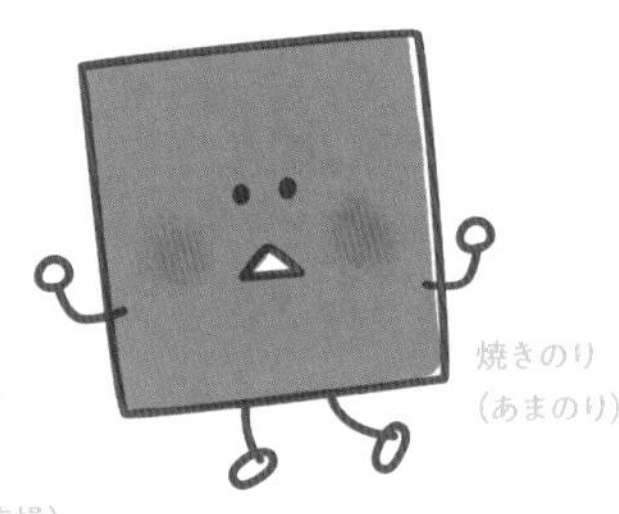

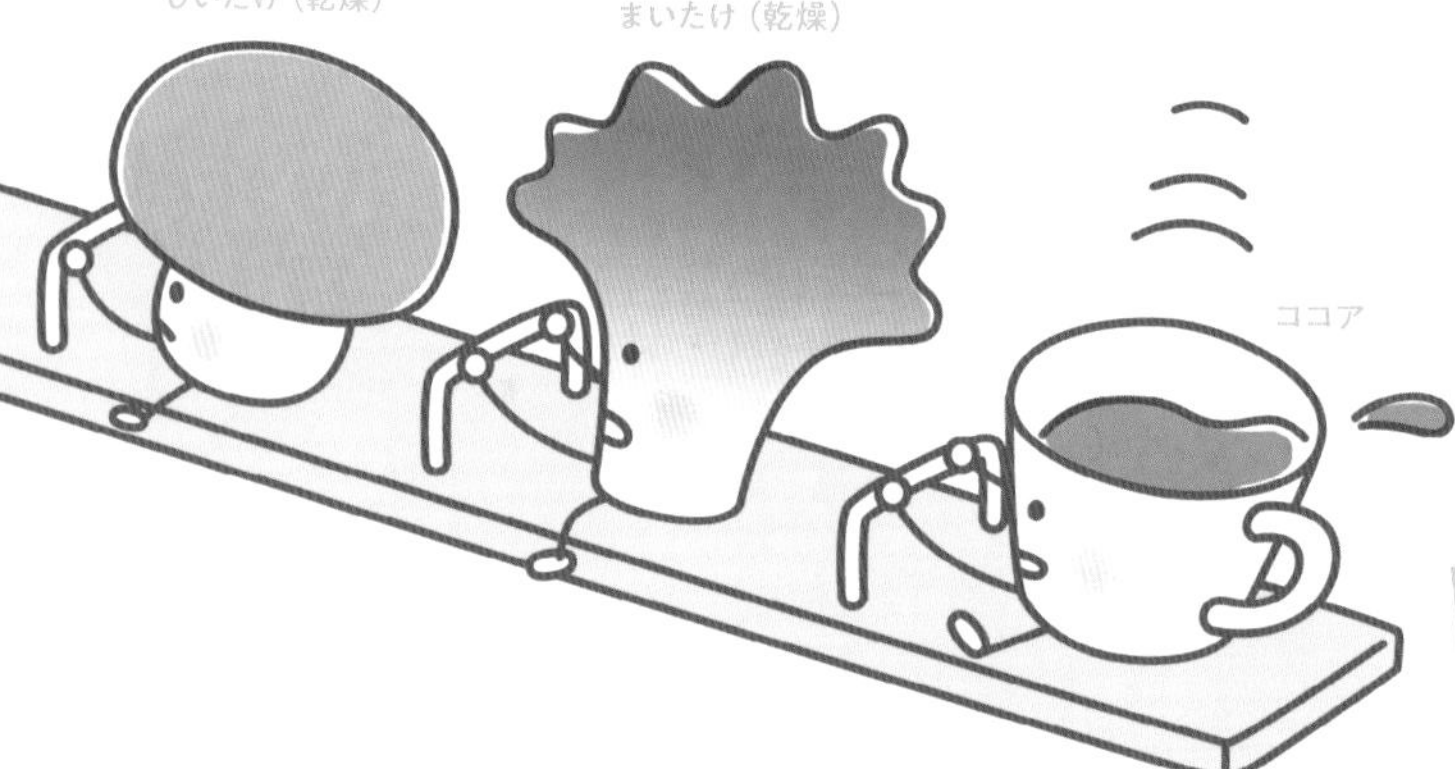

エネルギー量が増減したおもな食品（100gあたり）

減った食品

食品名	エネルギー	変化量
おから（乾燥）	333kcal	-88
牛リブロース（脂身）	703kcal	70
ラード	885kcal	-56
卵（卵黄・生）	336kcal	-51
うるち米	342kcal	-16

増えた食品

食品名	エネルギー	変化量
ココア	386kcal	+115
焼きのり（あまのり）	297kcal	+109
まいたけ（乾燥）	273kcal	+92
しいたけ（乾燥）	258kcal	+76
カットわかめ（乾燥）	186kcal	+48

1食あたりの
量でみれば
そこまで
増えてないよ
カット
わかめ

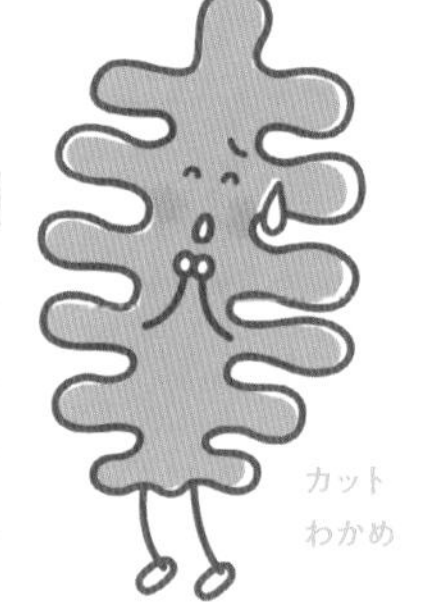

変換率が不明とされていました。そのため、海藻類・きのこ類に関しては、成分から算出された値に½をかけた値が、暫定的なエネルギー量として扱われていたのです。

今回の改訂では、エネルギー量を実際の数値に近づけるため、より精密な算出方法が採用されました。つまり、海藻類やきのこ類の持つエネルギー量自体が増えたわけではなく、エネルギーの算出方法が変わったことによって、数値が大幅に増えたというわけです。

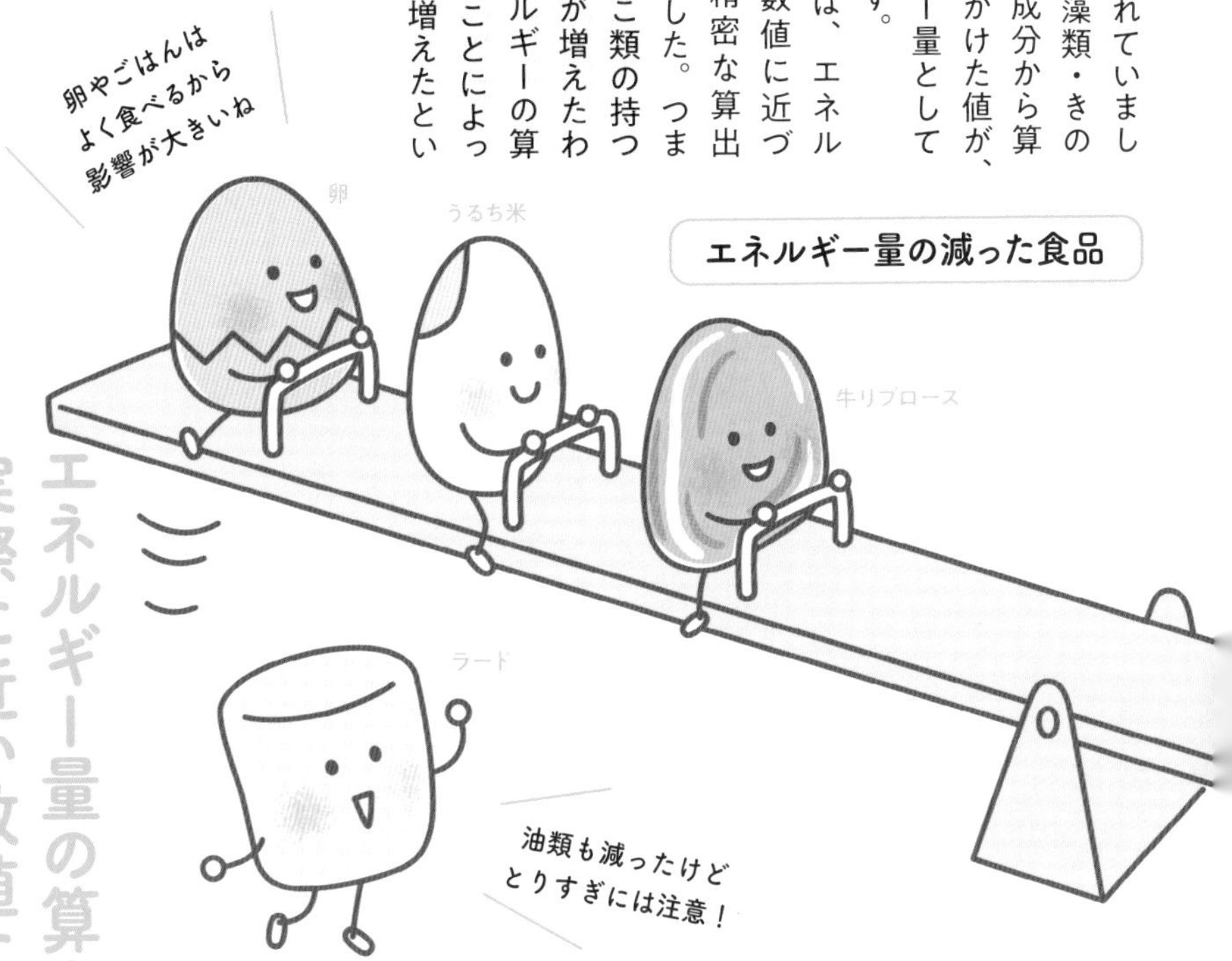

A エネルギー量の算出方法が見直され、実際に近い数値になりました

一方、肉や魚、油のカロリーが減った

エネルギー量の算出方法が変更になったことで、数値が減った食品もあります。

牛肉のリブロース（脂身）では100gあたり70キロカロリーも減少しています。摂取頻度が高いものでは、お米のエネルギー量が1日換算で約36キロカロリー減少しました。じゃがいもや牛肉、豚肉、小麦など、ほかにもたくさんの食品のエネルギー量が、少ない数値に改められました。

しかし、あくまで計算方法によって数値が変わっただけで、これまでより多く食べても太りにくくなったわけではないので注意しましょう。

Q

栄養素は組み合わせが大切？

効果を高める組み合わせ

鉄

ミネラルの中でも吸収されにくく、食事での吸収率は15%程度。

ビタミンC

鉄を吸収しやすい形にし、ヘモグロビンの合成を促す。

吸収を助け、効果を高める組み合わせ

栄養素は単独で働くのではなく、栄養素同士が複雑に関係し合って役割を果たしています。栄養を効率よく吸収したり利用したりするためには、多くの栄養素をバランスよくとりましょう。

たとえば、貧血を予防する効果がある鉄は、ビタミンCと組み合わせると体内での吸収率が高まります。鉄を多く含むのは動物性の食品が多いので、ビタミンCの多い野菜や果物を一緒にとることでバランスが取れ、栄養の効率も上がるというわけです。

また、骨を強くする働きのあるカルシウムは、ビタミンDによって吸収率が高まります。ビタミンDを多く含む魚やきのこを合わせましょう。

ほかにも、吸収効率を上げ、体内での働きを高め合う栄養素の組み合わせはたくさんあります。とはいっても、さまざまな食材を使った食事を楽しんでいればしぜんと栄養バランスはとれていくので、そのすべてを覚える必要はありません。

カルシウム

吸収率は乳製品で40%程度、シュウ酸を含む野菜では20%程度と低い。

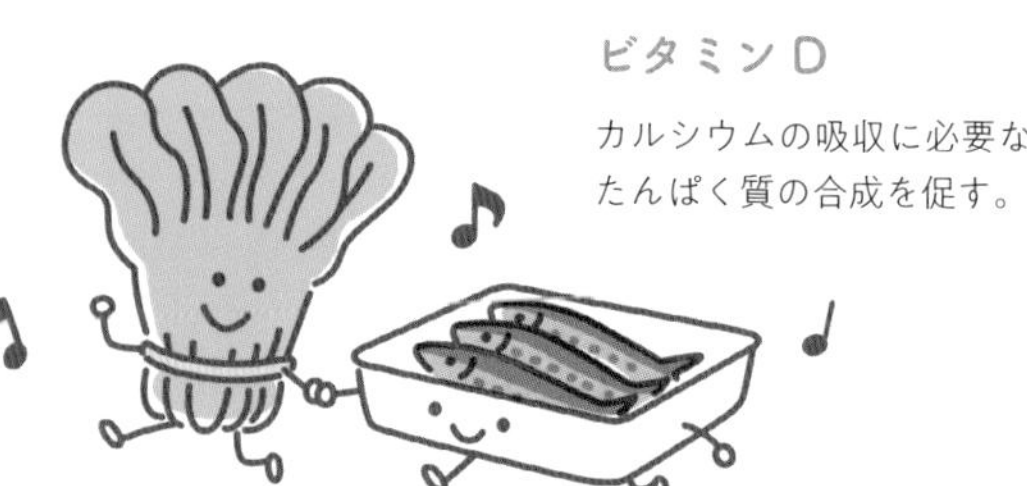

ビタミンD

カルシウムの吸収に必要なたんぱく質の合成を促す。

A

1章 知っておきたい話題の栄養学

効果を高めたり吸収を妨げたりする組み合わせがあります

NGな組み合わせ

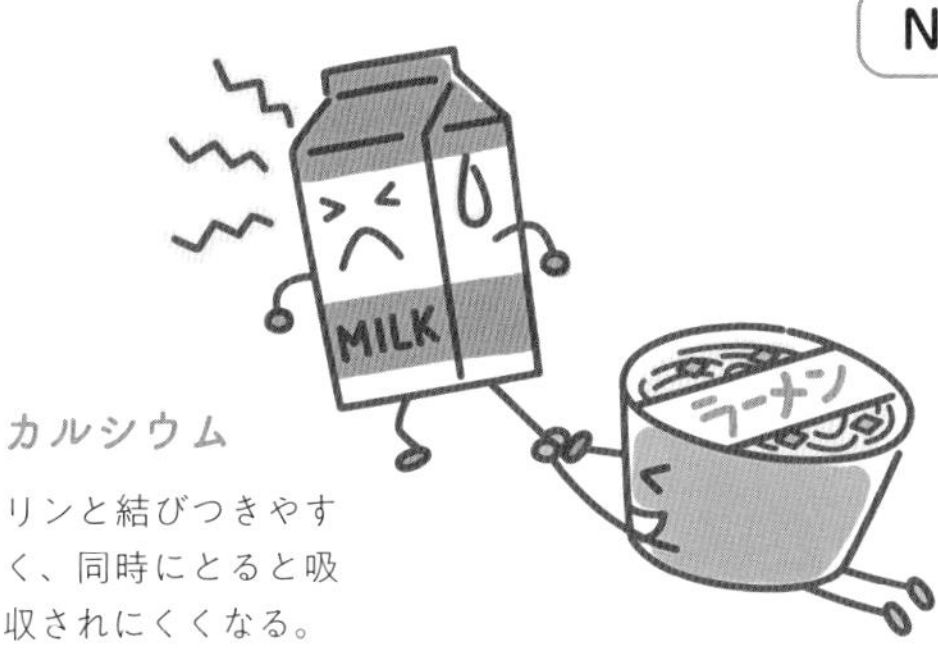

カルシウム

リンと結びつきやすく、同時にとると吸収されにくくなる。

リン

ほとんどの食品に含まれるが、食品添加物リン酸化塩の多い加工食品には注意。

吸収を阻害する組み合わせ

効果を高め合う組み合わせがある一方で、吸収を阻害するものもあります。

リンは、人体に必須の栄養素ですが、過剰にとるとカルシウムの吸収を妨げます。カップめんやハム・ソーセージなど、加工品に多く含まれるので、とりすぎには注意が必要です。コーヒーなどに含まれるカフェイン、ほうれん草などに含まれるシュウ酸も、カルシウムの吸収を阻害すると考えられています。

緑茶や紅茶に含まれるタンニンは、鉄の吸収を阻害します。鉄不足が気になる方はタンニンの少ない玄米茶やほうじ茶、タンニンを含まない麦茶にするとよいでしょう。

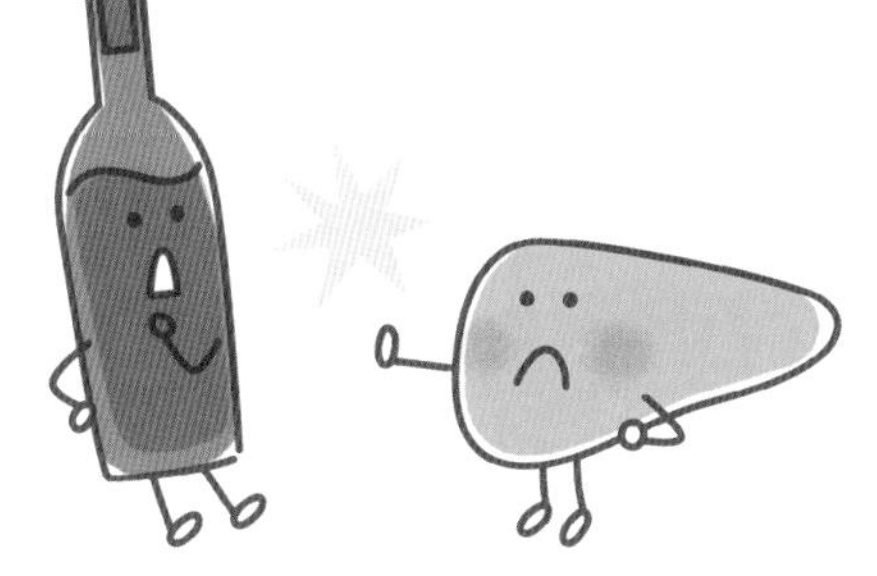

タンニン

赤ワイン、紅茶、緑茶に含まれる成分で特に非ヘム鉄と結びついて吸収を妨げる。

鉄

タンニンのほか、ポリフェノール、カルシウムの影響でも吸収率が下がる。

Q 糖質制限ダイエットっていいの？ 悪いの？

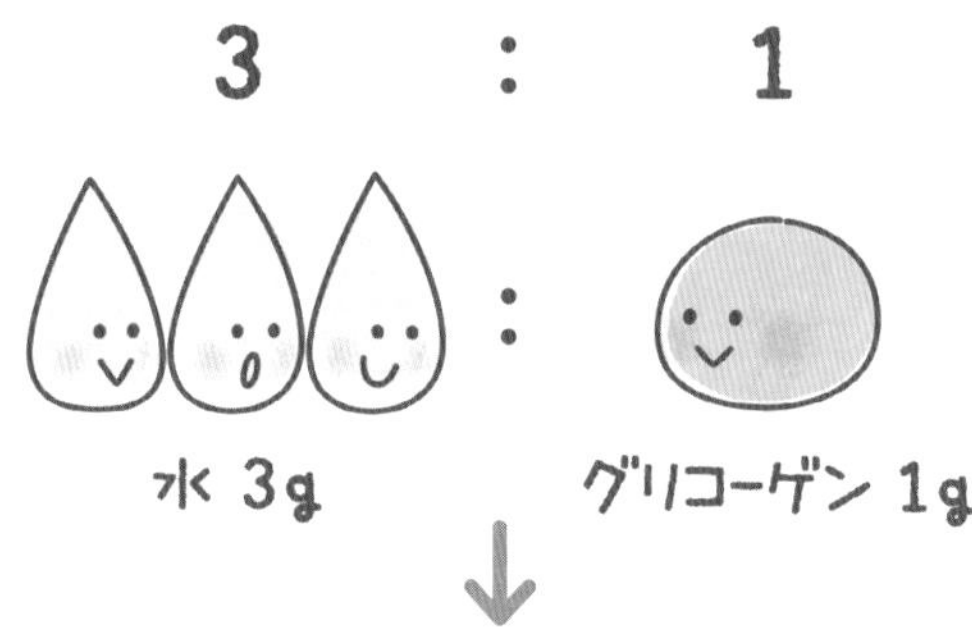

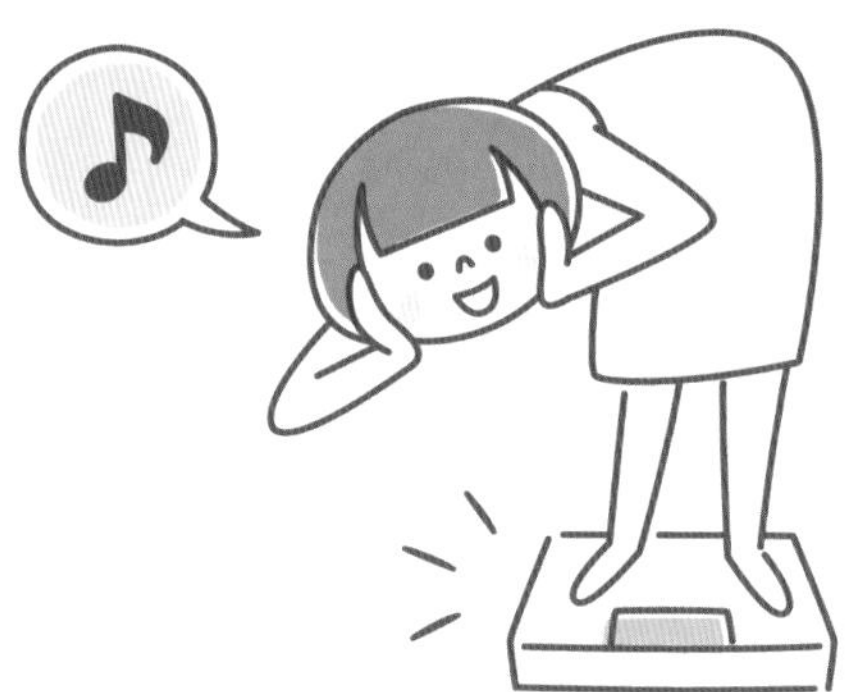

糖質を減らすとなぜやせる？

糖質制限ダイエットとは、糖質（炭水化物）の摂取量を減らし、そのぶんのエネルギーをたんぱく質と脂質で補うというダイエット法です。糖質制限ダイエットを始めると、すぐに数キロの体重減少が起こるため、効果の出やすいダイエットとして話題になりました。

しかし、糖質制限ダイエットをして最初に落ちる体重は、じつは脂肪ではなく水分です。糖質の摂取量を減らすと、糖質から得られるグリコーゲンという貯蔵物が体内から減少します。グリコーゲンは3～4倍の水と結合する性質があるため、グリコーゲンが減れば体内の水分が大幅に減り、やせたと錯覚するわけです。身体全体の水分量が減るため、肌の潤いやハリも失われ、やつれた印象になるのも、効果が出たと感じられる理由です。

糖質制限のデメリットは？

糖質制限ダイエットのデメリットは、非常にリバウンドしやすいという点です。食事からの糖質が極端に減ると、筋肉や肝臓に貯蔵していた糖を分解してエネルギーにします。さらにその糖もなくなると、筋肉や脂肪の分解が始まって代謝が落ちます。食事量をもとに戻すと以前よりも太りやすい体質になっているおそれがあるのです。

また、炭水化物の摂取量が大幅に減ると食物繊維が不足して腸内環境が悪化しやすくなります。

ほかにも、集中力の低下や生活習慣病リスクの増加など弊害があるといわれています。

食事におけるエネルギーの60％以上は炭水化物から摂取するのが望ましいとされています。長期的な健康を考えると、バランスの取れた食事と適度な運動でダイエットをするほうがよいでしょう。

A 体重の減りやすさに惑わされず、バランスの取れた食事でダイエットを

糖質制限のデメリット

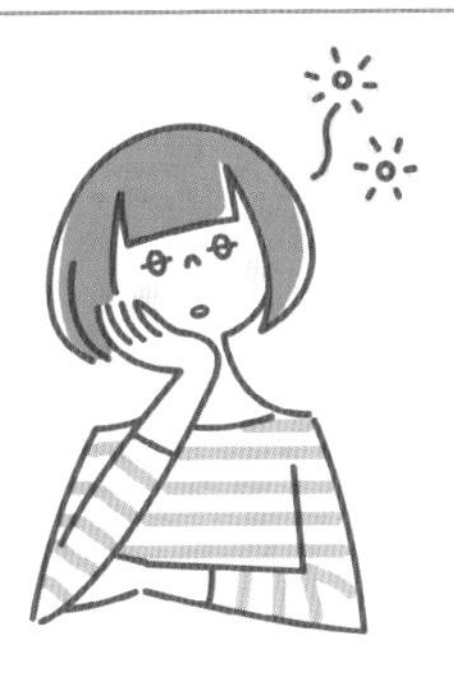
頭がぼーっとしやすい

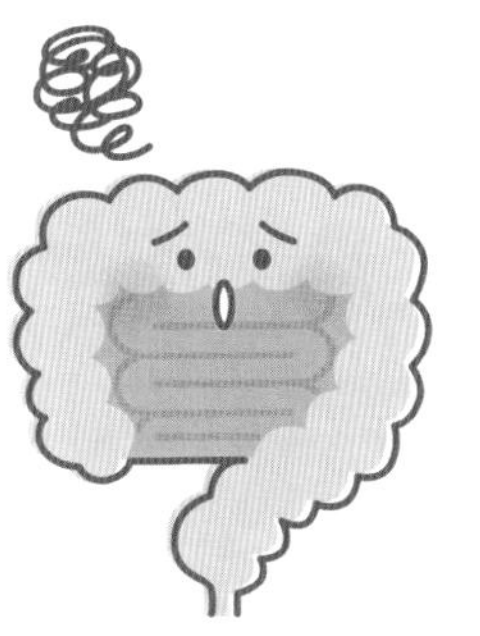
腸の環境が悪化する

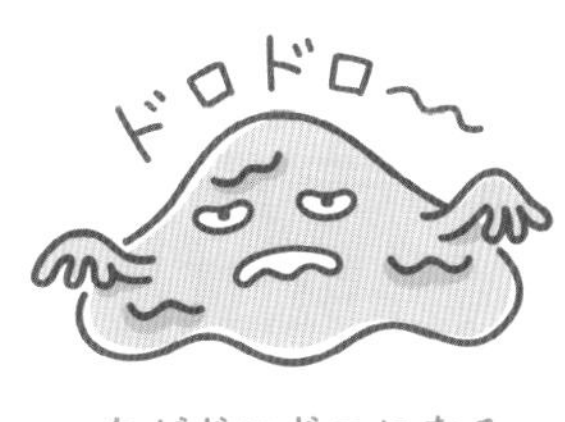

血がドロドロになる

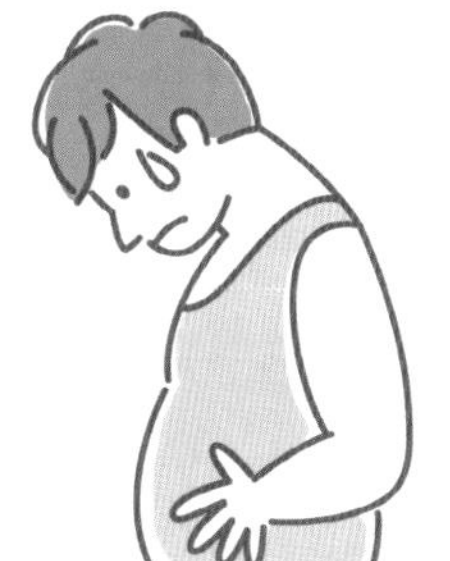
リバウンドしやすい

Q フィトケミカルってなんですか?

植物の味や香り、色の成分

フィトケミカルとは、植物が紫外線や外敵から身を守るためにつくり出した物質のことで、香りや色、辛味、渋みなどのもとになっています。必須栄養素には含まれないものの、その成分は、強力な抗酸化力や免疫力を高める力があり、適量摂取することで健康に役立つと考えられているのです。

フィトケミカルの種類は数千以上にの

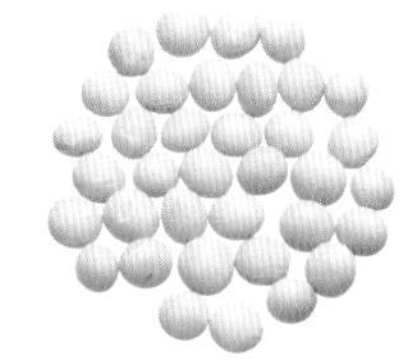

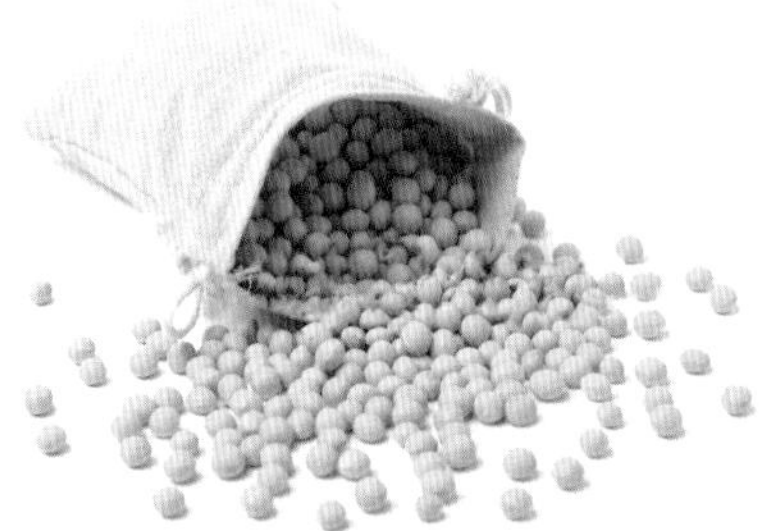

イソフラボン

大豆など、マメ科の植物に含まれる。女性ホルモンに似た働きをするとされる。

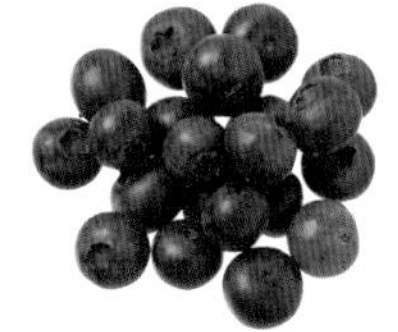

アントシアニン

ブルーベリーなどに含まれる色素成分。目の網膜の色素ロドプシンの再合成を促す。

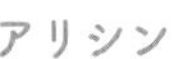

アリシン

ねぎやにんにくなどに含まれる。強力な抗菌・殺菌作用があるほか、高い疲労回復作用でも知られている。

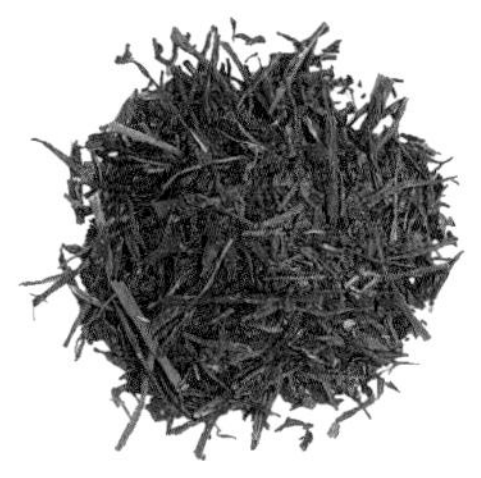

カテキン

緑茶の渋みの主成分。生活習慣病予防、抗がん作用など、さまざまな健康効果があるとされる。

植物が自分の身を守るためにつくり出した物質で健康に役立ちます

ぼり、ブルーベリーに含まれるアントシアニン、緑茶のカテキン、大豆イソフラボンなどがよく知られています。

フィトケミカルは頑丈な細胞膜に包まれているため、そのまま食べるだけでは吸収効率が悪く、加熱調理によって吸収効率が上がります。調理後のフィトケミカルは水に溶け出ているので、煮汁ごと食べられるスープや煮物がおすすめです。

フコイダン

海藻などに含まれるぬめり成分。抗がん作用があるとされる。

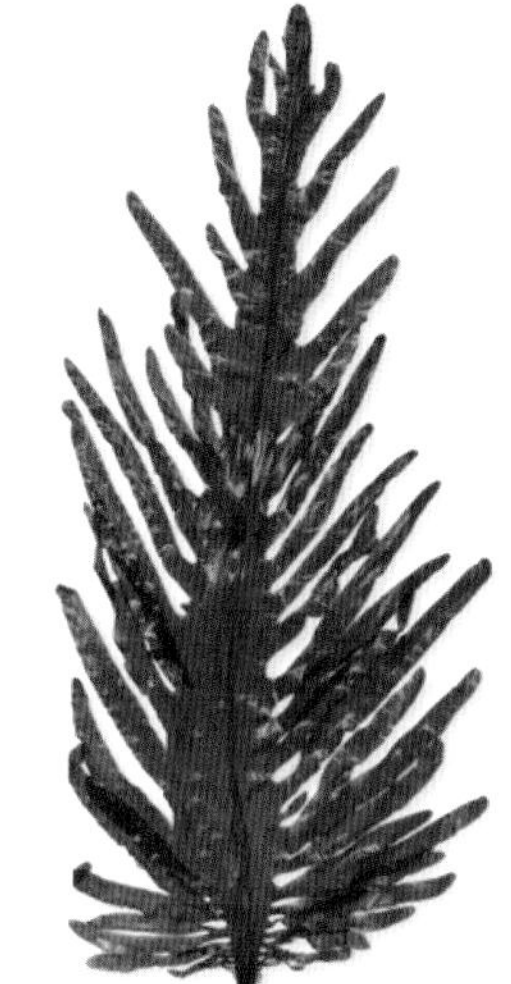

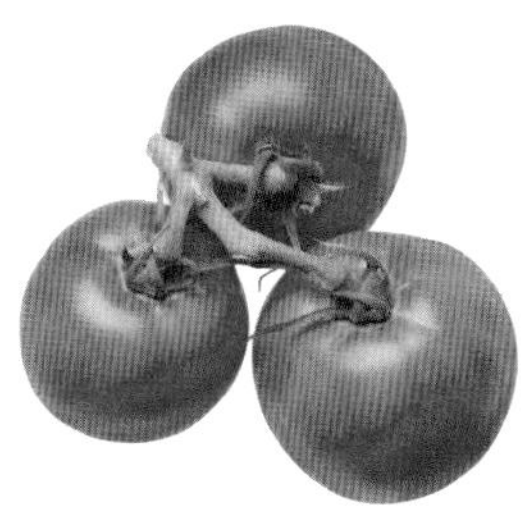

リコペン

トマトなどに含まれる色素成分。強い抗酸化作用で知られる。

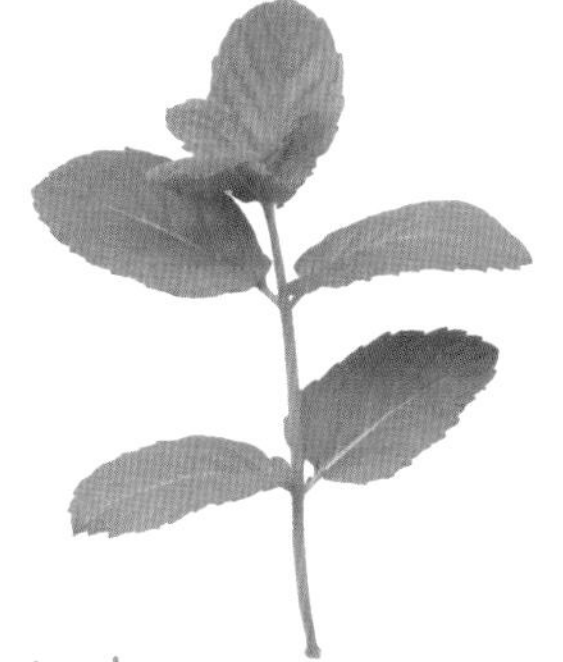

メントール

ミントに含まれる成分。清涼感があり、抗菌・抗ウイルス作用があるとされる。

リモネン

かんきつ類の皮に含まれる香り成分。免疫力向上、リラックス効果があるとされる。

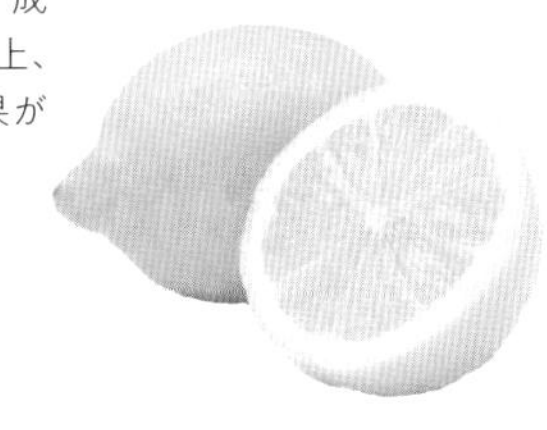

Q スーパーフードって何？

クコの実（ゴジベリー）
古来から不老長寿の妙薬とされた果物。必須アミノ酸を含み、ビタミンも豊富。
スピルリナ
塩湖や沼に生息する藻類で、動物と植物両方の特徴を持つ。多くの必須アミノ酸を含み、β-カロテンも豊富。
カカオ
チョコレートの原料に使われる植物。自律神経に刺激を与えるテオブロミンという成分を含む。
マカ
かぶに似た根茎の植物で、乾燥粉末には、きな粉のような風味がある。
クコ
スピルリナ
マカ
カカオ
Maca
Maca
CACAO

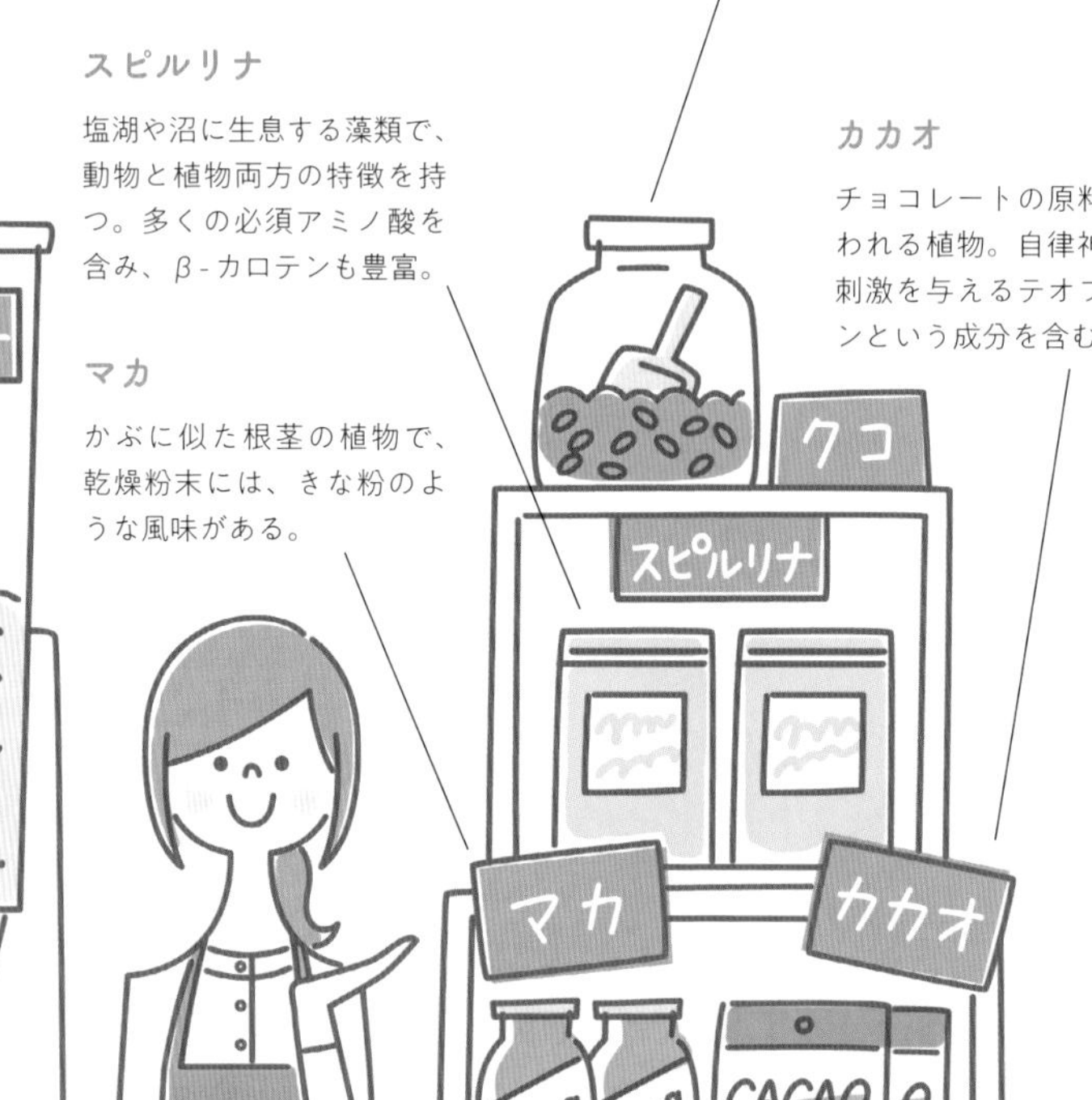

スーパーフードが広まるきっかけ

「スーパーフード」という言葉が使われ始めたのは、1980年代頃のアメリカやカナダ。食事療法を研究する医師や専門家の間で、有効成分を突出して多く含む食品がそう呼ばれるようになりました。

スーパーフードが一般にも広まったのは、2000年代のこと。デイヴィッド・ウォルフが著した『スーパーフード』（2009年）という本で、スピルリナやカカオ、マカ、ヘンプシードなどのいわゆる「健康食品」が取り上げられたことがきっかけです。

スーパーフードとは、決められた特定の食材を指すわけではなく、一般食品より必須栄養素や健康に役立つ成分を多く含む、おもに植物由来の食品のことをいいます。健康効果や安全性が研究中のものもあるため、持病がある方や妊娠・授乳中の場合は、医師に相談してから摂取したほうがよいでしょう。

A サプリメントと食品の中間のような存在です

麻の実（ヘンプ）

麻の種子から採られるヘンプシードオイルには、オメガ3、オメガ6脂肪酸、γ-リノレン酸がバランスよく含まれる。

チアシード

ごまよりも小さな種子で、水分を吸ってジェル状になる性質がある。オメガ3脂肪酸を豊富に含む。

ブロッコリースプラウト

がん予防効果が期待されるスルフォラファンを豊富に含む。ビタミンC、E、鉄の含有量も多い。

ココナッツ

果肉から採れるココナッツオイルには、すみやかにエネルギーにかわる中鎖脂肪酸が豊富に含まれる。

アサイー

アマゾンの熱帯雨林で育つ植物で、直径1cmほどの小さな実をつける。ポリフェノールを豊富に含み、アスリートにも人気がある。

カムカム

さくらんぼほどの大きさの酸味のある果実。ビタミンCを豊富に含むといわれている。

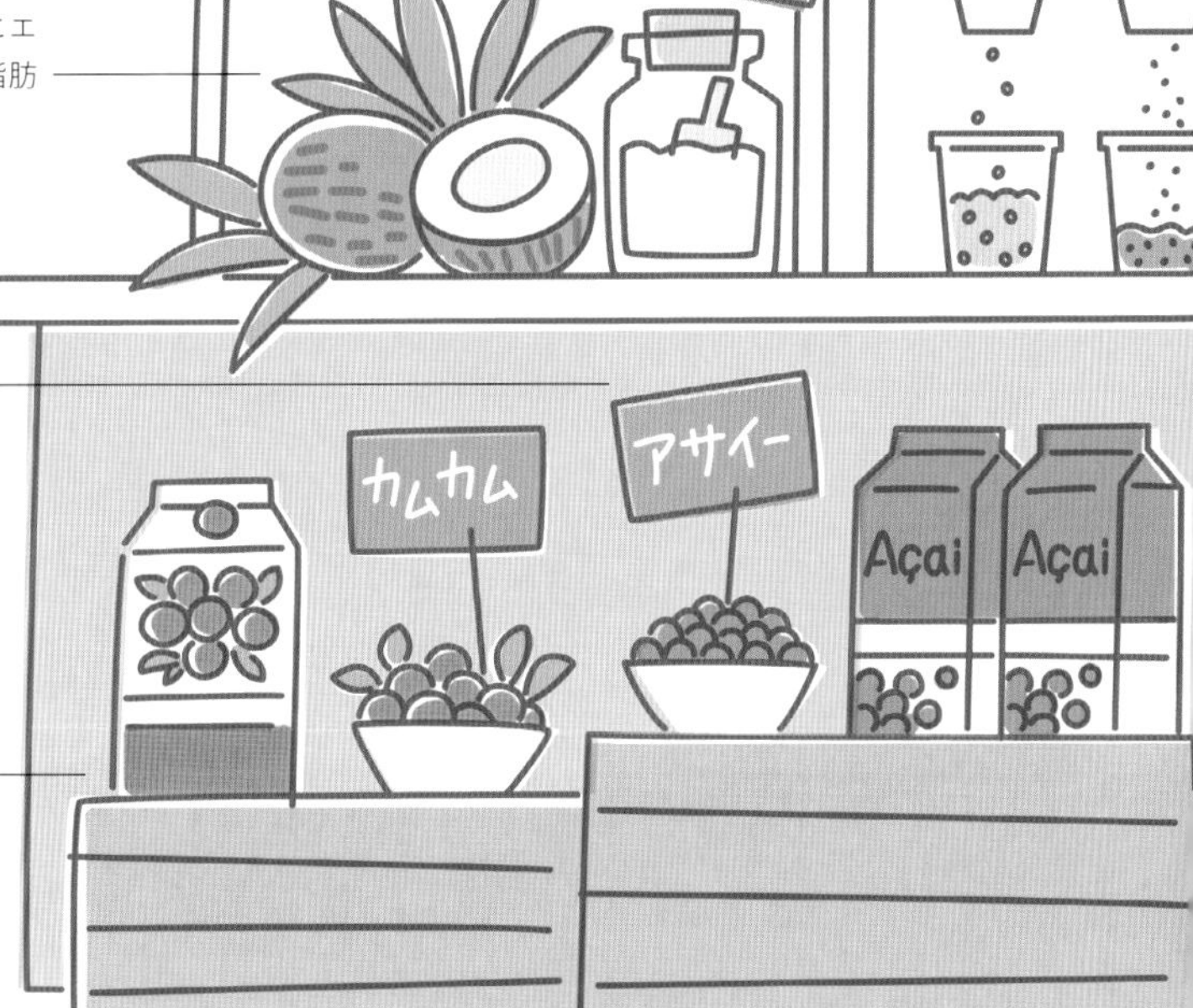

日本はスーパーフードの宝庫

スーパーフードというと、海外の食材がクローズアップされがちですが、じつは日本にもスーパーフードと呼べる食材は豊富にあります。発酵食品やお茶、海藻など、長年日本人の健康に寄与してきた伝統的な自然食品が、「ジャパニーズスーパーフード」として改めて注目され始めています。

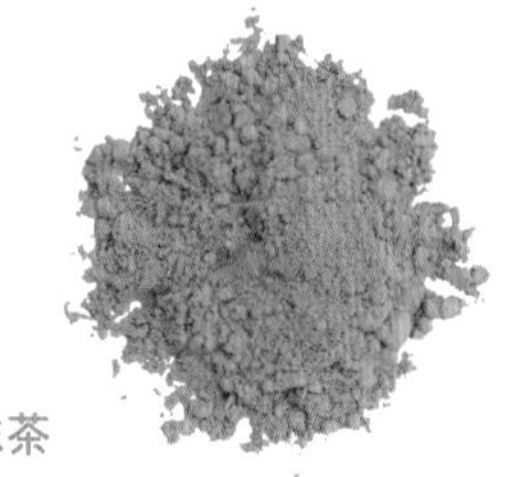

抹茶

カルシウムや鉄などのミネラル、ビタミンB_1、B_6、Cを豊富に含む。抹茶は茶葉に含まれる栄養素をまるごと摂取できる。

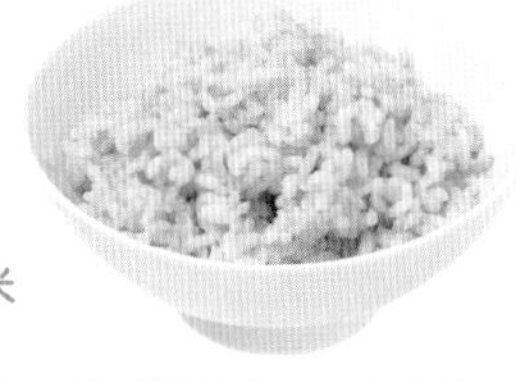
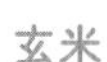

梅干し

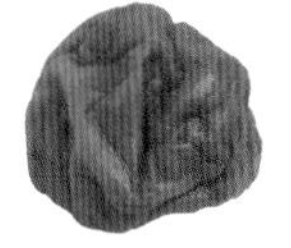

豊富にクエン酸が含まれ、疲労回復や食欲増進に効果が期待できる。抗酸化作用が高く、生活習慣病やがん予防にも役立つ。

玄米

白米では取り除かれてしまうぬかや胚芽に、ビタミンやミネラル、食物繊維が豊富に含まれる。がん予防やむくみ解消効果も。

昆布

ミネラルや水溶性食物繊維を豊富に含む。ねばり成分のフコイダンには、ビタミンEと同程度の抗酸化作用があるとされる。

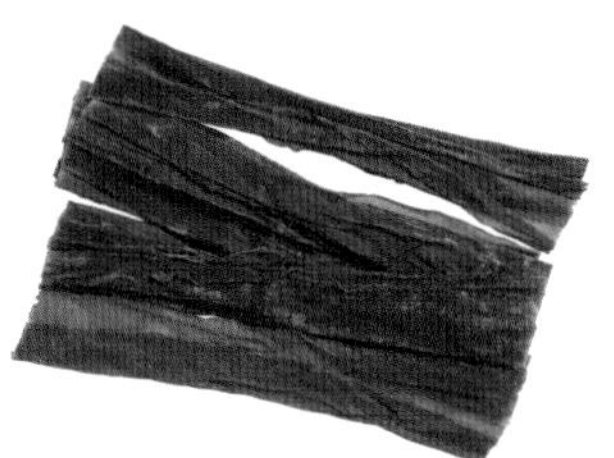

みそ

たんぱく質や酵素、必須アミノ酸を豊富に含み、がんや胃潰瘍の予防、脳の活性化にも効果があるとされる。

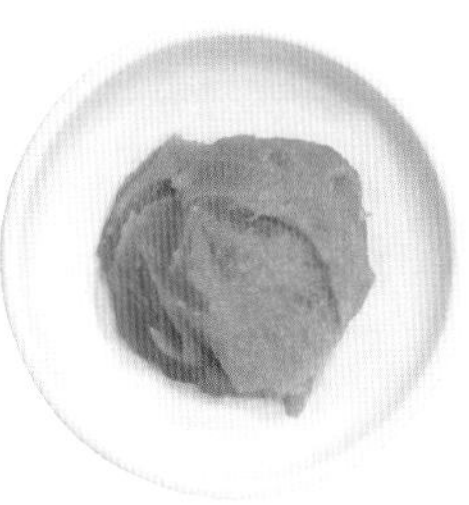

納豆

酵素のナットウキナーゼ、大豆イソフラボン、アルギニンなどを含む。納豆汁にしても栄養成分がとれる。

2章

栄養学のきほん

生きるために欠かせない
「栄養」のきほん知識を解説。
何をどれだけ食べたらよいのか、
毎日の食事を見直し
身体も心も健やかに過ごしましょう。

生きるチカラに！身体の栄養・心の栄養

楽しい食事を通して充分な栄養分が習慣的に補給され続けなければ、身体も心もやがては壊れたり、燃えつきて生きる意欲を失ったりしてしまいます。

健康も病気も毎日の食事の積み重ねで決まる

人間が心身ともに健康に生きていくためには、1日3度の食事を楽しみながら、必要なすべての栄養素を過不足なく充足する必要があります。この食事の積み重ねが正しければ生活習慣病の予防や解消につながりますが、間違っていると不調を招く原因となってしまいます。

日本人の平均寿命は男性が81・41歳、女性が87・45歳（2019年、厚生労働省）です。しかし、健康障害を抱える人、介護が必要な人も少なくありません。健康に長生きしている人の目安となる健康寿命は、男性が72・14歳、女性が74・79歳（2016年、厚生労働省）で、平均寿命との差は男性で約9歳、女性で約13歳もあり、問題となっています。

選ぶ力、組み合わせる力を身につけよう

必要な栄養素を過不足なく満たすのは非常に高度な生活技術ですが、人間は食品を組み合わせるという知恵で解決してきました。適切に組み合わせるには、身の回りにある多種多様な食品から適切に選ぶ力をもつことが大前提となります。そのためには食品や栄養素、調理、効能などの基礎知識を身につけておく必要があります。

食品のなかにどんなに優れた栄養成分があっても、そのまま体内で有効に働くわけではありません。食事から摂取した栄養成分は、体内で消化・吸収され、必要な成分につくりかえられることで、初めて有効な働きをします。各食品がもつ栄養成分や効能は、3章で説明しています。

Column

横須賀海軍カレーは国民病と恐れられたビタミンB_1欠乏症の対策!?

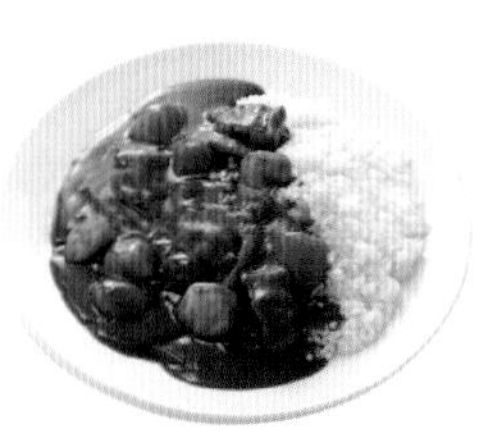

明治の半ばすぎ、日本中に国民病とおそれられた脚気（かっけ）が大流行。日本帝国海軍でもバタバタと水兵が死んでいきました。栄養欠乏が原因であることがわかり（精白米の普及によるビタミンB_1欠乏だとわかったのはずっとあと）、帝国海軍は、栄養バランスがよく調理も簡単な献立として、イギリス海軍の軍隊食として定着していたカレーに目をつけました。最初はカレーをパンにつけて食べていましたが、人気は今ひとつ。そこで小麦粉でとろみをつけ、ごはんにかけたところ人気が出てきたというのが、横須賀海軍カレーのルーツだそうです。

まとめ

食品中の栄養成分は、身体のなかで細胞の材料になり
健康に生きるためのさまざまな働きをする生命現象のスペシャリスト

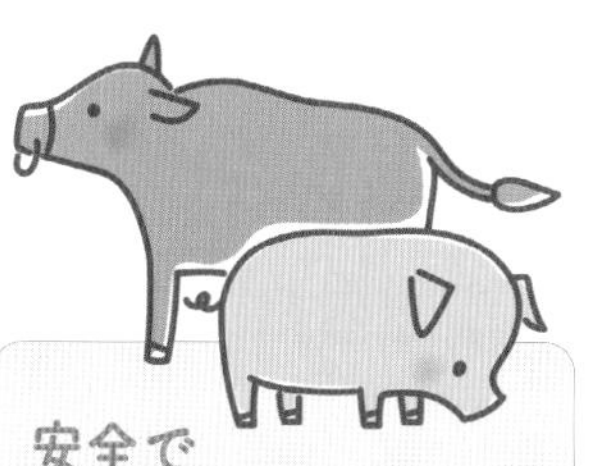

食品

栄養素は生物の命綱

牛乳で子牛が育つのも、野菜が紫外線に強いのも、豊かな栄養成分があればこそ。この生物の命綱である栄養が人間の生命の糧となります。

加工調理

安全でおいしい食事が手軽に

加熱調理や加工食品が普及し、人間はより安全で、より手軽に栄養がとれるようになりました。

食事

楽しい食卓こそ生きるチカラ

食事は空腹を満たすためだけのものではありません。家族や仲間と食卓を囲むくつろぎのひとときは、生きるために欠かせない心の栄養ともいえるでしょう。

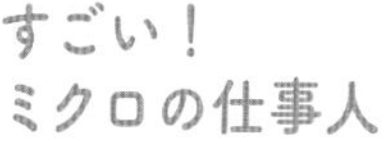

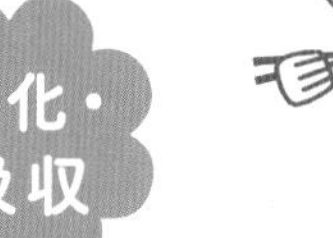

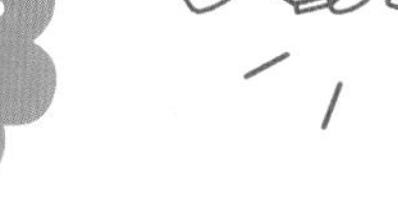

消化・吸収

すごい！ミクロの仕事人

食物に含まれる栄養素は消化酵素によって分解され、小腸などから体内に吸収されていきます。

栄養

ついに人間特有の成分に

いよいよ栄養のフィノーレです。吸収された栄養成分は分解や合成など複雑なプロセスを経て、人間特有の成分につくりかえられ、さまざまな働きをします。

栄養素の種類と働き

栄養素の活躍する舞台は食品のなかではなく、人間の身体のなかです。
栄養素は体内における働きが似たものをまとめると大きく5つに分けられます。

エネルギーになるものと機能調節をするものがある

栄養素は、体内での働きによって、エネルギー源（熱量素）になる炭水化物、脂質、たんぱく質と、身体の構成成分（構成素）になるたんぱく質、ミネラル（無機質）と、代謝調節（調節素）を行うビタミン、ミネラル（無機質）に大別されます。

炭水化物、脂質、たんぱく質は体内で分解され、炭水化物とたんぱく質は1gで約4キロカロリー、脂質は約9キロカロリーのエネルギーを生みます。

たんぱく質は筋肉や臓器といった身体の構成成分になりますが、飢餓状態になるとエネルギー源として利用されます。ビタミンとミネラルはおもに身体の機能調節にかかわり、カルシウムのように骨や歯の構成成分になるものもあります。

準完全栄養食品の卵や牛乳にもビタミンCは含まれていない

食品中の栄養素が体内で分解・合成されるプロセスを代謝（または新陳代謝）といいます。食品から取り込んだ栄養成分をもとに、代謝によって必要な物質を合成したり、変化させたり、エネルギーをつくり出したり、不要になった成分を分解して排泄する形に変えたりして再利用します。

身体に必要な栄養素をすべて含む食品はありません。多様な栄養素を含み準完全栄養食品といわれる鶏卵や牛乳ですら、ビタミンCのように含まれていない栄養素があるのです。

含まれる栄養素は食品ごとに異なるので、さまざまな食品を組み合わせて食べることが、多様な栄養素を満たす条件になります。

Column
水は栄養素ではない？

水は栄養素には分類されていませんが、生命維持のために必要不可欠な物質です。
人体の構成成分のなかでもっとも多く、成人では体重の約60％を占めるといわれています。体重1％ぶんの水分が失われると、水分不足のシグナルとして、のどが渇くしくみになっています。身体の水分量が多く新陳代謝が活発な乳幼児は、発汗などによって水分が大量に失われると脱水症状を起こしやすく、命にかかわるケースもあります。
なお、水の必要量は科学的根拠に基づいて算定することが難しいため、現在「日本人の食事摂取基準」では設定されていません。

栄養素の種類と働き

栄養素の大分類	栄養素の特徴	多く含む食品
炭水化物	エネルギー源になるいわゆる糖質と、機能性がある食物繊維の総称	穀類（ごはん、めん、パン）、いも類、豆、果物、砂糖など
脂質	脂質の大部分は中性脂肪。脂肪酸とグリセロールから構成される	植物油や魚油、バター、ラード、牛脂、種実、魚介など
たんぱく質	アミノ酸で構成され、必須アミノ酸のバランスがよいものが良質	肉、魚介、大豆・大豆製品、卵、乳・乳製品など
ビタミン	13種類あり、脂溶性と水溶性に分けられる	野菜、いも、果物、穀類に多く、魚介、肉類にも含まれる
ミネラル	微量でも健康維持に不可欠な必須ミネラルは現在16種類	乳製品のカルシウム、レバーの鉄など、食品ごとに特徴がある
非栄養素系の食品因子	植物の色素、香り、アクの成分はフィトケミカルと呼ばれる	おもに野菜、豆、果物など

消化・吸収・代謝（分解・再合成）

体内での働き

おもに身体の調子を整える	おもに身体をつくるもととなる	おもにエネルギー源になる
おもに炭水化物、脂質、たんぱく質の代謝、身体の諸機能の維持、血管、粘膜、皮膚、神経、筋肉、骨や歯の健康維持や新陳代謝を促す。活性酸素を無害化し、生活習慣病を防ぐ。	おもに筋肉や臓器、血液、骨や歯など身体の組織を構成するもっとも重要な成分。たんぱく質はこのほか酵素、ホルモン、免疫抗体、遺伝物質に、脂質は細胞膜の構成成分になる。	炭水化物とたんぱく質はそれぞれ1gあたり約4kcal、脂質は1gあたり約9kcalのエネルギーとなる。基礎代謝や身体活動を支えるエネルギー源として利用される。

栄養欠乏症はこんなに怖い！

身体に必要な栄養素を過不足なくとるのは大変そうに感じられますが、できるだけ多種多様な食品を組み合わせればそう難しいことではありません。

食品数が少ないほど栄養素の欠乏が心配

用法、用量を守って……これは副作用の心配がある薬の注意書きでよく見かけますが、栄養素も不足すれば欠乏症、とりすぎると過剰症があらわれてしまいます。身体に必要な栄養素を、過不足なく毎日適量とり続けることを簡単にしたのが、食品群や料理群による組み合わせの考え方です。

問題となるのは、サプリメントに頼りすぎて食事をおろそかにしたり、朝食を抜いたり、1000キロカロリーにも満たない低エネルギー食を続けたりする極端な食生活です。多様な食品をとってこそさまざまな栄養素が満たせるので、食べなかったり、食品数が少なかったりすると栄養素が欠乏しやすくなります。

栄養素はひとつ欠けるだけでもダメージが大きい

栄養素は、それぞれ単独ではなく共同で働きます。炭水化物、たんぱく質、脂質の3大栄養素もビタミン、ミネラルのサポートがあって初めて代謝がスムーズに行われるのです。

たとえば、炭水化物の代謝によってエネルギーがつくり出されるときには、ビタミンB_1が必要です。米は胚乳部分の炭水化物とともに、胚芽部分にビタミンB_1やEを豊富に含んでいます。ところが、人間はおいしさを追求し、米を精白することでこの栄養の宝庫である胚芽やぬか層を捨ててしまったのです。こうして起こったのがビタミンB_1欠乏症の脚気（かっけ）で、かつては国民病とおそれられました。

炭水化物からエネルギーがつくられる際に必要なビタミンB_1は、主食や甘い清涼飲料水などの炭水化物を多くとる人ほど、またスポーツや重労働でエネルギーを多く必要とする人ほど、欠乏に注意が必要です。

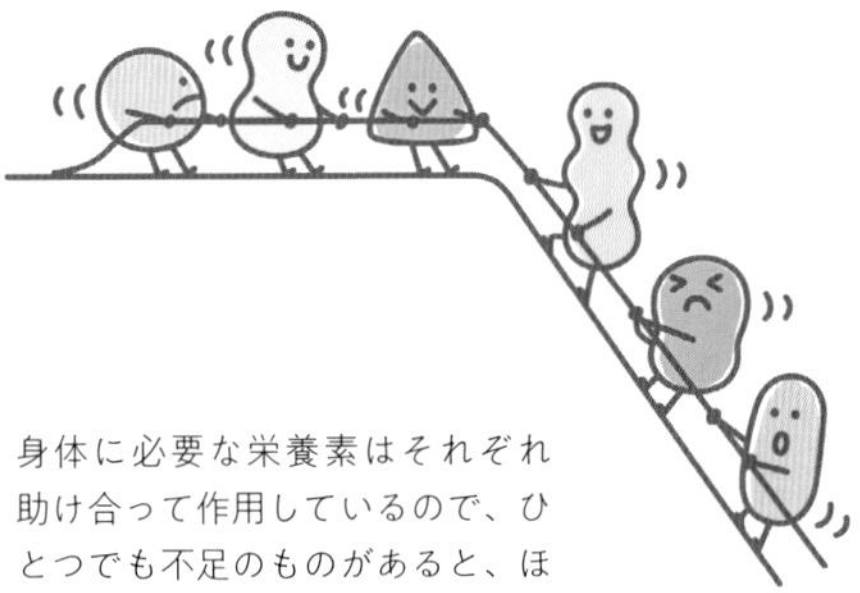

身体に必要な栄養素はそれぞれ助け合って作用しているので、ひとつでも不足のものがあると、ほかの栄養素の足手まといになる

ビタミン・ミネラルの欠乏症

栄養素		種類	おもな欠乏症
ビタミン	水溶性	ビタミンB_1	脚気、ウェルニッケ・コルサコフ症候群
		ビタミンB_2	成長障害、口唇炎、口角炎、脂漏性皮膚炎
		ナイアシン	ペラグラ（皮膚炎、下痢、精神神経症状）
		ビタミンB_6	皮膚炎、口角炎、舌炎、けいれん発作
		ビタミンB_{12}	巨赤芽球性貧血、末梢神経障害
		葉酸	巨赤芽球性貧血、神経障害、胎児の神経管閉塞障害
		パントテン酸	ヒトの欠乏症はまれ
		ビオチン	皮膚炎、食欲不振、脱毛
		ビタミンC	壊血病（疲労倦怠、出血）
	脂溶性	ビタミンA	成長障害、夜盲症、皮膚や粘膜上皮の角質化、角膜乾燥症
		ビタミンD	くる病（小児）、骨軟化症（成人）
		ビタミンE	溶血性貧血
		ビタミンK	血液の凝固遅延、新生児の出血性疾患
ミネラル		カルシウム	骨軟化症、くる病、骨粗しょう症
		リン	二次性欠乏症として骨軟化症、くる病
		鉄	貧血、食欲不振、無力感
		ナトリウム	低ナトリウム血症、食欲不振
		カリウム	低カリウム血症、食欲不振
		ヨウ素	甲状腺肥大、甲状腺腫
		マグネシウム	精神・神経障害
		マンガン	通常の食事で欠乏することはまれ
		銅	貧血、免疫能低下、骨異常
		コバルト	貧血
		塩素	食欲不振、消化不良
		亜鉛	発育不全、味覚障害、皮膚炎、免疫機能障害
		セレン	克山（ケシャン）病
		クロム	体重減少、耐糖能異常
		イオウ	通常の食事で欠乏することはない
		フッ素	むし歯発生リスクの上昇
		モリブデン	通常の食事で欠乏することはまれ

資料：女子栄養大学出版部『食品成分表 2020』ほか

「食事摂取基準」で必要量をチェック

「食事摂取基準」とは、エネルギーおよび各栄養素を1日にどれだけとればよいかを、年齢や性別ごとに示したものです。学校・病院の栄養管理や行政調査の基本データなどに使われます。

日本中の栄養関連専門家の貴重なデータベース

「食事摂取基準」は、健康保持・増進、摂取不足や過剰摂取による健康障害の回避、生活習慣病の予防などを目的としたものです。5年おきに見直しがされており、性・年齢階層別に次の5つの指標で示されています。2020年版は、健康の保持・増進、生活習慣病予防の発症予防・重症化予防に加え、高齢者の低栄養予防やフレイル予防も視野に入れて策定されました。

〈推定平均必要量〉摂取不足の回避を目的として、50％の人が必要量を満たすと推定される摂取量。

〈推奨量☆1〉摂取不足の回避を目的として、ほとんどの人が必要量を満たすと推定される摂取量。

〈目安量☆2〉摂取不足の回避を目的として、一定の栄養状態を維持するのに充分であると推定される摂取量。

〈耐容上限量〉これ以上摂取すると、過剰摂取によって健康障害のリスクが高まる摂取量。

〈目標量☆3〉生活習慣病の予防を目的として、当面の目標とすべき摂取量。

生活習慣病予防の観点から脂肪酸などもくわしく表示

健康な30～40歳代男女の1日あたりの摂取基準値を次ページに示しました（年代別データは5章参照）。

脂質には、飽和脂肪酸、n-6系脂肪酸、n-3系脂肪酸の摂取基準もあります。脂質の目標量は重量ではなく、エネルギー比率（脂質で摂取するエネルギー量の総エネルギーに占める割合）で示されています。

脂質を構成する脂肪酸は、構造的特徴から飽和脂肪酸と不飽和脂肪酸（一価不飽和脂肪酸と多価不飽和脂肪酸）があり、不飽和脂肪酸には、とりすぎると血栓をつくり動脈硬化にもつながりやすいn-6系（γ-リノレン酸、リノール酸、アラキドン酸など）と、血栓をつくりにくくして心疾患などを予防する働きがあるn-3系（α-リノレン酸、イコサペンタエン酸、ドコサヘキサエン酸など）があり、それぞれ基準値が示されています。

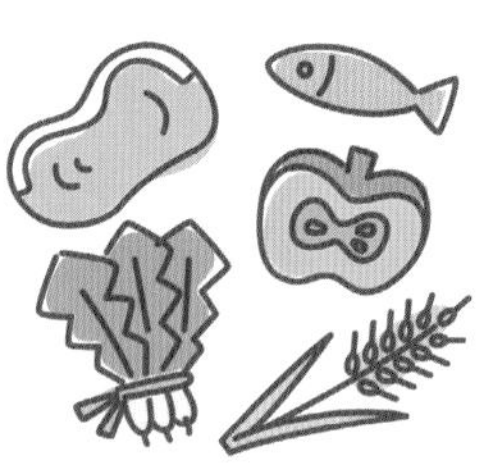

一般の人はエネルギー、脂質、たんぱく質、ビタミン、カルシウム、鉄、ナトリウム（食塩相当量）、食物繊維などの摂取目安をチェック

日本人の食事摂取基準（2020年版）

※1日の総摂取エネルギーに占める割合
※※レチノール活性当量
※※※ニコチンアミド／（　）内はニコチン酸

食事摂取基準のある項目 ☆1 推奨量／☆2 目安量／☆3 目標量			30～49歳 男性の例	30～49歳 女性の例	耐容上限量	単位
たんぱく質 ☆1			65	50	—	g
脂質		脂質 ☆3	20～30	20～30	—	%※
脂質		飽和脂肪酸 ☆3	7以下	7以下	—	%※
脂質		n-6系脂肪酸 ☆2	10	8	—	g
脂質		n-3系脂肪酸 ☆2	2.0	1.6	—	g
炭水化物		炭水化物 ☆3	50～65	50～65	—	%※
炭水化物		食物繊維 ☆3	21以上	18以上	—	g
ビタミン	脂溶性	ビタミンA ☆1	900	700	2700	μgRAE ※※
ビタミン	脂溶性	ビタミンD ☆2	8.5	8.5	100	μg
ビタミン	脂溶性	ビタミンE ☆2	6.0	5.5	男900/女700	mg
ビタミン	脂溶性	ビタミンK ☆2	150	150	—	μg
ビタミン	水溶性	ビタミンB_1 ☆1	1.4	1.1	—	mg
ビタミン	水溶性	ビタミンB_2 ☆1	1.6	1.2	—	mg
ビタミン	水溶性	ナイアシン ☆1	15	12	男350（85）/ 女250（65）※※※	mgNE
ビタミン	水溶性	ビタミンB_6 ☆1	1.4	1.1	男60/女45	mg
ビタミン	水溶性	ビタミンB_{12} ☆1	2.4	2.4	—	μg
ビタミン	水溶性	葉酸 ☆1	240	240	1000	μg
ビタミン	水溶性	パントテン酸 ☆2	5	5	—	mg
ビタミン	水溶性	ビオチン ☆2	50	50	—	μg
ビタミン	水溶性	ビタミンC ☆1	100	100	—	mg
ミネラル	多量	ナトリウム ☆3	7.5未満	6.5未満	—	g（食塩相当量）
ミネラル	多量	カリウム ☆2	2500	2000	—	mg
ミネラル	多量	カルシウム ☆1	750	650	2500	mg
ミネラル	多量	マグネシウム ☆1	370	290	—	mg
ミネラル	多量	リン ☆2	1000	800	3000	mg
ミネラル	微量	鉄 ☆1	7.5	月経あり／10.5 月経なし／6.5	男50/女40	mg
ミネラル	微量	亜鉛 ☆1	11	8	男45/女35	mg
ミネラル	微量	銅 ☆1	0.9	0.7	7	mg
ミネラル	微量	マンガン ☆2	4.0	3.5	11	mg
ミネラル	微量	ヨウ素 ☆1	130	130	3000	μg
ミネラル	微量	セレン ☆1	30	25	男450/女350	μg
ミネラル	微量	クロム ☆2	10	10	500	μg
ミネラル	微量	モリブデン ☆1	30	25	男600/女500	μg

・エネルギー産生栄養素バランスはP54参照

●妊婦・授乳婦は付加量あり／資料：厚生労働省『日本人の食事摂取基準（2020年版）』

「食品群」をもとに栄養バランスを調整

多種多様な食品が出回っていますが
栄養的な特徴で分類すると、いくつかのグループに分けられます。
バランスのよい食事をとるには
各グループから偏りなく選ぶことがポイントです。

同じ食品でも、季節、栽培法、鮮度などで栄養価はまちまち

同じ食品群に属する食品でも、種類や部位などによって栄養素の含有量は異なります。また、同じ食品でも、季節や産地、ハウス栽培・露地栽培・有機栽培などの栽培方法、鮮度、保存方法によっても変わってきます。できるだけ新鮮で良質なものを選びましょう。

家庭料理では食品の種類や部位などをチェックし、各食品群からバランスよく選ぶことも比較的自由にできますが、外食や中食（なかしょく）（調理済食品や加工食品を買って食べること）だと、どんな食品が使われているかわからなかったり、自由に選んだり、加減できなかったりします。その場合は「主食・主菜・副菜」によるチェック（P44）が便利です。

食品群はどのように分けられている？

「食品群」とは、食品を栄養的特徴の似たものどうしに分けたグループのこと。「栄養的特徴」とは消化・吸収された食品の体内における働きを指します。分け方には、３つ、４つ、６つなどがありますが、基本の考え方はみな同じ。糖尿病交換表や腎臓病交換表も食品群の形式をとっており、疾病治療のためにエネルギーや特定の栄養成分を調整する機能が加えられています。エネルギーや成分を守りつつ、同じグループ内での食品の交換が自由にできるので、交換表と呼ばれます。

食品群は「何をどれだけ食べればよいか」の目安となる教材。各食品群からバランスよく選ぶことが大切です。

Column
糖尿病交換表や四群点数法では80kcalを「1単位」「1点」として計算

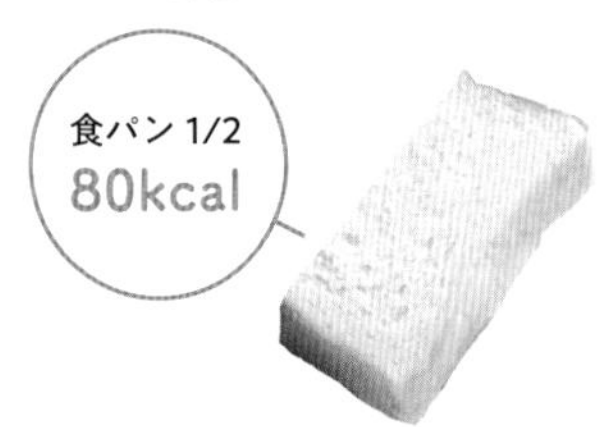

80kcal を１単位とする「糖尿病交換表（6 表）」も、1 点とする「四群点数法（4 群）」も、めんどうな栄養計算なしに「何をどれだけ食べればよいか」をチェックできる便利なガイド役です。

どちらも 80kcal を基準としてエネルギー計算します。その理由は、①日本人がよく食べる食品は、鶏卵 1 個 80kcal のように、80kcal かその倍数のものが多い ② 1600kcal の食事は 20 単位といい換えられ、暗算でカウントできる ③同じ食品群、同じ単位（点）どうしで食品が自由に交換できる などがあげられます。

まとめ

多種多様に出回っている食品も栄養的特徴で分類すると選びやすい

3色食品群

栄養素の働きの特徴によって、3つの食品群に分けたもの。シンプルでわかりやすい。栄養改善普及会の近藤とし子氏が普及に努めた。

群	食品		働き
赤群	魚・肉・豆類・乳・卵	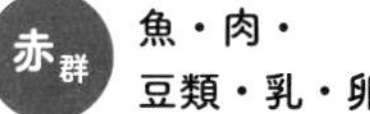 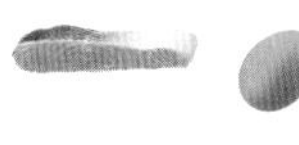	血や肉をつくる
黄群	穀類・砂糖・油脂・いも類	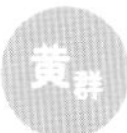 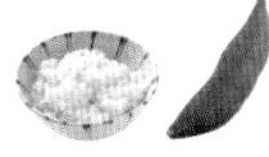	熱（体温）や力になる
緑群	緑黄色野菜・淡色野菜・海藻・きのこ	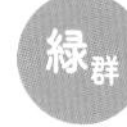 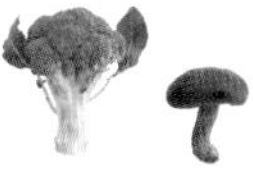	身体の調子を整える

4つの食品群

日本人に不足しがちな栄養素を満たすために、牛乳・乳製品と卵を第1群に。食品に含まれるエネルギー80kcalを1点とし、各群の適量の目安を示した。

群	働き	栄養素	
1群	栄養を完全にする	良質たんぱく質、脂質、ビタミンA、ビタミンB_1、ビタミンB_2、カルシウム	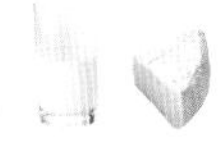
2群	肉や血をつくる	良質たんぱく質、脂質、ビタミンB_1、ビタミンB_2、鉄、カルシウム	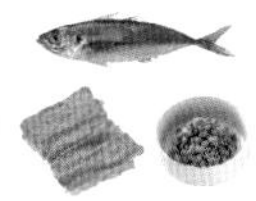
3群	身体の調子を整える	ビタミン、ミネラル、食物繊維	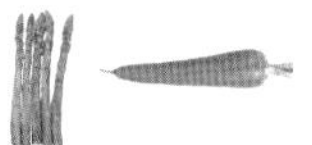
4群	熱（体温）や力になる	糖質、たんぱく質、脂質	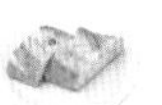

6つの基礎食品群

小・中学校などの栄養教育の教材でおなじみ。食品を主要栄養素によって6群に分類し、どんな食品をどのように組み合わせて食べるのがよいかを示した。

群	食品		働き
1群	魚・肉・卵・大豆・大豆製品	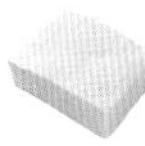	良質のたんぱく源になり骨や筋肉をつくる
2群	牛乳・乳製品・海藻・小魚類	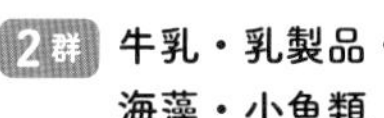 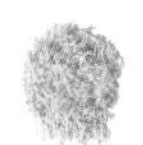	カルシウム源になり骨や歯をつくる
3群	緑黄色野菜	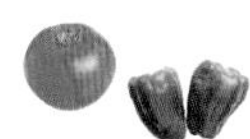 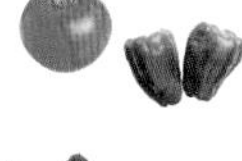	カロテンは、皮膚や粘膜を保護する
4群	淡色野菜・果物	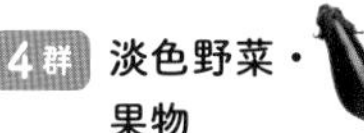 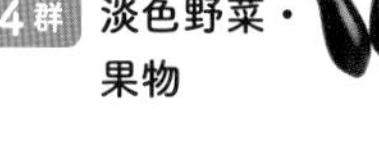 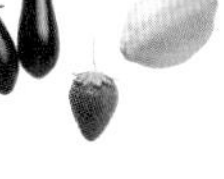	ビタミン、ミネラル源になり、身体の機能を調節する
5群	穀類・いも類・砂糖	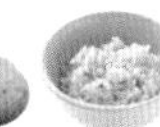	エネルギー源になったり身体の機能を調節したりする
6群	油脂類・脂肪の多い食品		エネルギー源になる

「3つのお皿」でバランス献立を考える

家庭の食事だけでなく、外食や中食でもバランス献立の基本になるのが主食・主菜・副菜の「3つのお皿」。食生活指針や食事バランスガイド（P48）でもおなじみです。

外食にも使えるバランスチェックのものさし

家庭料理を家族そろって食べる機会が減り、外食や中食（なかしょく）（調理済み食品や加工食品を買って食べること）への依存度が高まってきました。

若い世代では包丁すら持ったことのない人、アジとイワシの区別がつかない人もいるなど、調理離れや食材に直接触れる機会が減少している傾向も見られます。

外食や中食は中身がよくわからないこともしばしばで、「食品群」での栄養バランスチェックは意外に難しくなってきました。そこでクローズアップされたのが、「3つのお皿」＝主食・主菜・副菜による栄養バランスチェックです。これなら中身がわからない外食でも簡単にチェックができます。

「主食」「主菜」「副菜」の考え方

「主食」は食事の中心となるごはん、パン、めんなどで、おもに炭水化物の供給源。「主菜」は魚、肉、卵、大豆を主材料とし、おもに良質たんぱく質の供給源。「副菜」は栄養面や味を補うもので、野菜、いもなどを主材料とし、おもにビタミン、ミネラル、食物繊維の供給源です。

主食・主菜・副菜がそろっていても、それぞれの量が少ないと必要な栄養量が確保できません。そこで1皿50g以上と覚えましょう。汁も野菜やいもが50g以上入っていれば立派な副菜になります。

和食の場合、主食は左手前、汁は右手前、主菜は右奥、副菜は左奥に置きます。「左上位」の考えから、主菜は左奥という説もあります。

Column
「3・1・2弁当箱法」なら簡単にすぐわかる！ 主食・主菜・副菜の適量チェック

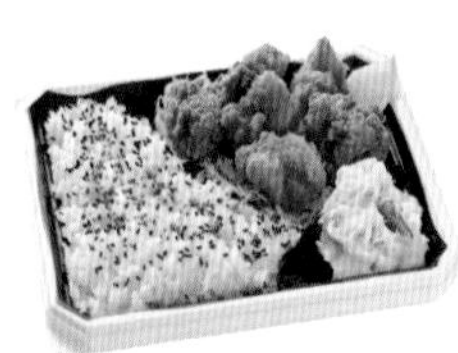

1食分のエネルギー量（20代女性なら約600kcal）の数字と同じ容量（600ml）の弁当箱を用意し、主食・主菜・副菜を表面積比で3：1：2の比率に詰めれば、適量の600kcalのバランス食事のできあがり。
具体的には、次の5つのルールを守れば万全です。①食べる人にとってぴったりサイズの弁当箱を選ぶ、②動かないようにしっかり詰める、③主食3・主菜1・副菜2の割合に料理を詰める、④同じ調理法の料理は1品だけ、⑤全体をおいしそうに仕上げる。（NPO法人食生態学実践フォーラムウェブサイト）

まとめ

家庭料理でも外食でも、もっとも簡単なバランスチェック法は主食・主菜・副菜の組み合わせがポイント

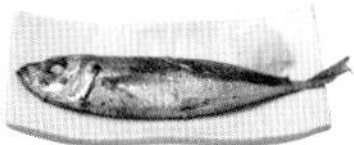

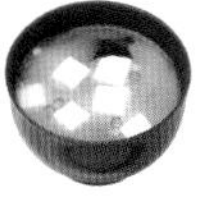

家庭の食事でも

ごはん＋汁＋焼き魚＋おひたしといった組み合わせがバランス献立の基本型

お弁当でも

主食・主菜・副菜が表面積比で3：1：2になっていれば栄養バランスは合格です

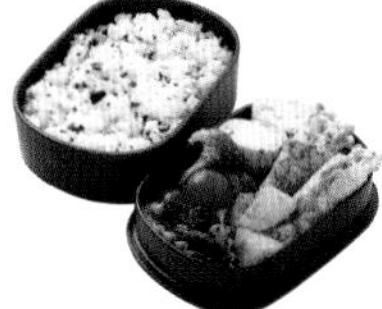

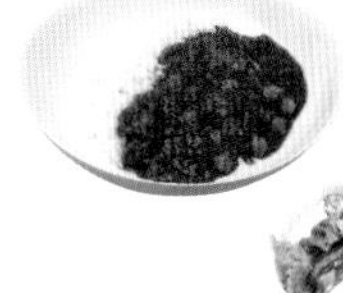

外食でも

カレーライスなど、1皿に盛り込んだ複合料理は、主食・主菜・副菜に“分解”して考えます

朝、昼、夕食にそろえたいもの	主食	主菜	副菜
主材料	米や小麦などの穀類を主材料とする料理で、ごはん、パン、めん料理など。食事の中心的な存在	魚介、肉、卵、大豆・大豆製品（大豆以外の豆は除く）を主材料とする食事の中心となるおかず	野菜、いも、きのこ、海藻などを主材料とする料理。主食・主菜の栄養不足を補い、彩り、季節感をもたらす
おもな栄養素	おもに炭水化物。食べる量が多いのでたんぱく源としても貴重。胚芽つきのものはビタミンB_1・Eも豊富	必須アミノ酸をバランスよく、かつ充分に含んでいる良質たんぱく質	おもに、ビタミン、ミネラル、食物繊維。このほか、免疫力アップや抗酸化作用のあるフィトケミカル（P177）なども
体内での働き	炭水化物のうち糖質は、消化・吸収されると最終的にブドウ糖に分解され、脳をはじめ、全身に送られてエネルギー源となる	たんぱく質は、筋肉、血液などの体組織、酵素・ホルモンの原料、飢餓の際のエネルギー源に。脂質はエネルギー源に	ビタミンは栄養素の代謝や諸器官の新陳代謝を促し、ミネラルは体組織の機能維持、食物繊維は腸内環境の改善などに

毎日食べたいもの

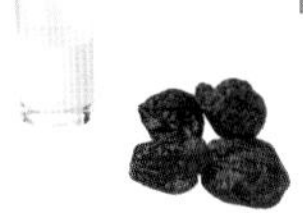

牛乳・乳製品、果物

牛乳やヨーグルト、チーズなどの乳製品は、日本人に不足しがちなカルシウムの、果物はビタミンCやカリウムの豊富な供給源

※上のどれにも属さないもの（具の少ないみそ汁、お茶、コーヒーなど）は「その他」とする

バランス献立の組み合わせルール

主食・主菜・副菜がそろっても、その中身によって栄養バランスはよくも悪くもなります。それぞれの「適量」と組み合わせ方の５つのルールを覚えると便利です。

主食・主菜・副菜の「適量」を守るための5つのルール

残念ながら「3つのお皿」がそろえば栄養バランスは完璧というわけではなく、とりあえず第1関門をクリアした程度です。主菜や副菜がそろっていても、わずか30g程度の魚料理や野菜料理では、主菜としても副菜としても失格です。最低50g、主菜なら鶏卵1個の量が必要です。

逆に量が多すぎて脂肪のとりすぎになったり、塩分が濃すぎたりしても困ります。また、牛乳・ヨーグルトや果物のように、主食・主菜・副菜に属さなくても栄養的に欠かせない食品も食べなければなりません。

そこで第2関門は、主食・主菜・副菜の「適量」を守ることです。「適量」を守るには、3つの料理の組み合わせ方を工夫すると効果的です。

粗食の時代の「一汁三菜」がよいわけではない

主食・主菜・副菜というと、肥満や糖尿病が少なかった時代の日本の伝統的な「一汁二菜」や「一汁三菜」に戻るべきだと考える人がいます。しかし、栄養欠乏時代の粗食に戻るのでは困ります。

日本人の戦後の食生活を見ると、栄養欠乏という長いトンネルが続きました。高度経済成長やほどよい洋食化によって栄養バランスのよい「日本型食生活」にたどりつき、世界中から高く評価されているのです。現在では、洋食化が進みすぎたせいもあり、脂肪のとりすぎなどによる栄養過剰の問題も出てきました。

左ページの5つのルールを守ると、栄養バランスのとれた、適量の「新・一汁三菜」の食事ができるはずです。

Column

バランス献立のまとめ役には塩分ゼロのごはんがぴったり

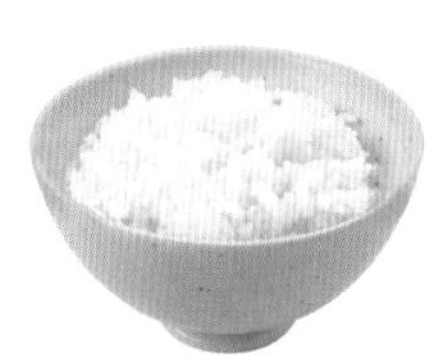

日本人の主食は、朝食ではごはんかパン、夕食では90％以上がごはんのようですが、バランス献立の面から見るとごはんがおすすめです。ごはんは塩味などの味がないのが特徴で、和・洋・中華、どんな味のおかずともよく合います。また、どんな色ともよく合うため、さまざまな組み合わせが楽しめます。
子どもたちには、ふりかけなどをトッピングした味つけごはんが人気ですが、それだけでおかずなしでも食べられてしまうので、主菜や副菜不足の原因になりかねません。なるべく味つけなしのごはんを活用しましょう。

主食・主菜・副菜の じょうずな組み合わせ方5つのルール

1 3つの料理とも適量を守る

「適量」は覚えるまで難しいかもしれませんが、「3・1・2 弁当箱法」(P44) を実践すると、意外に簡単にできるようになります。食欲のおもむくままに食事の量を決めていた人にとって、適量は思っていたより少量です。それまでがいかに食べすぎだったかがよくわかります。

「適量」の目安

主食

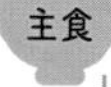

ごはんなら茶わんに軽く1杯(150g)

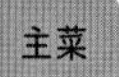
食パンなら6枚切り1枚半(100g)

主菜

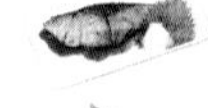
ブリなら切り身1切れ(110g)

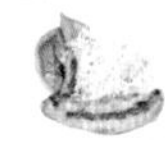
豚ロース肉なら1皿(100g)

副菜

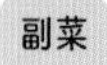
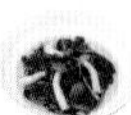
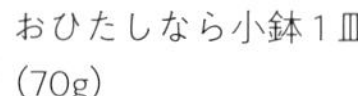
おひたしなら小鉢1皿(70g)

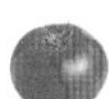
トマトなら1個(70g)

2 同じ種類を重ねない

主食・主菜・副菜は、それぞれ「1品」が原則です。ラーメンとライス、刺身と焼き肉など、主食や主菜を2品以上とると、食べすぎです。

✖ 悪い組み合わせ例

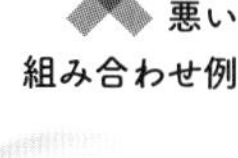
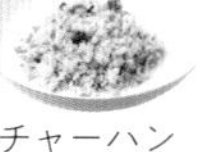
チャーハン

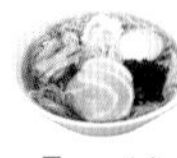
ラーメン

3 同じ調理法を重ねない

ひと献立に炒めものが2品あるなど、同じ調理法の料理が重なっていると、味の変化に乏しく、油脂や塩分のとりすぎになりがちです。

✖ 悪い組み合わせ例

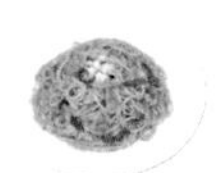
スパゲッティ

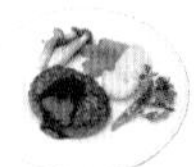
ハンバーグ
野菜のソテー添え

4 同じ主材料を重ねない

食品数が多いほど、さまざまな栄養素がとれます。同じ材料を使うと、食品の種類が乏しくなり、微量栄養素の不足につながります。

✖ 悪い組み合わせ例

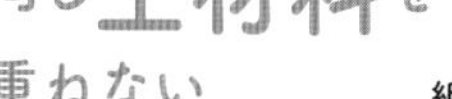
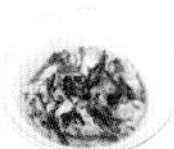
にらの卵とじ

ハムエッグ

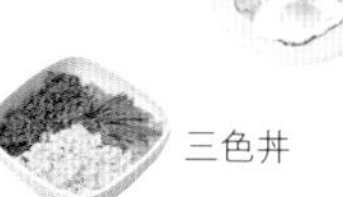
三色丼

5 油を使った料理は1品だけ

油を使った料理はひと献立につき1品にすると、油脂の使用量がぐんと減って、エネルギーのとりすぎを防げます。

✖ 悪い組み合わせ例

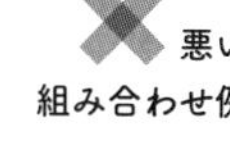
ドライカレー

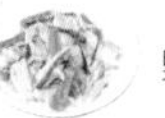
野菜炒め

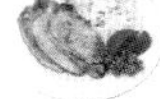
豚肉のしょうが焼き

何をどれだけ？「食事バランスガイド」

何をどれだけ食べればよいかを示した「こま」のイラストによる日本版フードガイド。世界でもめずらしい「料理選択型」です。

特徴は5つの料理群と「サービングサイズ」

「主食・主菜・副菜を基本に栄養バランスを」という食生活指針を実践するために、「何をどれだけ食べればよいか」を具体的に示したのが日本版フードガイド「食事バランスガイド」です。5つの料理群に分けて、1日の望ましい摂取量を「サービングサイズ」で1つ、2つとカウントできるのが特徴です。

「こま」はバランスが崩れると回転できなくなります。人間も栄養バランスが悪くなって倒れてしまわないように、という願いが込められています。健康には欠かせない水分を「こま」の芯に見立て、回転に必要な運動を人物であらわしています。菓子や嗜好飲料は楽しく適度にとされています。

日本版フードガイドは料理の組み合わせがきほん

「こま」の中央には、主食、副菜、主菜、牛乳・乳製品、果物の5つの料理群と献立例がイラストで示されており、上から摂取量の多い順に並んでいます。右には5つの料理群の1日摂取量が「つ（SV）」で示してあります。SVとはサービングサイズの略で、料理群ごとに異なった基準で基本単位が決められています。

食事の望ましい量は、基礎代謝量や身体活動量によって変わります。左ページのイラストに示されている1日の摂取量は、身体活動量の低い女性を除くほとんどの女性と、身体活動量の低い男性の場合の例です。それ以外のものは下表を参考にしてください。

Column
具だくさんのカレーライスは主食＋副菜＋主菜の組み合わさった複合料理

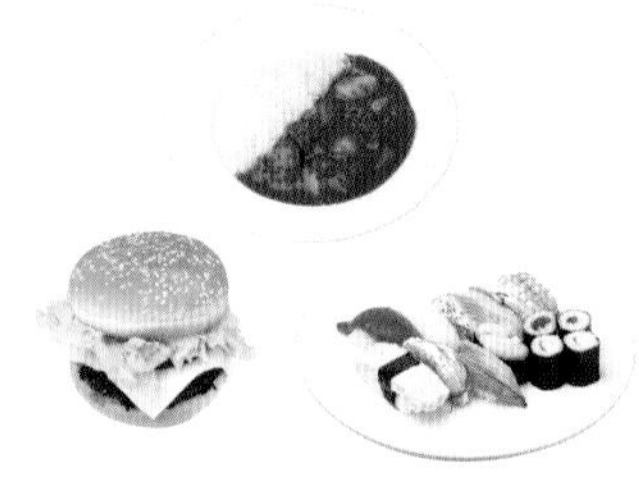

主食・副菜・主菜の区別はそう難しいものではありませんが、ややこしいのは一皿盛りのカレーライスや丼ものなどの複合料理です。
ごはんと肉と野菜が組み合わさったカレーライスは主食２つ＋副菜２つ＋主菜２つ、ごはんと魚介のにぎりずしは主食２つ＋主菜２つ、パンと肉加工品のハンバーガーは主食１つ＋主菜２つというようにカウントします。食材量が少ないものは無視し、主材料で判断するとよいでしょう。

食事バランスガイド

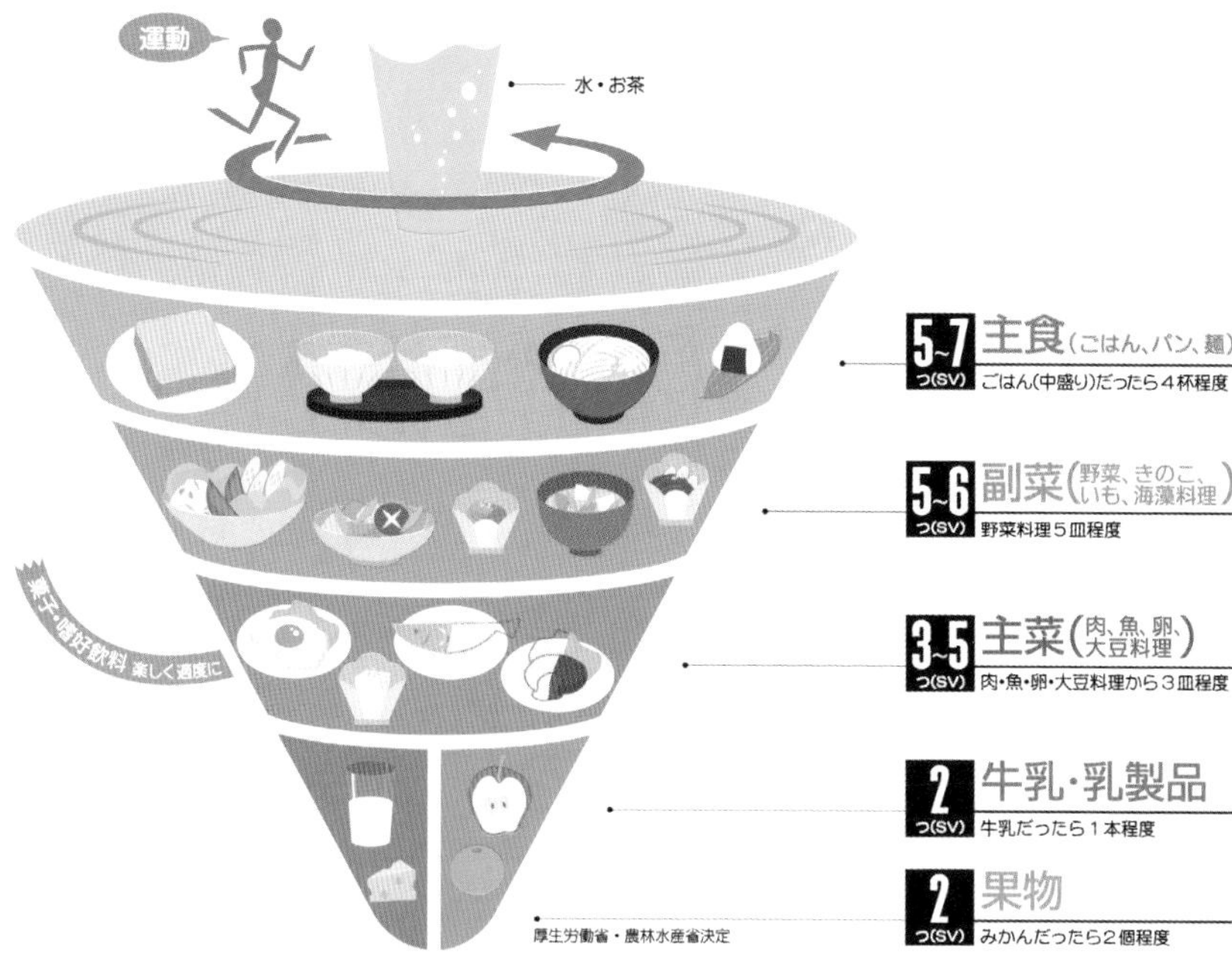

対象別、料理区分における1日摂取量の目安　単位：つ(SV)

対象者	エネルギー kcal	主食	副菜	主菜	牛乳乳製品	果物
●6～9歳男女 ●10～11歳女子 ●身体活動量の低い12～69歳女性 ●70歳以上女性 ●身体活動量の低い70歳以上男性	1400 1600 1800	4～5	5～6	3～4	2	2
●10～11歳男子 ●身体活動量の低い12～69歳男性 ●身体活動量ふつう以上の12～69歳女性 ●身体活動量ふつう以上の70歳以上男性	2000 2200	5～7		3～5		
●身体活動量ふつう以上の12～69歳男性	2400 2600 2800 3000	6～8	6～7	4～6	2～3	2～3

- 1日分の食事量は、活動で消費するエネルギー量に応じて、各料理区分における摂取の目安（つ（SV））を参考にする
- 2200±200kcalの場合、副菜（5～6つ（SV））、主菜（3～5つ（SV））、牛乳・乳製品（2つ（SV））、果物（2つ（SV））は同じだが、主食の量と、主菜の内容（食材や調理法）や量を加減して、バランスのよい食事にする
- 成長期で、身体活動レベルがとくに高い場合は、主食、副菜、主菜について、必要に応じてSV数を増加させることで適宜対応する

資料：「食事バランスガイド」

基礎代謝と身体活動

消費エネルギーのほとんどは基礎代謝と身体活動（生活活動＋運動）によるものです。基礎代謝量は身体の諸条件や環境によって変わります。

若いほど、筋肉質なほど基礎代謝が高い

基礎代謝とは血液循環、呼吸、消化・吸収など、生きていくために最低限必要なエネルギーです。

体重1kgあたりの基礎代謝基準値（単位はキロカロリー）は、18～29歳では男性23・7、女性22・1、30～49歳では男性22・5、女性21・9、50～64歳では男性21・8、女性20・7で、年をとるにつれ低下します。

この基準値に体重をかけたものが1日の基礎代謝量で、30～49歳の平均では男性1530キロカロリー、女性1150キロカロリーとなります。基礎代謝量には個人差があり、次のような人は高い傾向にあります。男性（筋肉が多いので）、身長が高くて細い人（体表面積が高く放熱量が多いので）、筋肉質の人、体温の高い人（放熱量が多いため。発熱時も）。

また月経中は最低で、その後増加します。妊娠中は、初期は妊娠前と変わりませんが、胎児や胎盤、母体の組織量の増加、ホルモン分泌の変化などから妊娠前の10～20％増えるとされています。

基礎代謝量に身体活動レベルを加味

身体活動とは、基礎代謝以外のエネルギー消費のことで、計画的・意図的に行われる「運動」と、運動以外の「生活活動」の合計です。

身体活動レベルは、大きく3つに分類されています。1・50などの数字は身体活動レベルの指数（18～64歳の場合）で、これに基礎代謝量をかけると、1日に必要なエネルギー量がわかります（P53）。

Column

朝食を食べている人は、食べない人に比べて仕事や勉強がよくできる

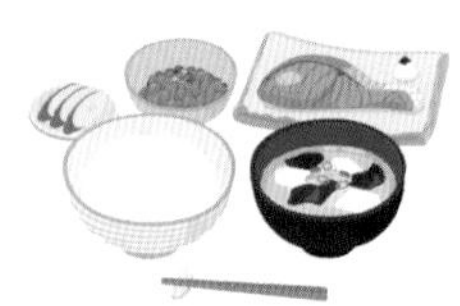

朝食が、脳の集中力を向上させ、作業能力や学習能力を高めることが国内外のさまざまな研究により実証されています。
仕事や勉強の司令塔となる脳は、1日に必要なエネルギーの約20％も消費し、しかもブドウ糖しか使えません。朝食を抜くと脳へのエネルギー補給にダメージを与え、脳は飢餓状態に陥ることも予想されます。朝食は、身体のリズムを活動モードへと切り替える刺激です。体温が上がり、活動のウォーミングアップ効果も生じます。
（資料：香川靖雄『朝食のすすめ』女子栄養大学出版部）

2 章 栄養学のきほん

まとめ

エネルギーは、生きていくために最低限必要な生命現象である基礎代謝と、身体活動のために使われる

脳の重量は体重の2%なのに、エネルギーを20%も消費する!

脳の重さは体重のわずか2%程度ですが、エネルギーの消費量は身体全体の20%にも及びます。しかも、脳のエネルギー源はブドウ糖のみ。エネルギー源となる朝食を抜くと、ブドウ糖不足から脳の活動が低下してしまいます。

基礎代謝におけるエネルギー消費量の比率

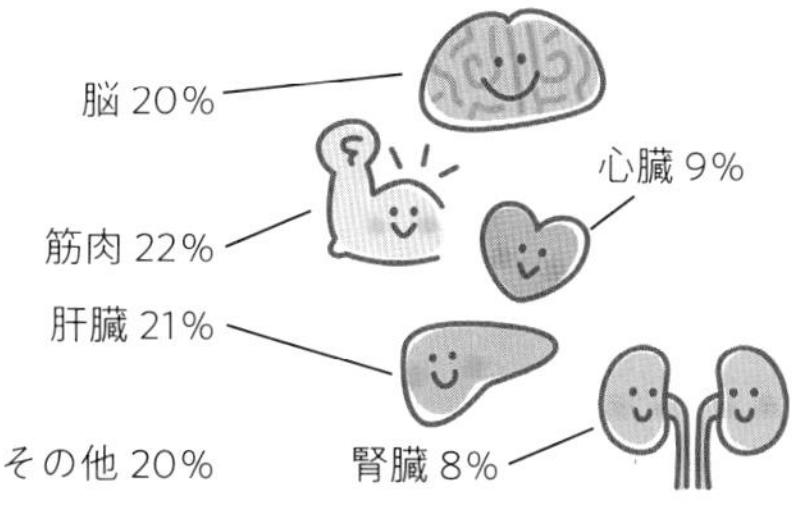

資料:奥恒行・柴田克己編『基礎栄養学改訂案5版』南江堂

基礎代謝は、年齢や性、体温、筋肉量などによって異なる

基礎代謝量(kcal) = 基礎代謝基準値 kcal × 体重 kg

性・年齢階層別基礎代謝基準値(1日体重1kgあたりの基礎代謝量の目安)

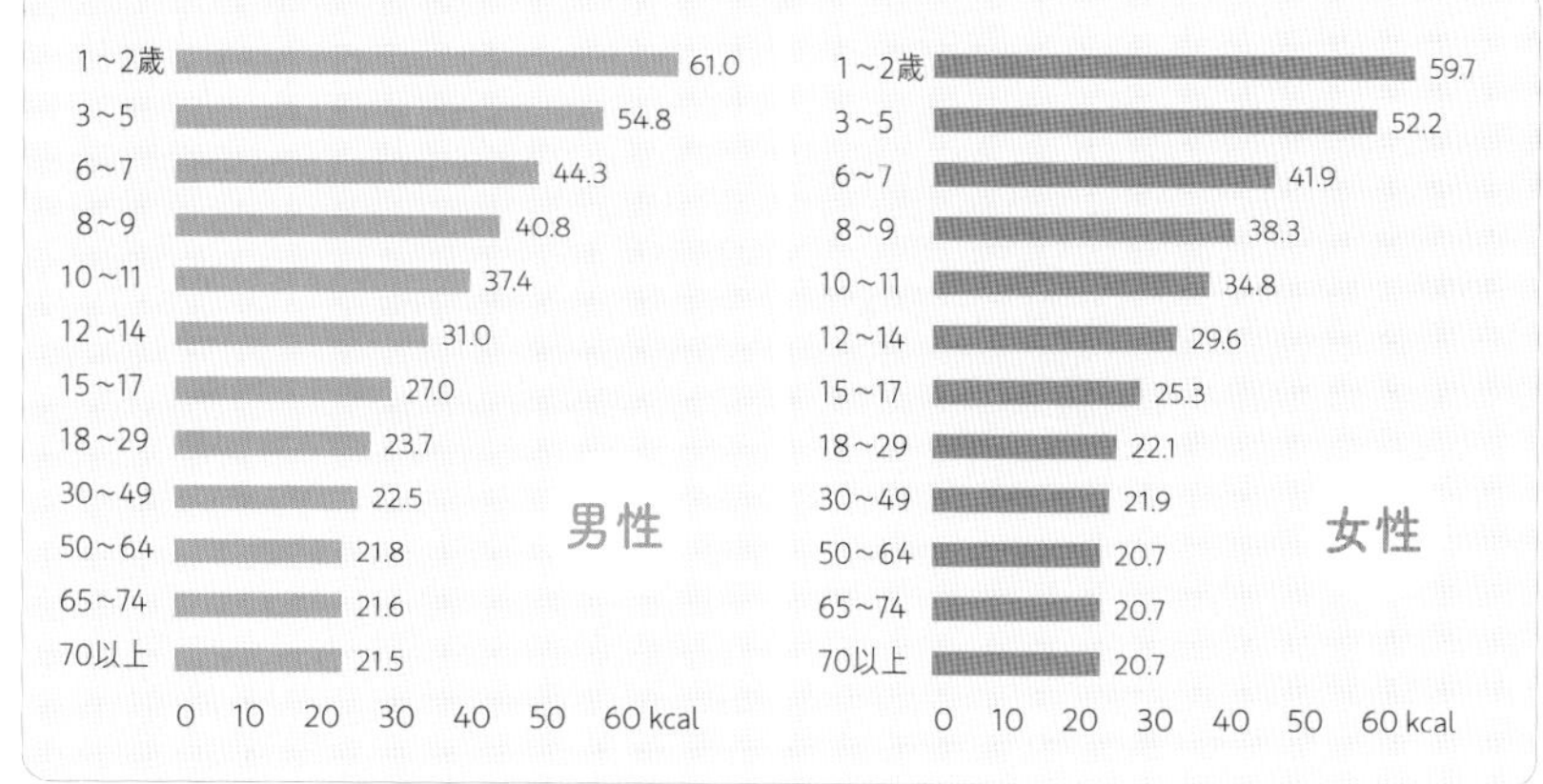

身体活動レベル(I、II、III)と指数

身体活動レベルは「低い(I)」「ふつう(II)」「高い(III)」に分類されています。
1.50、1.75、2.00は1日に必要なエネルギーが基礎代謝の何倍かを示す指数です(18~64歳の場合)。

低い(I) 1.50
生活活動の大部分が座っているなど静的で、身体活動がきわめて低い

ふつう(II) 1.75
座って仕事をすることが多いが、移動、立位での通勤、家事、軽スポーツなども行う

高い(III) 2.00
移動や立って仕事をすることが多い。スポーツなどの運動を習慣としている

1日にとるべきエネルギー量

1日に必要なエネルギー量は、基礎代謝量と身体活動レベルで算出できますが、わざわざ計算をしなくても、日々の体重や体格の変化で調整すればOK。

朝食、昼食、夕食などへのエネルギー配分の仕方

1日に必要なエネルギー量は、P53の式で算出できます。基礎代謝量を計算する際、現在の体重が「目標とする体格（BMI、Body Mass Index）」の範囲外の人は、範囲内におさまる体重を設定すると、肥満、やせを改善する目標エネルギー量がわかります。

1日のエネルギー必要量の計算ができたら、それを朝、昼、夕の食事、間食、牛乳・乳製品、果物に配分します。身体活動レベルが普通（II）の30歳女性の場合1日2000キロカロリーとすると、牛乳・乳製品約200キロカロリー、間食100キロカロリー、果物約50キロカロリーとし、残りの1650キロカロリーを朝、昼、夕の食事でほぼ3等分します。

エネルギーコントロールは体重や体格（BMI）の変化で

1日に摂取するエネルギー量は、多すぎれば肥満や生活習慣病などのリスクを増やし、逆に少なすぎれば栄養障害などのおそれが出てきます。この2つのリスクがもっとも低くなるのが健康的な体格（BMI）の維持です。

食事摂取基準ではエネルギーの基準値としてBMIを採用しています。エネルギーの摂取量と消費量のバランスは体重や体格（BMI）の変化を見ながら調整するという考え方です。目標とする体格（BMI）の範囲はP53にあるように年齢によって異なります。高齢者については、生活習慣病の発症予防と同時に、フレイル予防にも配慮して設定されています。

Column

肥満は夜つくられる！脂ののった魚料理や肉の炒めものなどのごちそうは1皿限定で

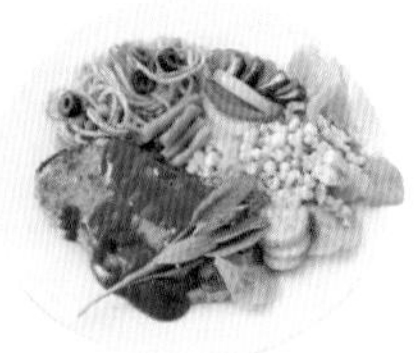

夕食の主菜の「適量」は、切り身魚1切れぶん50～100gくらいで充分ですが、2品、3品になることもしばしば。酒の肴が加われば、なおさらです。
夕食でとった余分なエネルギーは、中性脂肪として身体の脂肪組織にどんどん蓄積されていきます。甘い菓子の炭水化物は体内で中性脂肪になり、アルコールも肝臓で中性脂肪に合成されやすく、夜間の休養期にはとくに蓄積されやすくなります。太りやすい夕食は、適量を守りたいものです。

まとめ

1日に必要なエネルギー量は、基礎代謝量や身体活動レベルによって、一人一人違う

1日のエネルギー必要量は基礎代謝量と身体活動レベル（P51）でチェック

1日の
エネルギー
必要量（kcal）
=
基礎代謝量
kcal
×
身体活動レベルの指数

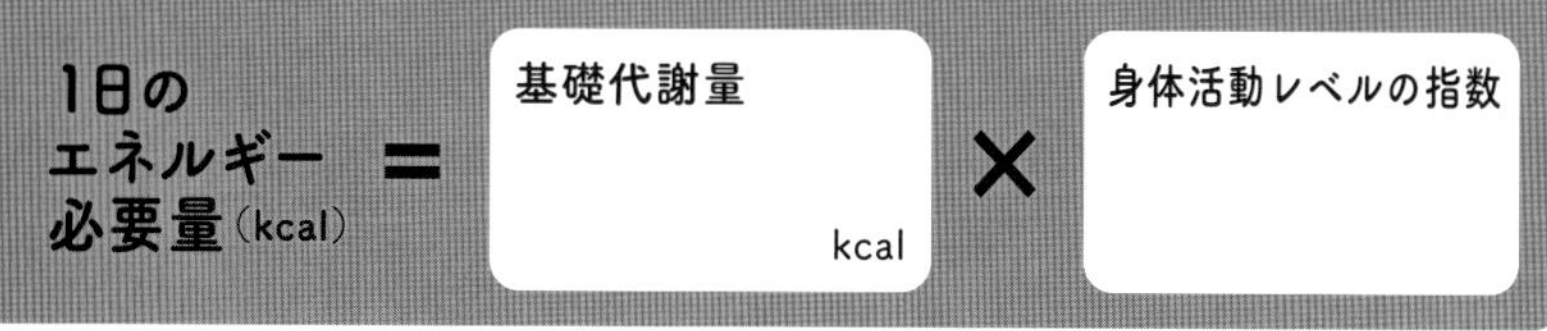

●例：30歳、体重54kg、身体活動レベルが普通（Ⅱ）の女性の場合　1183kcal × 1.75 = 2070kcal

エネルギーの配分例

1日
朝食 500kcal
昼食 500kcal
夕食 650kcal
牛乳・乳製品、果物、
間食に約 350kcal
夕食
100kcal 副菜
主菜 200kcal
300kcal 主食
その他 50kcal

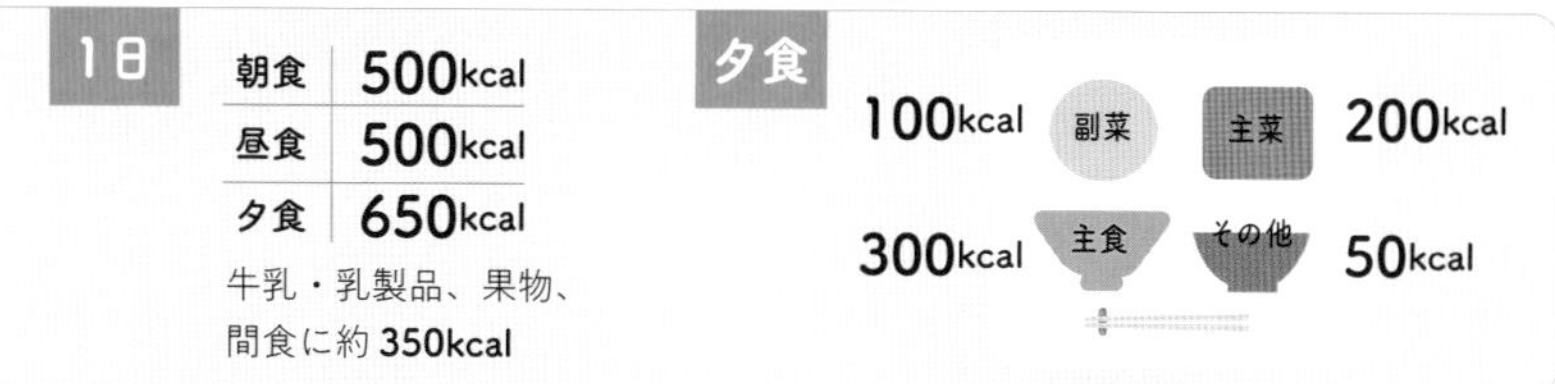

「食事摂取基準（2020年版）」ではエネルギーの指標として体格（BMI）を採用

BMI = 体重 kg ÷ （身長 . m × 身長 . m）

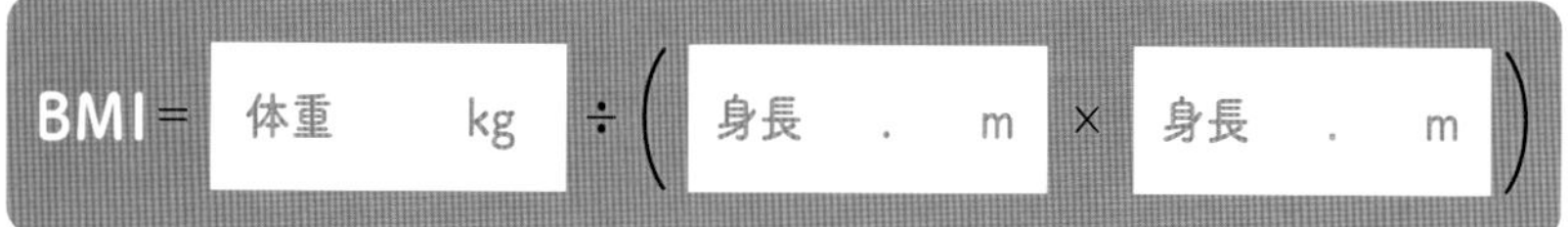

例　身長160cm（1.6m）、体重55kgの場合 55 ÷（1.6 ×1.6）≒ 21.5

目標とするBMIの範囲（18歳以上）

年齢（歳）	目標とするBMI（kg/m^2）
18〜49	18.5〜24.9
50〜64	20.0〜24.9
65〜74	21.5〜24.9
70以上	21.5〜24.9

エネルギー量については、体格（BMI, Body Mass Index）の変化を見ながら調整します

体重増加→肥満

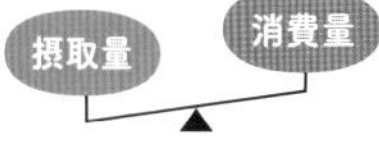

目標とするBMI内で体重をキープ

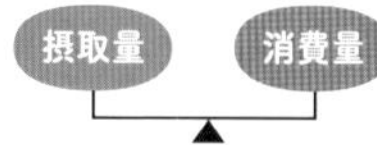

体重減少→やせ

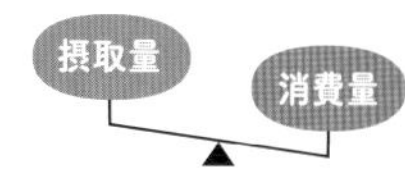

ウエストサイズは生活習慣病予防の目安

「ベルトの穴が増えると寿命が縮まる」といわれるように内臓脂肪型肥満は生活習慣病の誘因となります。また、動脈硬化のリスクを高め、心筋梗塞や脳卒中へもつながります。

ウエストが男性85cm以上、女性90cm以上はイエローカード

食べすぎや運動不足が続くと、エネルギー収支のバランスが崩れ、摂取エネルギーが消費エネルギーより多くなってしまいます。

この余分なエネルギーは体脂肪となって脂肪組織などに蓄積されていきます。体脂肪がとくに内臓周辺に蓄積された状態を、内臓脂肪型肥満といいます。

立った状態でウエスト（へその上）の寸法を測り、男性は85cm以上、女性は90cm以上だと、内臓脂肪型肥満と判定されます。

内臓脂肪型肥満に加え、高血圧・高血糖・脂質代謝異常のうち2つ以上が基準値を超えると動脈硬化のリスクが高まり、治療が必要なメタボリックシンドロームと判定されます。

ウエストサイズ1cmは体脂肪1kgにも相当

内臓脂肪型肥満やメタボリックシンドロームと判定された人は、余分な体脂肪を減らすことが必要です。

ウエストサイズの1cmは、体脂肪の1kgに相当するので、ウエストを1cm縮めるには、約1kgの体脂肪（体重とほとんど同じ）を燃焼（分解）させる必要があります。

脂肪組織は1gあたり約9キロカロリーのエネルギーを生み出すので、1か月で1cm縮めるには約7200キロカロリー、1日に直すと約240キロカロリーの燃焼が必要になります。これには摂取エネルギーの減少だけでなく、運動によるエネルギー消費も加算するとより効果的です。増やすのは簡単ですが、減らすのは大変なのです。

エネルギーを産生する三大栄養素の摂取バランスも大切

右図では「たんぱく質・脂質・炭水化物、それぞれから摂取するエネルギー量が、総エネルギー摂取量に占めるべき割合」が示されています。各種栄養素の摂取不足や生活習慣病予防のためにこのバランスを取ることが望ましいとされています。

エネルギー産生栄養素バランス（%エネルギー）
目標量（男女共通）

年齢等	たんぱく質	脂質		炭水化物
		脂質	飽和脂肪酸	
0～11（月）	—	—	—	—
1～14（歳）	13～20	20～30	10以下	50～65
15～17（歳）	13～20	20～30	8以下	60～65
18～49（歳）	13～20	20～30	7以下	50～65
50～64（歳）	14～20	20～30	7以下	50～65
65～74（歳）	15～20	20～30	7以下	50～65
75以上（歳）	15～20	20～30	7以下	50～65

資料：厚生労働省『日本人の食事摂取基準（2020年版）』

まとめ

生活習慣病や動脈硬化へのリスクが高まるウエストが、男性は85cm以上、女性は90cm以上あると

BMI（P53）による肥満の判定

肥満の判定は、BMI を使います。18.5 ～ 25 未満が正常域。18.5 未満はやせ、25 以上が肥満。25 以上では、肥満に起因する健康障害が起こりやすくなります。

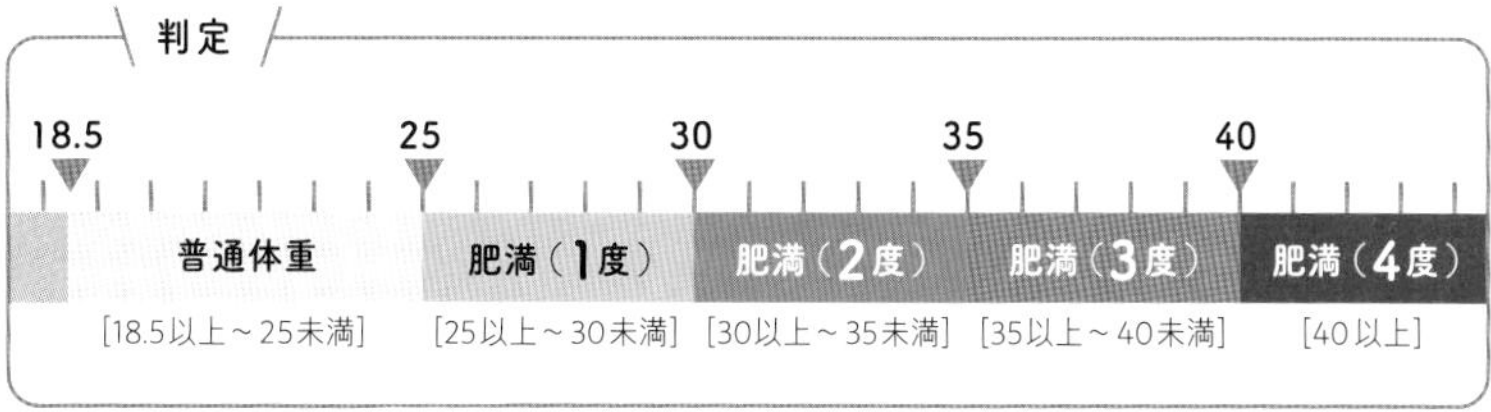

資料：「肥満の判定基準」日本肥満学会

メタボリックシンドローム

内臓脂肪型肥満（ウエスト周囲径が男性 85cm以上、女性 90cm以上）かつ、高血圧･高血糖･脂質代謝異常のうち２つ以上が基準値を超えている場合がメタボリックシンドローム。動脈硬化のリスクが高く、治療が必要です。

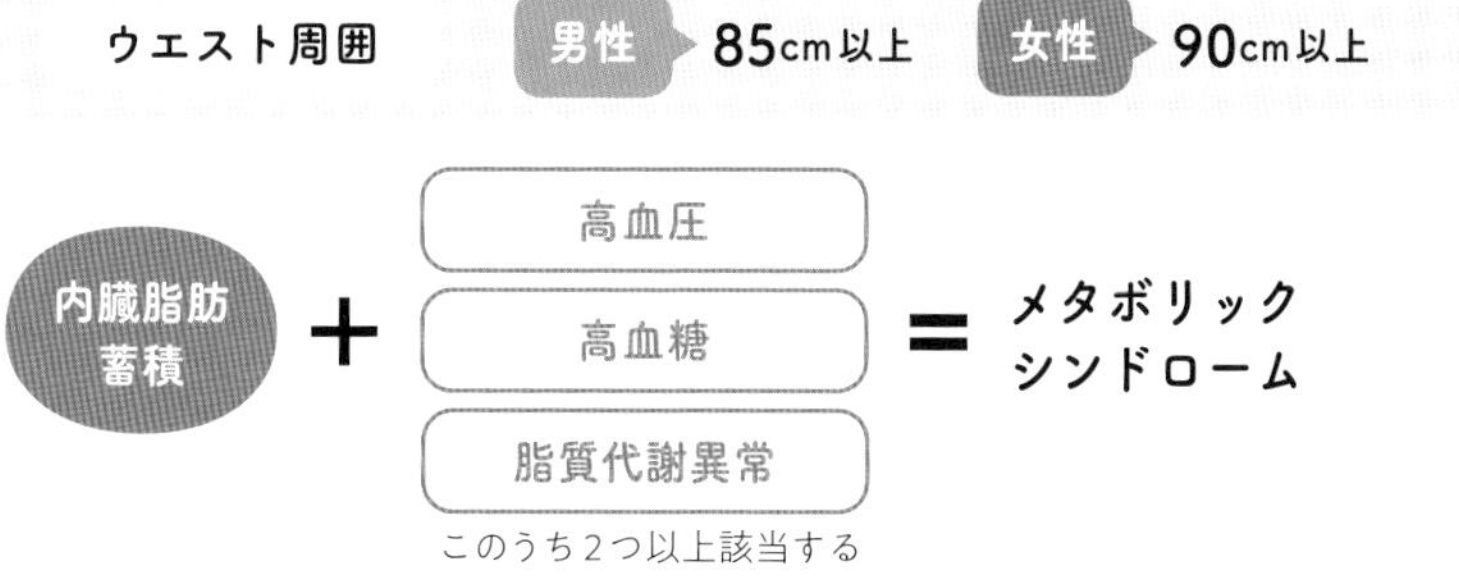

肥満のタイプ

肥満は体脂肪が過剰な状態をいいます。体脂肪がたまる場所が問題で、上体型肥満かつ内臓脂肪型肥満は、糖尿病や高血圧などのリスクが高いのが特徴です。

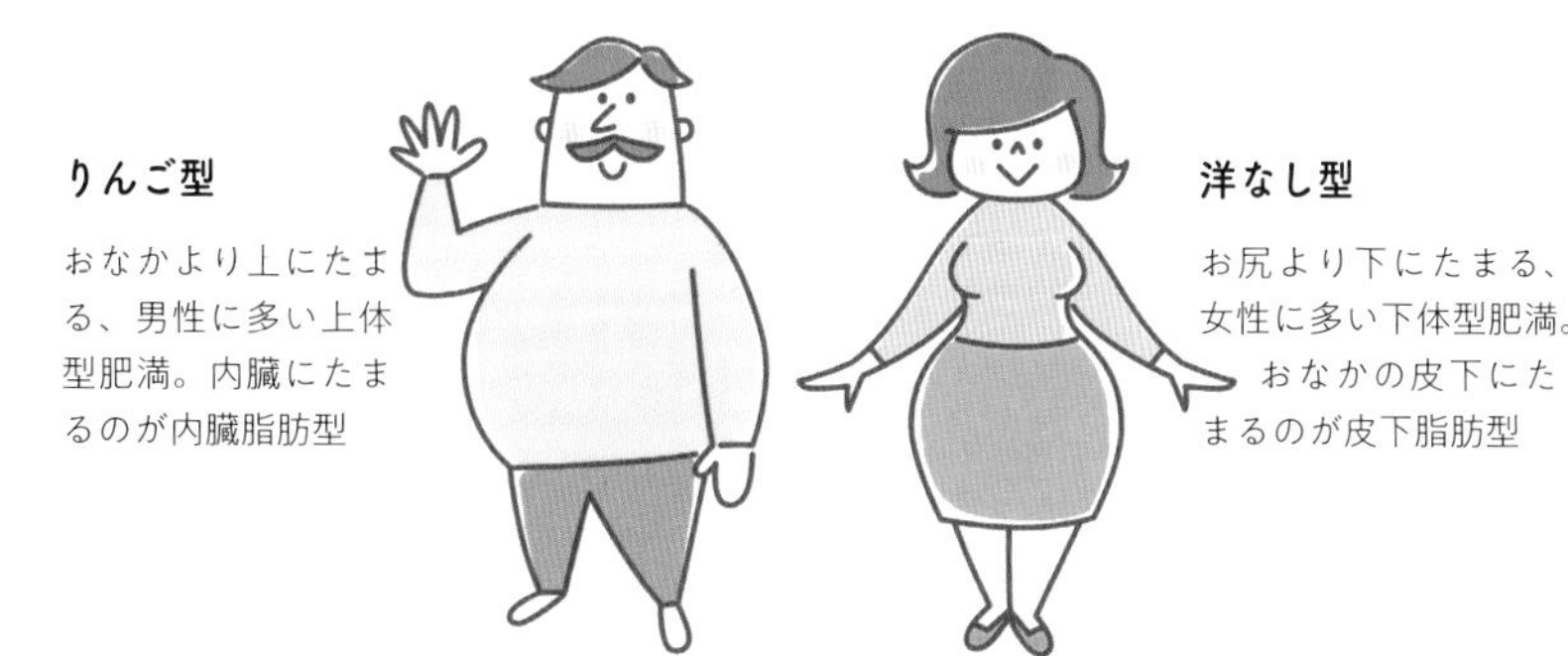

りんご型

おなかより上にたまる、男性に多い上体型肥満。内臓にたまるのが内臓脂肪型

洋なし型

お尻より下にたまる、女性に多い下体型肥満。おなかの皮下にたまるのが皮下脂肪型

健康のために続けたい生活活動や運動の目安

食べすぎや運動不足でエネルギー収支のバランスが崩れると余分なエネルギーは、脂肪として蓄えられ生活習慣病の温床となります。運動をとり入れましょう。

アクティブに動いて肥満や生活習慣病の予防・解消を

消費エネルギーは、「基礎代謝」と「身体活動」に必要なエネルギーの合計です。

基礎代謝は、安静な状態であっても生きていくために最低限必要なエネルギーで、身体活動は計画的・意図的に行う「運動」と、それ以外の仕事・家事などの「生活活動」に分けられます。

身体活動を活発に行うほど、もちろん消費エネルギーは増えていきます。そして、この身体活動によって筋肉量が増えると、基礎代謝が高まるため、消費エネルギーはさらに増加します。運動によって身体の諸機能が活性化し、糖質や脂質の代謝も活発に、余分な内臓脂肪が減るといった好循環がもたらされます。

運動習慣をもつのが難しいなら今より少しだけ多く歩こう

健康維持のためには運動習慣をもつことが望ましいのですが、時間的・物理的に難しい場合は、通勤や買い物で歩く時間を増やしたり、家事などでアクティブに身体を動かしたりと、生活の中で活動量を高めるだけでも効果があります。

厚生労働省は左ページの『健康づくりのための身体活動基準』を策定しており、世代共通の方向性として、身体活動を今より少しでも増やすこと、運動習慣をもつようにすることを推奨しています。

「身体活動基準」にある「メッツ」とは、強さを表す単位のこと。基準となっている3メッツ以上の生活活動・運動の例を下図に示したので、日常生活でも意識してみましょう。

「3メッツ」以上の強度の生活活動・運動の例

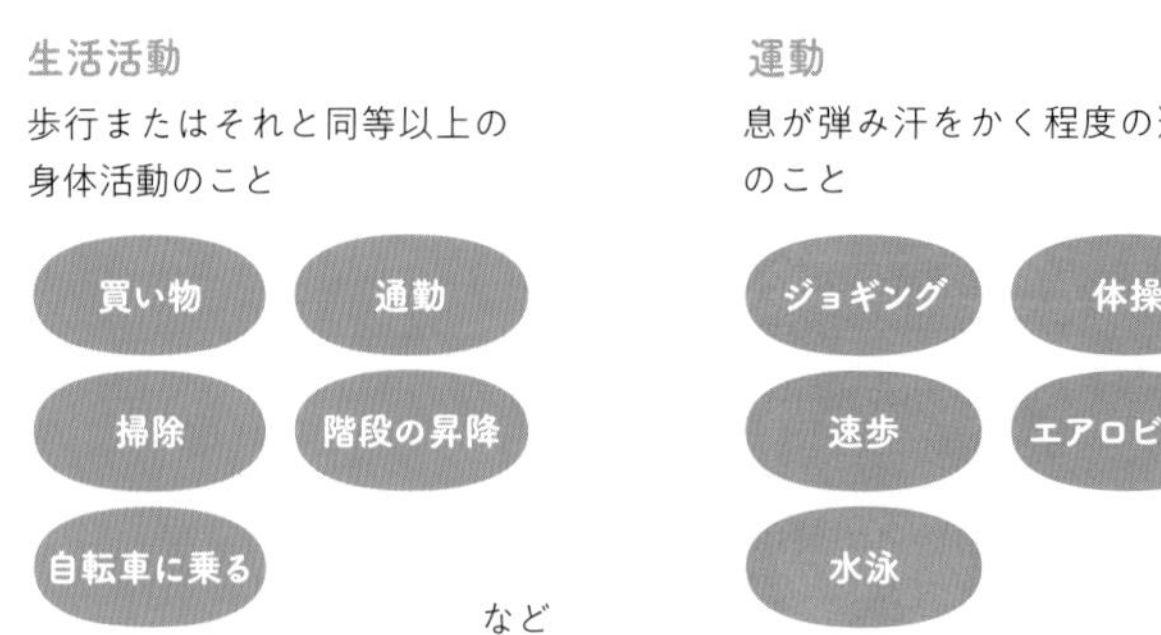

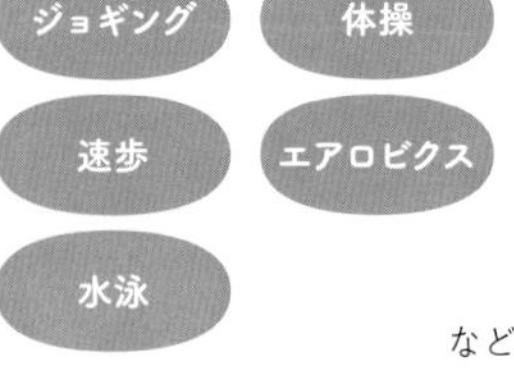

資料：厚生労働省「健康づくりのための身体活動基準 2013」

健康づくりのための身体活動基準 2013

血糖・血圧・脂質に関する状況		身体活動（生活活動・運動）※1		運動		体力（うち全身持久力）
健診結果が基準範囲内	65歳以上	強度を問わず、身体活動を毎日40分（＝10メッツ・時／週）	プラステン +10 今より少しでも増やす（たとえば10分多く歩く）※4	—	運動習慣をもつようにする（30分以上・週2日以上）※4	—
	18～64歳	3メッツ以上の強度の身体活動※2を毎日60分（＝23メッツ・時／週）		3メッツ以上の強度の運動※3を毎週60分（＝4メッツ・時／週）		性・年代別に示した強度での運動を約3分間継続可能
	18歳未満	—		—		—
血糖・血圧・脂質のいずれかが保健指導レベルの者		医療機関にかかっておらず、「身体活動のリスクに関するスクリーニングシート」でリスクがないことを確認できれば、対象者が運動開始前・実施中に自ら体調確認ができるよう支援した上で、保健指導の一環としての運動指導を積極的に行う。				
リスク重複者またはすぐ受診を要する者		生活習慣病患者が積極的に運動をする際には、安全面での配慮がとくに重要になるので、まずかかりつけの医師に相談する。				

※1 「身体活動」は「生活活動」と「運動」に分けられる。このうち、生活活動とは、日常生活における労働、家事、通勤・通学などの身体活動を指す。また、運動とは、スポーツ等の、とくに体力の維持・向上を目的として計画的・意図的に実施し、継続性のある身体活動を指す
※2 「3メッツ以上の強度の身体活動」とは、歩行またはそれと同等以上の身体活動
※3 「3メッツ以上の強度の運動」とは、息が弾み汗をかく程度の運動
※4 年齢別の基準とは別に、世代共通の方向性として示したもの

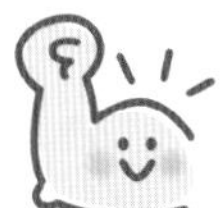

資料：厚生労働省

ライフステージ別 栄養のとり方のポイント

生涯にわたって健康に過ごしていくためには、なによりも食事が重要です。ライフステージで変化する身体の状態に合わせて、気をつけるべき食事・栄養のポイントをチェック。

乳幼児期から思春期までは成長に応じたバランス献立を

乳幼児期（0～5歳）

体重あたりのエネルギー、栄養素、水分の必要量が多い時期。離乳期は多くの食材・調理法を取り入れ、幼児期は咀嚼力に合った食事を、主食・主菜・副菜のそろったバランス献立に。生涯の食習慣の基礎を身につけます。

学童期（6～11歳）

食習慣を確立し、味覚を豊かにする大切な時期です。カルシウムや、たんぱく質など、身体を構成する栄養素を過不足なく補います。規則正しい生活習慣も大切です。

思春期（12～18歳）

欠食や偏食が問題になりやすい時期です。骨量がもっとも増えるので、カルシウムなど必要な栄養素は食事からしっかりと。

成人期は健康の維持に努め生活習慣病への対策を始める

成長がしだいにゆるやかになり、完成・成熟する時期です。とくに、中高年は食べすぎによる肥満や生活習慣病に注意が必要です。この時期の食生活は、高齢期の健康にもつながり、健康寿命も左右します。

成人男性（19～64歳）

体力も仕事も充実して活動的な年代ですが、ストレスや疲労が増加しがちです。活動量に合ったエネルギー量をとり、栄養バランスが偏らないようにすることが大切です。

成人女性（19～64歳）

体力や仕事の充実に加え、妊娠・出産などを経験します。閉経を迎える前後には、更年期症状があらわれやすいので、ホルモンバランスを改善する生活習慣が大切です。

高齢期は疾患の有無など加齢による変化に柔軟な対応を

高齢期は身体的・心理的状態の個人差が大きくなります。とくに、生理機能の低下にともなう低栄養状態が目立ちます。

前期高齢期（65～74歳）

まだまだ元気に活動できる時期。活動量に見合ったエネルギー量の補給が必要な半面、食欲不振で食事量が減ったり、味覚が鈍って味つけが濃くなったりしがちです。香りや見た目を工夫して、量・味ともに満足できる食事にしましょう。

後期高齢期（75歳～）

生理的老化が進み、咀嚼・嚥下（飲みくだす）機能低下などの障害が起こります。低栄養状態がさらに進まないように、食べやすくする工夫が重要です。

成長期
乳幼児期・学童期・思春期

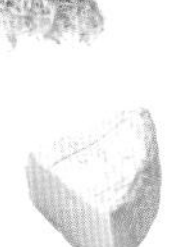

Point1
身体の発達や運動量に見合う栄養量を

身長の伸びがゆるやかな時期に食べすぎると「肥満」になりやすく、小児生活習慣病の原因となってしまいます。

Point2
カルシウムをしっかりとる

じょうぶな骨づくりのために、牛乳・乳製品、小魚、青菜類、大豆製品などカルシウムを多く含む食品をとりましょう。

成人期

Point
生活習慣病につながる食習慣に注意

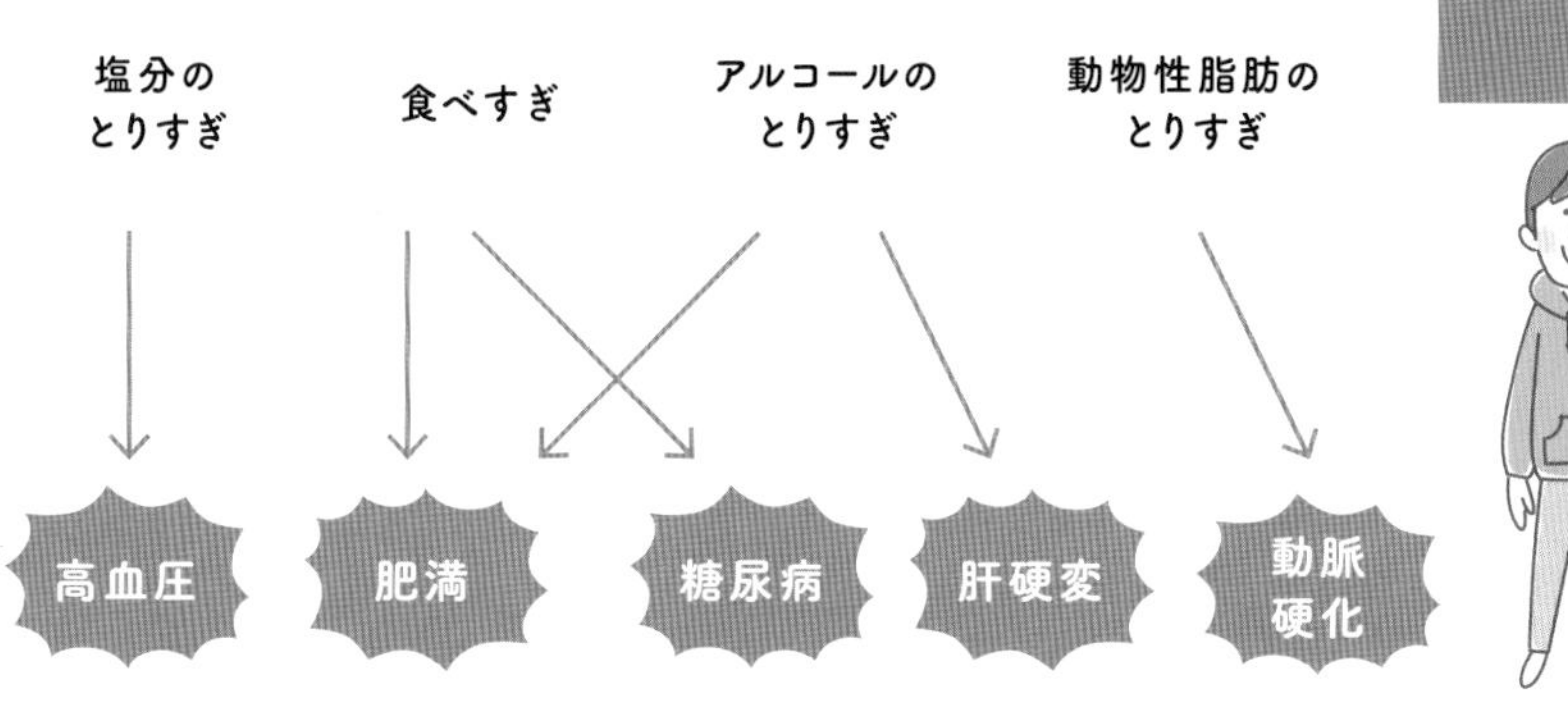

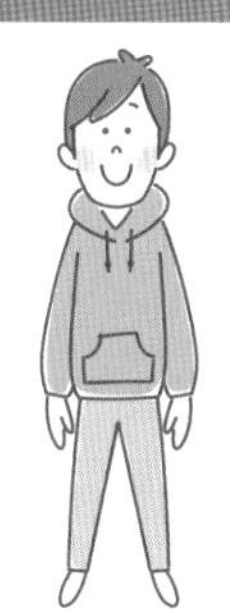

高齢期

Point1
食べやすい調理法を心がける

咀嚼や嚥下機能に合わせて、材料選び、切り目の入れ方、刻み方、ミンチ、とろみ、食事回数、温度などをアレンジします。

Point2
ボリュームは少量でも内容の充実した食事を

活動量が減り、食欲も減退するため、食事の量は減りがちです。量は少なくても、必要なエネルギーと栄養素をしっかりとれるようにしましょう。

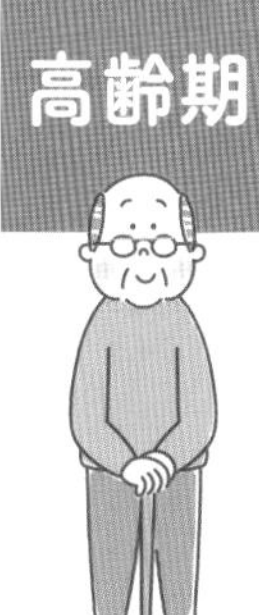

「食品成分表」の見方・使い方

おなじみの生鮮食品や加工食品約2500種について、標準的な成分値を示したのが「食品成分表」。栄養管理や統計・調査では欠かせないデータベースです。

関連分野のプロ向きのデータだが一般人でもわかりやすい

『日本食品標準成分表』は、1950年の初公表以来、時代のニーズに合わせて収載食品数や成分項目数を増やしながら改訂を重ね、そのつど公表されています。

私たち日本人が日常摂取する食品成分の基礎データとして、行政・研究・教育分野から一般家庭まで幅広く活用してもらうことを目的に、文部科学省科学技術・学術審議会資源調査分科会が編集にあたっています。同じデータに基づいて、民間出版社からも付表に特徴をつけた「食品成分表」が発行されています。

食品成分データは、栄養計算ソフトなどの形でも市販されており、関連分野の専門家には必須のデータベースといえます。

あくまでも標準データなので家庭では「目利き」も大切に

たとえば、米は水稲と陸稲に分け、さらにそれぞれを玄米・半つき米・七分つき米・精白米に分け、穀粒・めし・全かゆ・五分かゆ・おもゆごとに成分値を表示してあります。成分値はすべて、可食部（実際に食べられる部分）100gあたりの含有量で示してあります。

食品分析には、膨大な時間と費用がかかります。そのため、分析の検体数が微少な食品、過去のデータを流用した食品などもあります。

また、食品自体が、品種、季節、旬、産地、生産方法などで成分も大きく異なるため、「標準」とはいえ、実際のものとの差はあります。自分の目利きを加えながら活用するのが賢明です。

Column
料理のエネルギーはどうやって計算するの？

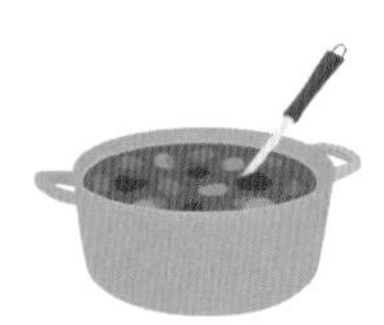

健康志向の高まりからか、本や雑誌、テレビの料理番組などでも、レシピにはかならずといっていいほどエネルギーが紹介されています。

自分で計算するには、食品成分表に掲載されているデータをもとに、料理に使ったそれぞれの食品のエネルギーを算出し、合計します。このとき注意が必要なのが、皮や骨、殻など食べない部分の重量は含めないこと、調味料などもすべて含めること、何人で食べる分量なのかという点を加味することです。４人ぶんなら、合計してから４で割ると１人ぶんの数値になります。同じ方法で、エネルギー以外の成分も計算できます。

3章

食べて得する！最強食材図鑑

「食品」がもつ
驚きのパワーを紹介。
栄養成分をよく知り
料理に活かすことで、
身体にうれしい効果が得られます。

※この章の食品名下の数字は、上段に食品の写真の重量とそのエネルギー（目安）、下段に可食部100g あたりのエネルギーを示しています

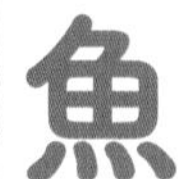

魚

良質たんぱく質をはじめ、EPA や DHA といった多価不飽和脂肪酸の供給源として重要な食品です。

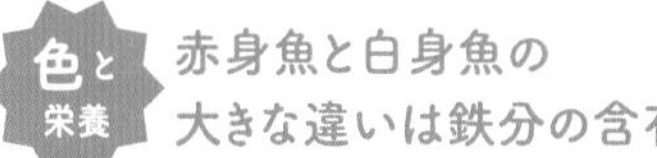

色と栄養　赤身魚と白身魚の大きな違いは鉄分の含有量

魚の生態には沿岸性と外洋性があり、カツオやマグロのように、移動距離の長い外洋性の赤身魚の筋肉には、鉄を含んだ赤い色素ミオグロビンが存在します。運動量が多いほど多量の酸素と結合し筋肉を発達させるため、赤身魚には白身魚より多く鉄が含まれます。

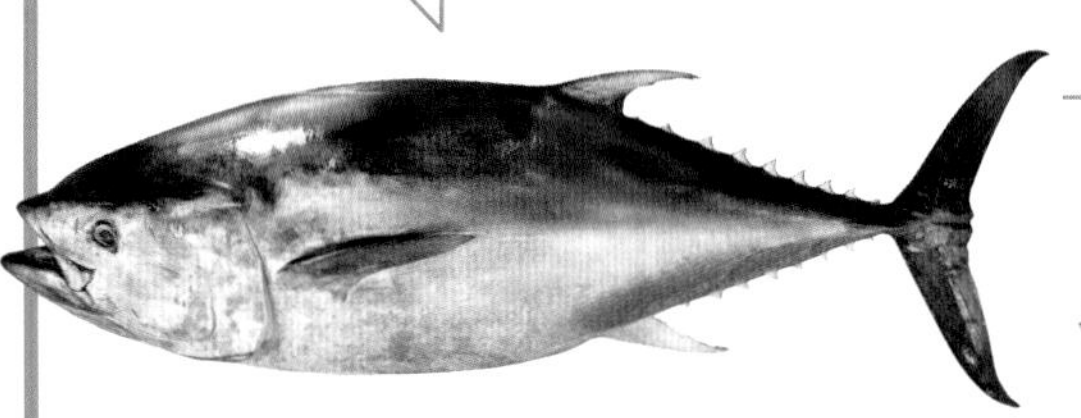

旬と栄養　産卵期前の魚は脂質が多い

一般に旬の魚とは、産卵期前の体力を蓄えておく時期のあぶらがのっている魚のことをいいます。脂質が多く、エネルギー量も高めです。

季節によるエネルギー・脂質の変化

	エネルギー	脂質
春どりカツオ	108kcal	0.5g
秋どりカツオ	150kcal	6.2g

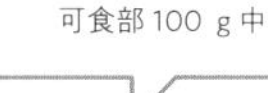

可食部 100 g 中

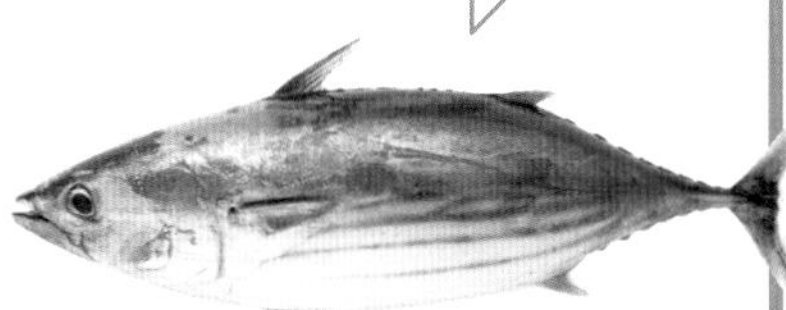

部位と栄養　血合い肉には高濃度の鉄分が

独特な色と味をもつ血合い肉は、赤身魚に多く、鉄含有量が普通肉に比べて格段に多くなります。とくにマイワシ、サンマなどは全体の 2 割前後が血合い肉で占められています。また、肝臓部分やあぶらののった赤身魚には、食肉同様にビタミン D が多く含まれています。

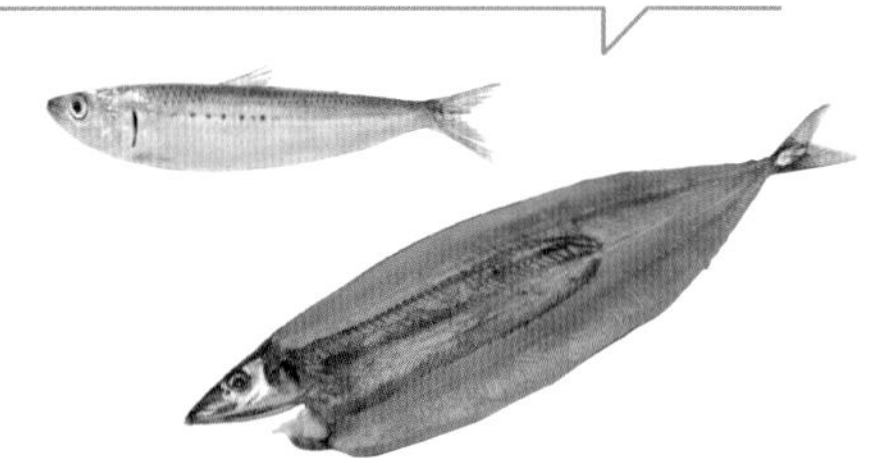

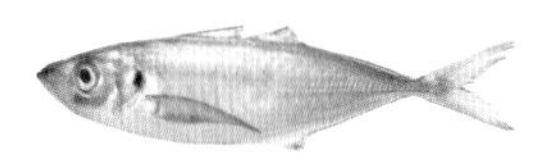

鮮度と栄養　不飽和脂肪酸は酸化しやすいので注意

鮮度がよいほど栄養分も豊富です。買い物から帰ったらすぐに冷蔵保存して、表示の消費期限内に食べきりましょう。生よりも比較的もちのよい干物であっても、EPA や DHA などの不飽和脂肪酸は酸化しやすいので、油断は禁物です。

アジ、イワシ、サバ、サンマ

アジ
55g ▼ 62 kcal
100g ▼ 112 kcal

青背魚に多いDHAやEPAは生活習慣病予防に効果的

青背魚は栄養的に優れた食品。主成分はたんぱく質で必須アミノ酸をバランスよく含んでいます。また共通して多く含まれる栄養素として、DHA（ドコサヘキサエン酸）やEPA（イコサペンタエン酸）といった不飽和脂肪酸、ビタミンB群・Dなどがあります。

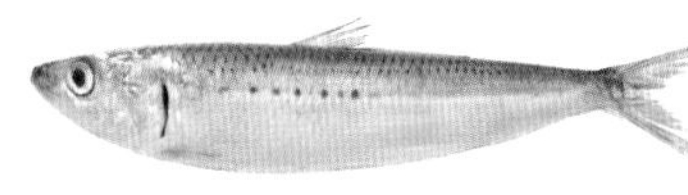

食品 注目成分 EPA、DHAが豊富

青背魚に多く含まれる不飽和脂肪酸のEPAとDHAには、血中中性脂肪を下げる働きや血栓の予防効果が確認されています。生活習慣病が気になる人は、青背魚を1～2日に1食はとり入れるようにするなど、日常的に食べるのが理想的です。

食卓 コツ 刺身や煮つけなど脂質を逃さずに

DHAやEPAを効率よく摂取するには、脂質が減らないように調理するのがポイントです。刺身で丸ごとや、煮つけにして煮汁もいっしょに食べるとよいでしょう。魚の脂肪は酸化しやすいので、加工品でも早めの調理を心がけます。

体内 効能 脳血栓や心筋梗塞予防に

DHAを充分にとることで、脳の神経細胞が活性化され、老化抑制や認知症予防になるといわれています。さらに記憶力や学習能力の向上、抗アレルギー作用なども。EPAも同様の働きが注目されています。

不飽和脂肪酸と飽和脂肪酸どう違うの？

脂質を構成する脂肪酸で、分子構造が異なり、さまざまな働きをします（P184）。不飽和脂肪酸は植物油や魚の脂質に、飽和脂肪酸は肉や乳製品に多く含まれます。

カツオ

春穫り

60g ▼ 65 kcal

100g ▼ 108 kcal

疲労回復を助けるビタミンB群や鉄が多く女性におすすめ

季節によってかなり味わいが異なり、旬は初夏の「初ガツオ」と秋の「戻りガツオ」の2回あります。初ガツオのさっぱりした味わいに比べて、戻りガツオはあぶらがのった濃厚な味わいで、不飽和脂肪酸が豊富。栄養素も戻りガツオのほうが上回るといわれています。

食品 注目成分 高たんぱく質でうま味成分も豊富

たんぱく質が多く、イノシン酸などのうま味成分も多く含まれ、かつお節としてだしに活用されます。また、多く含まれるパントテン酸はビタミンB群の一種。ストレスを感じたときに副腎皮質ホルモンを産生し、ストレスに対抗する免疫抗体をつくる働きに関与しています。

食卓 コツ ビタミンB群を逃さない

ビタミンB群は水に溶けやすいので、刺身やたたきなどを新鮮なうちにシンプルに食べるのが効果的。熱には比較的安定しているので、照り焼きや角煮もおすすめです。

体内 効能 病後の体力回復や皮膚のトラブルにも

カツオは血合い肉が多いのが特徴。血合い部分には鉄が多く、貧血予防、疲労時や病みあがりの体力回復に有効です。ナイアシンも魚の中では多く、肉類のレバーをしのぐほど。ビタミンB群が全般的に多いことからエネルギー代謝を活発にします。

ビタミンB群って何のグループ？

ビタミンB_1・B_2・B_6・B_{12}、ナイアシン、葉酸、パントテン酸、ビオチンの8種の総称。体内の代謝を助ける補酵素という共通の働きがあります。ビタミンの研究が始まったころは、すべて単一物質であると考えられていました。

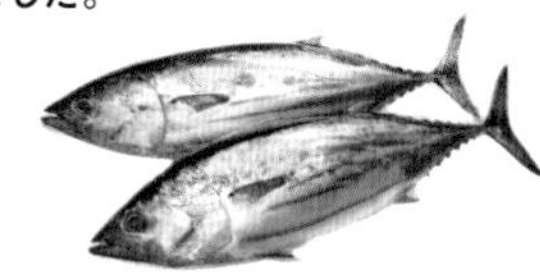

カレイ、ヒラメ

カレイ
240g ▼ 214 kcal
100g ▼ 89 kcal

低脂肪で高たんぱく質。コラーゲンがたっぷり

白身魚は、色素たんぱく質が少ない（魚肉100g中10mg以下）白色筋が特徴。回遊する赤身魚の赤色筋の赤身魚に比べて瞬発力に優れ、近海魚に多い傾向があります。

カレイもヒラメも脂質含量は1～3%程度で、低脂肪・高たんぱく質の食品です。

コラーゲンがたっぷり

カレイとヒラメに共通して含まれているコラーゲンは、煮るとゼラチンとなって溶け出します。たんぱく質の一種なので、摂取すると体内でアミノ酸に分解され、体たんぱくの材料となり必要な組織に生まれ変わります。

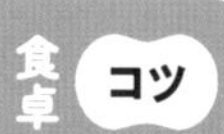

煮こごりやえんがわは捨てない

低脂肪・高たんぱく質で身がやわらかく、消化がよいので、病人食にもおすすめ。ダイエットにも向いています。えんがわと呼ばれるヒレの部分にコラーゲンが多く、すしで食べたり、コラーゲンが溶けている煮魚の汁や煮こごりを利用するのもよいでしょう。

じょうぶな身体をつくる

良質たんぱく質が豊富なので、じょうぶな身体づくりに役立ちます。また、ビタミンDやE、B群も含まれることから、カルシウム吸収やエネルギー代謝の促進、血行の改善にも有効です。

カレイとヒラメの違いは？

カレイとヒラメは頭の向きで区別します。「左ヒラメの右カレイ」と覚えると簡単です。幼魚のうちは両側に目が位置していますが、成魚になるにつれ身体が平たくなり、目が一方側に寄ります。

サケ

シロサケ

124g ▼ 154 kcal

100g ▼ 124 kcal

カロテノイドの抗酸化作用で老化やがんを予防

一般的な旬である秋に出回るものを「秋鮭（あきざけ）」、春の終わりから夏にかけて少量出回るものを「時鮭（ときしらず）」などと呼びます。時鮭は時を知らずして川に上ってきたもの。値段は高い傾向にありますが、白子や卵を持っていないため脂質が多く、DHAやEPAも豊富に含んでいます。

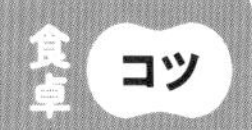

食品 注目成分 抗酸化物質アスタキサンチン

サケはもともと白身の魚。身がピンク色なのは、食物連鎖によって取り込まれたカロテノイド色素の一種アスタキサンチンが筋肉にたまったためです。抗酸化作用があり、悪玉コレステロールの酸化を抑え、血管壁を保護します。

食卓 コツ 牛乳とセットでカルシウムの吸収促進

サケに多く含まれるビタミンDは、カルシウムの吸収を促進するため、シチューやクリーム煮など牛乳と組み合わせると、吸収率がアップします。また、水煮缶は骨も食べられるため、カルシウムやカリウム、亜鉛なども摂取できます。

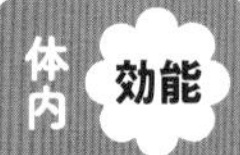

体内 効能 動脈硬化やがんの予防に

アスタキサンチンの抗酸化作用は、免疫低下の抑制、老化やがんの予防に効果があるといわれています。EPAやDHAは脳細胞を活性化したり、動脈硬化や血栓の予防に役立ったりします。ただし塩ザケなどは塩分に注意が必要です。

サケの子ども イクラとスジコの栄養素

サケの卵巣を原料にしたスジコやイクラには、サケにはない、目によいビタミンAや抗ストレス作用をもつパントテン酸が含まれています。ただしコレステロールなどの脂質も多く含まれます。

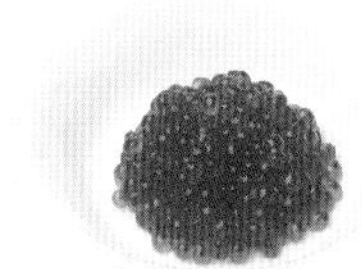

ジャコ（シラス干し）

40g ▼ 75 kcal
100g ▼ 187 kcal

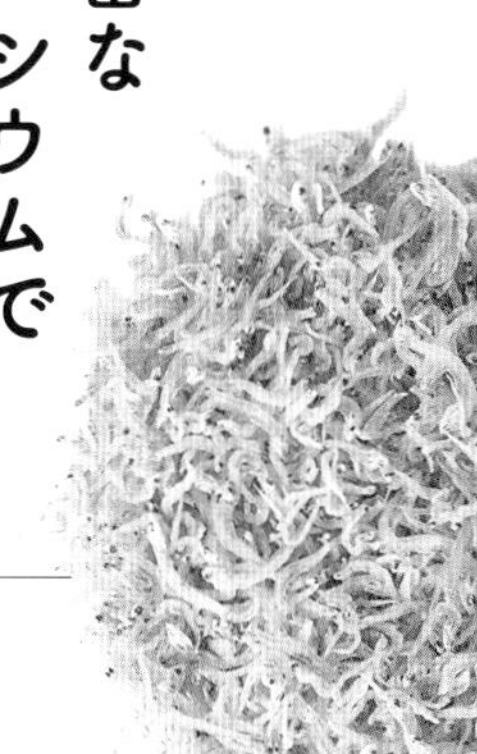

豊富なカルシウムで骨粗しょう症予防

ジャコはカタクチイワシやマイワシ、ウルメイワシの稚魚で、シラスはこれらの稚魚の総称です。

食塩水で短時間ゆでたものをシラス、ゆでたあとに干したものをシラス干し（関西ではチリメンジャコ）、シラスを板状にしたものはタタミイワシとよばれます。

食品 注目成分　カルシウム吸収を助けるビタミンD

ジャコは日本人に不足しがちなカルシウムを豊富に含む食品。共存するたんぱく質もカルシウムの吸収をよくしてじょうぶな骨や歯をつくる働きをします。さらに、カルシウムの吸収を高めるビタミンＤもたっぷり。

食卓 コツ　野菜など食物繊維といっしょに

意外とコレステロールが多いので、野菜や海藻などの食物繊維の多い食品といっしょにとることで、コレステロールの吸収を抑えましょう。また、塩味がついているので味つけは控えめに。

体内 効能　骨粗しょう症の予防に

丸ごと１匹を食べられる小魚は、切り身の魚よりも栄養的なバランスがよいのです。100g あたりのカルシウム、ビタミンＤの含有量が高く、骨粗しょう症の予防や精神的なイライラ防止に効果があります。１回で食べる量は多くないので継続的にとるようにしましょう。

稚魚と成魚で栄養分に差はある？

ジャコの原料になるカタクチイワシの稚魚は、成長したものの約９倍のカルシウムを含みます。不足しがちな人は積極的にとりたい食品。

タイ、タラ

マダイ（天然）

100g ▼ 129 kcal

たんぱく質が豊富で低脂肪。じょうぶな身体づくりに最適

タイは味も姿もよく、祝儀用の魚として重宝されます。マダイをはじめ、チダイ、クロダイなど種類も豊富。鮮度が落ちにくいのが特徴で、あらゆる調理法で楽しめます。

タラはマダラやスケトウダラなどがあり、ほかの魚に比べて低脂肪で淡白な味わいが特徴。鍋ものなどでおなじみの魚です。

食品 注目成分 抗酸化成分アスタキサンチン

タイの体色はおもにアスタキサンチンという赤い色素成分によるもので、エビやサケと同じ成分です。カロテノイドの一種で抗酸化作用があります。塩焼きなどにして皮ごとおいしく食べましょう。

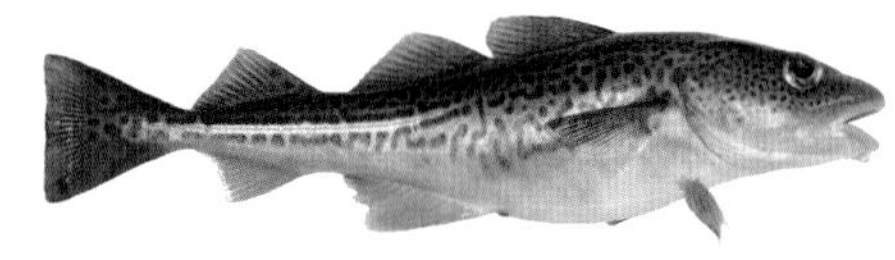

食卓 コツ 低脂肪でダイエットに最適

タラは低脂肪で消化・吸収のよさに優れているので、離乳食や病人食にも適しています。ダイエットにもおすすめです。身がやわらかくほぐれやすいので、鍋ものや煮ものに。タイも、種類や季節、部位によって脂質含量が変わるものの、比較的低脂肪です。

スケトウダラの卵「たらこ」

たらこは、スケトウダラの淡白な身とは異なり、脂肪やコレステロールが多く含まれるので濃厚な味わい。たんぱく質、ビタミンB群・Eなども豊富です。

体内 効能 良質なたんぱく質が豊富

タイもタラも良質たんぱく質が豊富で、じょうぶな身体づくりに役立ちます。タイは比較的タウリンが多く含まれます。タウリンはアミノ酸の一種で、血中コレステロール上昇抑制作用のほか、細胞の再生・保護作用、肝機能の改善効果などが認められています。

ブリ、マグロ

ブリ
80g ▼ 178 kcal
100g ▼ 222 kcal

DHAやEPAが脳細胞を活性化。生活習慣病予防にも

寒ブリとよばれるように、ブリの旬は冬の寒い時期です。たんぱく質が多く、脂ものっており、ビタミンやミネラルも多く含まれています。

また、マグロも冬から春にかけてが旬です。とくに冬のものは脂質が多く高エネルギーで、DHA、EPAも豊富です。

食品 注目成分 DHAやEPA、ビタミンも多く含まれる

アジなどの青背魚と同様、DHAやEPAを多く含むブリとマグロ。マグロの赤身はたんぱく質が豊富で、アミノ酸組成も優れています。また、マグロとブリに共通して、ビタミンA・D・B群も多く含まれています。

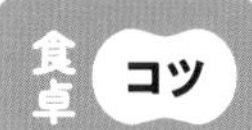

食卓 コツ 赤身と脂身をバランスよく

DHAやEPAはマグロの脂身（トロ）や眼に特に多く含まれます。ただしエネルギー量も高いので、刺身などで赤身、脂身をバランスよく食べるのが理想的です。

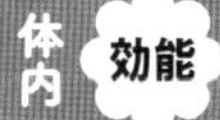

体内 効能 生活習慣病の予防に

血栓防止に役立ち、脳細胞を活性化するDHAやEPAが豊富です。適量を食べれば生活習慣病予防にも有効です。ビタミンA・D・B群は、栄養素の代謝や皮膚や粘膜の健康維持に有効です。

マグロの身が赤いのはなぜ？

マグロの身（筋肉）には色素たんぱく質であるミオグロビンが多く含まれているため、赤い色をしています。セレンが含まれ、がん予防、動脈硬化予防に役立ちます。

イカ、エビ、タコ

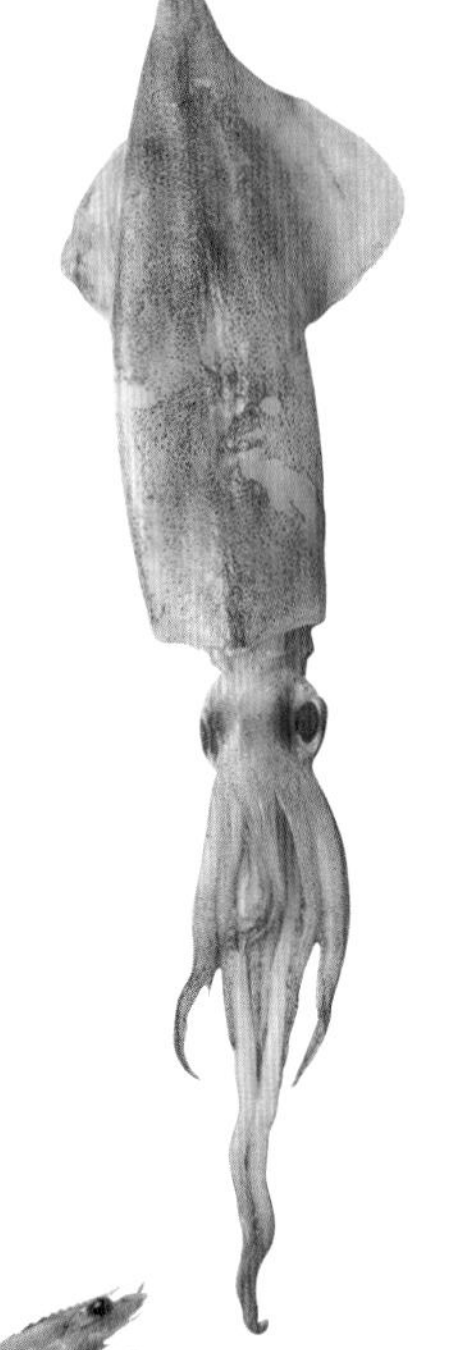

スルメイカ
105g → 80 kcal
100g → 76 kcal

高たんぱくで低脂肪。肝機能向上に効くタウリンも豊富

イカやエビ、タコ、カニ類はたんぱく質が豊富なわりには、低脂肪の食品。タウリンが多いので、肝臓の働きを助け、血中コレステロール値の上昇を抑制する作用が期待できます。

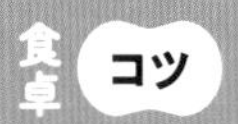

食品 注目成分 タウリンのほかビタミンやカルシウムも

イカやタコなどに豊富なタウリンは、栄養ドリンク剤の成分としても知られています。また、ホタルイカにはビタミンＡが多く含まれ、アマエビやクルマエビにはビタミンＥが豊富。サクラエビはカルシウムの宝庫です。

食卓 コツ ダイエットにもぴったりの低エネルギー食品

低脂肪なのに高たんぱくなので、ダイエット中や食事制限のある人にもおすすめ。イカやタコはかみごたえがあり、エビやカニなど殻つきのものは早食い防止にもなるので、食べすぎや血糖値の急上昇を抑える効果もあります。

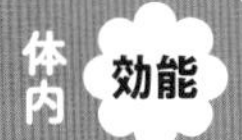

体内 効能 血中コレステロール上昇抑制や骨粗しょう症予防に

タウリンには血中コレステロール値を下げる働きや肝臓の働きをサポートする作用が注目されています。水溶性なので、汁ごととれる鍋やスープでとりましょう。また、サクラエビは骨粗しょう症予防におすすめです。

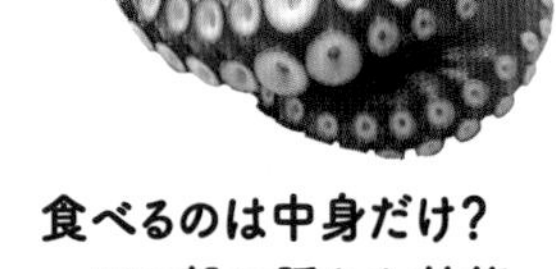

食べるのは中身だけ？エビの殻に隠れた効能

エビの殻には免疫力を強化するキチン質、がん発生を防ぐ色素成分アスタキサンチンが含まれています。また、卵や頭部のみそには栄養成分が豊富なので、だしなどに用いると効果的です。

カキ

亜鉛やビタミンや鉄も多い

100g ▼ 58 kcal

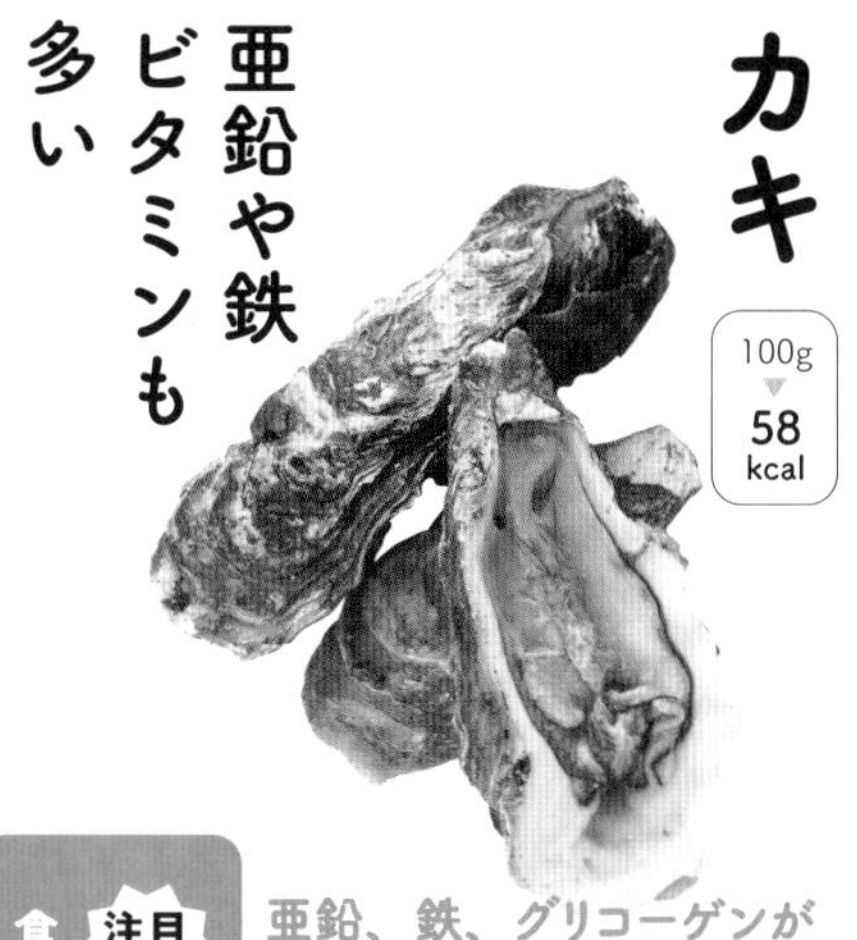

食品 注目成分 亜鉛、鉄、グリコーゲンが豊富

多種類のビタミン、ミネラルを含んでおり、なかでも亜鉛の含有量が多い食品です。グリコーゲンは冬と夏では約10倍も違うので、旬の冬を選ぶとベター。

食卓 コツ レモン汁で鉄の吸収率もアップ

鉄を多く含むので、ビタミンCが豊富な野菜などと組み合わせると吸収率がアップします。生ならレモン汁をかけて食べれば効果的。風味もよくなります。

味覚や生殖機能を正常に

栄養成分に富み、低脂肪のカキ。即効性エネルギー源グリコーゲンが、疲労回復に効果的。亜鉛は味覚の細胞形成や、免疫機能、男性の生殖機能の維持にも欠かせません。

シジミ、アサリ

肝機能を強化してくれる成分が豊富

シジミ 100g ▼ 54 kcal

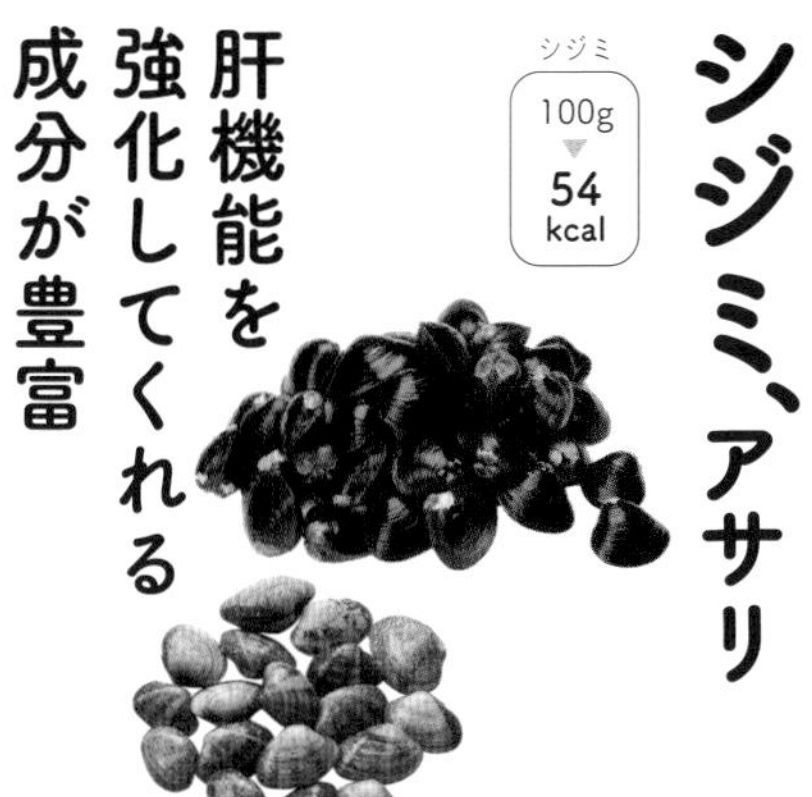

食品 注目成分 肝機能を向上させるタウリン

シジミやアサリには、肝機能を高める効果が期待されるタウリンが豊富に含まれています。また、シジミには同様の働きが期待されるオルニチンも多く含まれます。

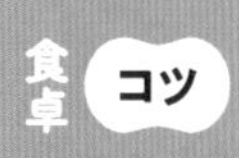

汁ものなら栄養を逃さない

小粒ならシジミ汁に、大粒のシジミやアサリは酒蒸しなどにすれば栄養素を丸ごといただけます。鉄が多いアサリは、ビタミンCといっしょに調理すると吸収率がアップ。

二日酔いや疲労回復に

シジミにはタウリンやオルニチンなど疲労回復、肝機能強化に効く栄養素が豊富。お酒を飲みすぎた場合は、寝る前にシジミ汁を飲めば二日酔い防止になるといわれています。

肉

良質なたんぱく質源ですが、種類や部位をよく見極めて脂肪の適量コントロールを考えたい食品です。

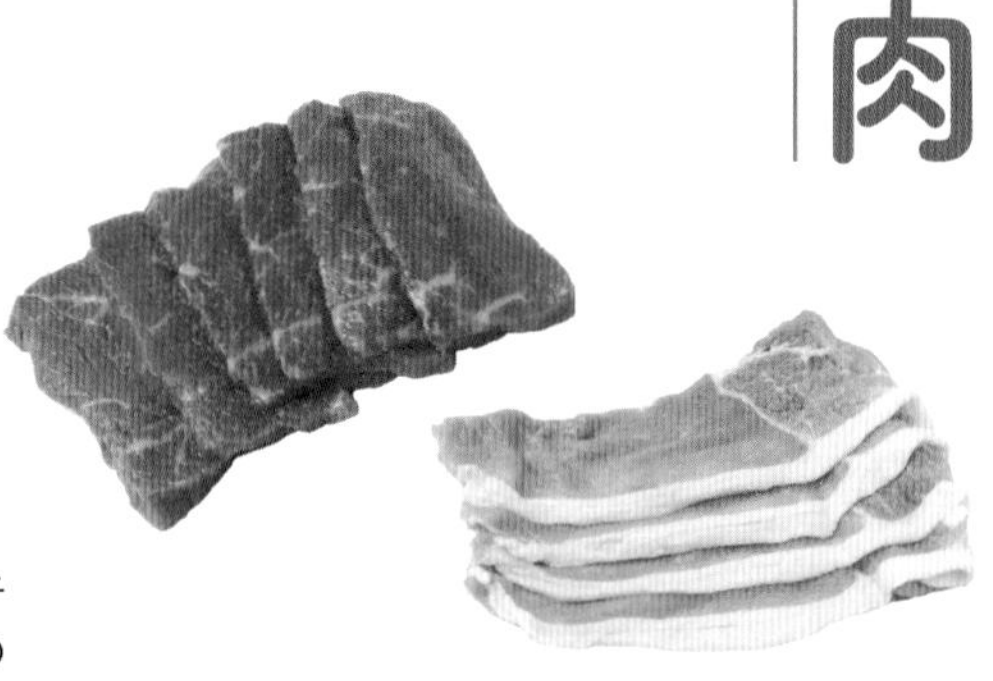

産地と栄養　国産肉と輸入肉 栄養成分に違いはある？

国産と輸入牛肉の比較では、国産牛肉（乳用肥育、皮下脂肪なし）のもも肉は100gあたりのエネルギー169kcal、たんぱく質20.5g、脂質が9.9gなのに対して、輸入牛肉は133kcal、20.0g、6.7gと低エネルギー・低脂肪です。和牛は212kcal、20.2g、15.5gと高脂肪です。

種類と栄養　鉄分の多い牛肉 ビタミンB1の豊富な豚肉

食肉は良質なたんぱく質を含むことが特徴ですが、ほかにも豚肉には炭水化物のエネルギー代謝を助けるビタミンB1が豊富。牛肉は赤身部分に鉄をはじめ多くのミネラルを含んでいます。また鶏肉は消化・吸収がよく、骨や皮ごと調理すればコラーゲンも摂取できます。

部位と栄養　牛・豚ヒレ肉や鶏ささみは 高たんぱく質の低脂肪ミート

右表は、牛・豚・鶏肉の部位別（皮下脂肪なし）にたんぱく質、脂質の量を比較したもの。ヒレやささみは高たんぱく質で低脂肪のため、スポーツ選手やダイエット中の人にぴったり。リブやばら、鶏肉の皮はかなり高脂肪。レバーはいずれの肉もビタミンA、ビタミンB2を多く含みます。

部位によるたんぱく質・脂質の違い　100g中（g）

	食品名	たんぱく質	脂質
牛肉	肩	17.9	14.9
	肩ロース	16.5	25.2
	リブロース	15.0	33.4
	サーロイン	18.4	20.2
	ヒレ（赤身）	20.8	11.2
	ばら（脂身つき）	12.8	39.4
	もも	20.5	9.9
豚肉	肩	19.7	9.3
	肩ロース	17.8	16.0
	ロース	21.1	11.9
	ヒレ（赤身）	22.2	3.7
	ばら（脂身つき）	14.4	35.4
	もも	21.5	6.0
鶏肉	手羽	17.8	14.3
	胸肉（皮なし）	23.3	1.9
	もも肉（皮なし）	19.0	5.0
	ささみ	23.9	0.8
	皮（もも）	6.6	51.6

肉類

牛肉、豚肉、鶏肉

良質たんぱく質の供給源となりじょうぶな身体をつくる

牛肉、豚肉、鶏肉はそれぞれ9種類の必須アミノ酸をバランスよく含んだ良質のたんぱく源です。

体内では全身の細胞や遺伝・免疫物質の主成分として、またエネルギー不足のときは、エネルギー源として欠かせません。日常的にとり入れたい食品です。

牛もも肉 100g ▼ 169 kcal

食品 注目成分 良質なたんぱく質や脂肪

牛・豚・鶏肉のたんぱく質や脂質は、種類や部位によって含有量が異なり、脂質のほとんどは飽和脂肪酸。牛肉と豚肉ならももやヒレ、鶏肉なら、ささみやむね（皮なし）が低脂肪・高たんぱく質です。

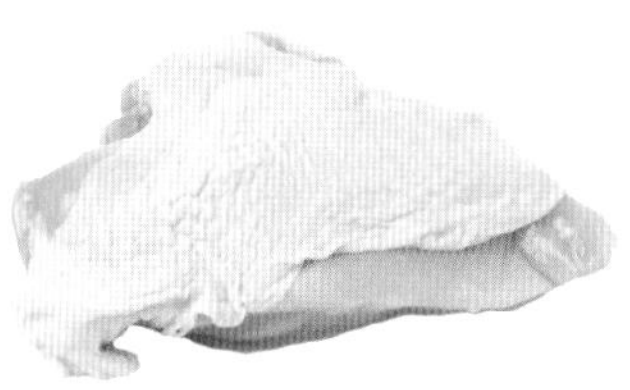

食卓 コツ アクや脂をとり除く

牛肉は肉の中でもっとも脂質が多いのですが、50℃以上で溶け出すので、アクや脂をとり除けば味もよくなります。また牛肉や豚肉はももやヒレなど脂肪の少ない部位を選び、鶏肉は皮をとり除くなど、くふうで脂肪の摂取量を減らせます。

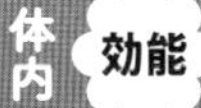

体内 効能 たんぱく質が身体をつくる

食肉の主成分であるたんぱく質は、消化・吸収されたあと再合成され、人間の体に特有の筋肉、血液、皮膚、内臓、髪などの主成分に、また、酵素、ホルモンなどの原料にもなります。必要に応じてエネルギー源として活躍し、成長や健康維持に欠かせません。

SPF豚は普通の豚肉とどう違うの？

SPF（特定病原菌不在）豚は、その豚が病気をもっていないという健康証明書をつけたもので、無菌豚ではありません。豚肉には寄生虫が残ることもあるので、しっかり加熱しましょう。

レバー

身体に吸収されやすいヘム鉄で肝臓の強化や貧血に効果的

牛・豚・鶏レバーにはたんぱく質、鉄、ビタミンA・B_2などが豊富です。

レバーに含まれるヘム鉄は植物性食品の非ヘム鉄より吸収率が高く、肝機能を正常に維持することで知られています。鉄欠乏性の貧血にも効果的です。

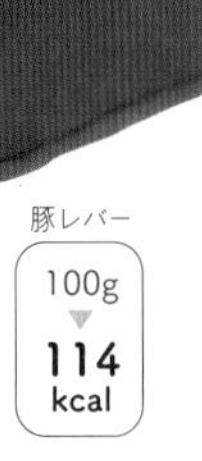

食品 注目成分 酸素の運搬役である鉄

鉄は赤血球のヘモグロビンの構成成分です。とり込んだ酸素を体内のすみずみまで運ぶ大事な役目をしています。鉄には動物性食品に含まれるヘム鉄と、植物性食品に含まれる非ヘム鉄があり、ヘム鉄は吸収率が非ヘム鉄の5～10倍もあります。

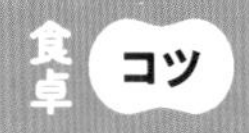

ビタミンCと合わせて鉄の吸収率アップ

レバーはビタミンCととると効率よく鉄が吸収されます。カラーピーマンやにらといっしょに食べれば、鉄の吸収促進や疲労回復の効果も。にんにくやしょうがを加えたたれに漬けてから調理すると、クセが和らいで食べやすくなります。

体内 効能 女性特有の症状に効果あり

牛レバーにはビタミンEが豊富で、ホルモンの活動を活発にすることから、生理痛や生理不順の症状緩和も期待できます。また鉄分摂取には、豚レバーが最適。100g中10mg以下の牛や鶏のレバーに比べ、豚は13mgも含んでいます。疲労回復にも効果的です。

鉄は体内でリサイクルされている

鉄は体内で再利用されるため、1日に体内を出入り（吸収・排泄）する量はわずか1mg程度です。単純には1日1mgを補充すればよいということになりますが、鉄の吸収率は低いので、食事摂取基準に示された推奨量（P204）に見合った摂取が必要です。

卵、大豆・大豆製品、乳・乳製品

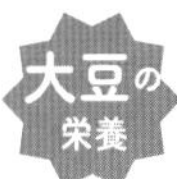

「畑の肉」といわれ植物性たんぱく質が豊富

大豆の主成分はたんぱく質で、アミノ酸組成に優れたたんぱく質源です。脂質も多く脂肪酸の大半はリノール酸やオレイン酸といった不飽和脂肪酸です。食物繊維やイソフラボンなどのポリフェノールも多く含まれ、健康効果が注目される食品です。

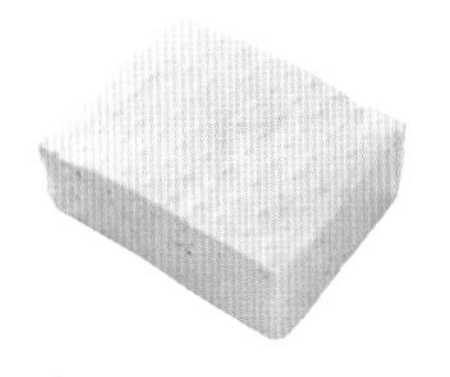

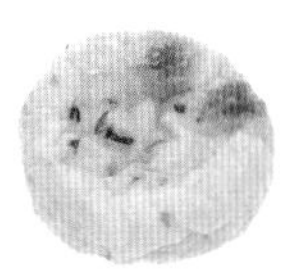

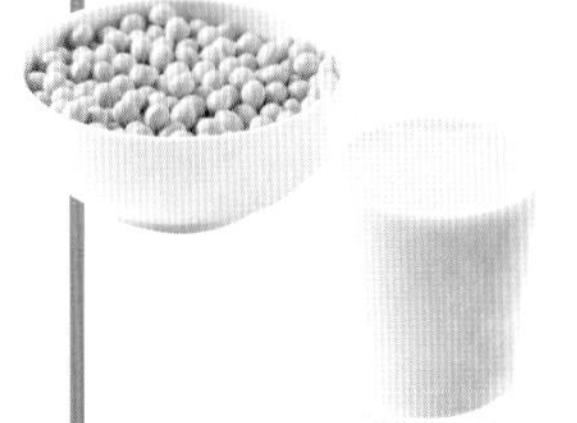

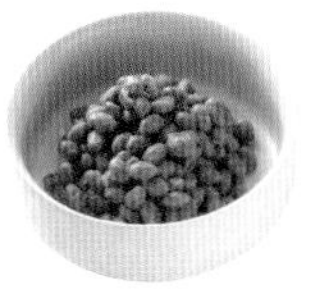

卵の栄養

各種栄養素を含む準完全栄養食品

卵は良質たんぱく質が豊富で、ビタミンCや食物繊維以外の主要な栄養素がほぼすべて含まれる栄養価の高い食品。卵黄と卵白で成分が異なり、卵黄にはコレステロールも多く含まれますが、高コレステロール血症でない限りは、栄養バランスを完全にするために毎日1個はとりたい食品です。

おもな成分

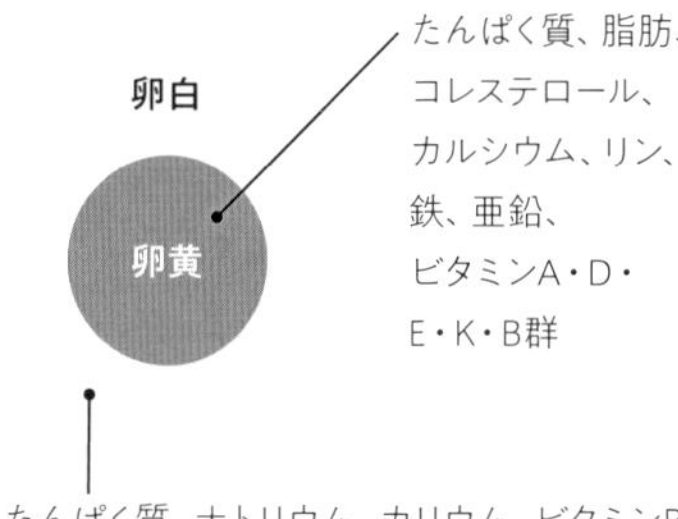

牛乳の栄養

不足しやすいカルシウムが多く、吸収率も抜群

牛乳・乳製品はとくに良質たんぱく質やカルシウム、ビタミンB_2の供給源として重要です。カルシウムの吸収率がほかの食品に比べて高いのが特徴です。ヨーグルトには乳酸菌やビフィズス菌などの有益菌が多く含まれ、腸内環境の改善や免疫力アップの効果があります。

1日にこれだけはとりたい

＼ これでカルシウム約200mg ／

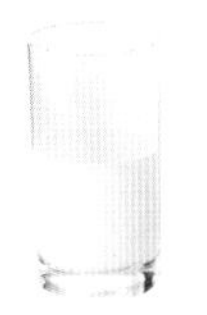

牛乳コップ
200mL

または

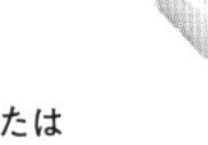

チーズ
20g

＋

ヨーグルト
100g

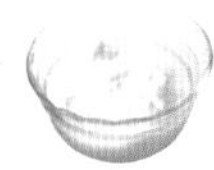

鶏卵

50g ▼ 71 kcal
100g ▼ 142 kcal

準完全栄養食品。卵黄のレシチンはコレステロール値を抑制

卵は、ひながかえるのに必要な栄養素が凝縮されているため、ほぼ完全な栄養食品といえます。そのため、昔から子どもや病人が滋養強壮の目的で食べる健康食品とされてきました。

ちなみに、卵の賞味期限は生で食べられる期限が表示されています。

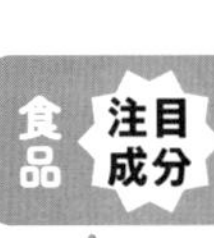

良質のたんぱく質やビタミンがいっぱい

卵は必須アミノ酸をバランスよく含み、たんぱく質の質は最高。卵黄に多いリン脂質のレシチンは、細胞膜の重要な成分です。ほかにも免疫力を高めるビタミンAや、新陳代謝を活発にするビタミンB群を含むなど、理想的な栄養食品です。

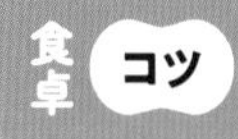

ビタミンCと食物繊維を補う

ビタミンCと食物繊維以外の栄養素をすべて含む卵。組み合わせれば抜群の栄養バランスになります。ゆでても栄養成分の量にあまり変化はありませんが、加熱が長いとたんぱく質が変化して消化が悪くなるので、胃腸の働きが弱い人は半熟ぐらいがよいでしょう。

卵黄のレシチンはコレステロール値を抑制

一般にコレステロールを多く含むとされますが、じつは卵黄に含まれるレシチンには血中コレステロール上昇抑制効果があり、動脈硬化を予防します。正常値の人が1日1個食べるぶんには心配はいりません。

赤い殻のほうが栄養価値は高い?

白玉、赤玉など卵の殻の色は鶏の種類による違いであり、栄養価値は実は同じ。有精卵と無精卵による違いもありません。一方、エサにヨードやDHAを加え、栄養成分を強化したものもあります。

豆腐、大豆、豆乳、おから

もめん豆腐
330g ▼ 241 kcal
100g ▼ 73 kcal

「畑の肉」大豆・大豆製品で動脈硬化やがんを予防

大豆は主成分がたんぱく質であることから「畑の肉」といわれます。

大豆に水分を含ませ、すりつぶしたものを煮てこしたものが豆乳。大豆をこしたときの残りかすが食物繊維豊富なおから。豆乳にカルシウムやマグネシウムを含むにがりを加えると、豆腐ができます。

食品 注目成分 女性ホルモンと似た働きのイソフラボン

大豆・大豆製品に多く含まれるイソフラボンは、強い抗酸化作用をもつポリフェノールの一種。女性ホルモンのエストロゲンと似た働きをすることから更年期障害や骨粗しょう症の予防に効果があるとされています。

食卓 コツ 消化のよい大豆製品を活用

大豆は植物性たんぱく質源として優れた食品ですが、欠点は消化が悪いこと。豆腐や豆乳といった加工品で摂取するのがベター。また血中コレステロール値が気になる人は、大豆製品を肉の代わりのたんぱく質源にすれば、食事を楽しめます。

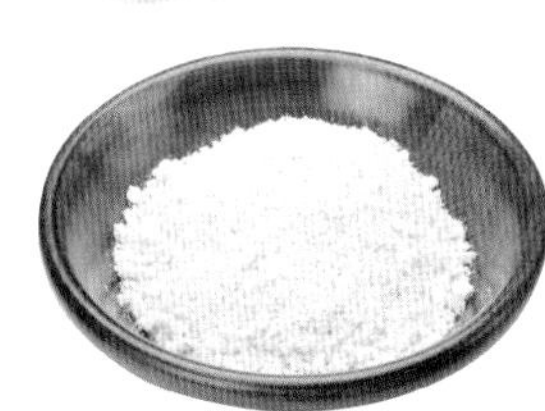

体内 効能 生活習慣病の予防や老化防止

大豆・大豆製品には、イソフラボン以外にも豊富な栄養成分が含まれています。サポニンには肥満やがん予防の働きが、レシチンには動脈硬化予防が期待されています。食物繊維も多いので便秘解消にも効果的で、1日1回は積極的にとり入れたい食品です。

もめん豆腐と絹豆腐栄養量は違う？

もめん豆腐は豆乳から上澄みを除いて、重しの力で形づくったもの。絹豆腐は豆乳全体を固めたもの。もめん豆腐のほうが、たんぱく質やカルシウムが豊富です。

納豆

納豆
54g ▼ 103 kcal
100g ▼ 190 kcal

血栓を防ぎ血圧低下作用や整腸作用も

大豆の発酵食品である納豆は、寺納豆（塩辛い納豆）と糸引き納豆があり、奈良時代に中国から伝えられたとされています。

糸引き納豆は蒸した大豆に納豆菌を加えて発酵させます。日本独自の発展を遂げた伝統食品で、特有の香りと粘りが楽しめます。

食品 注目成分　納豆菌の酵素　ナットウキナーゼ

納豆の中にある酵素ナットウキナーゼは、納豆菌が大豆を分解してつくられたものです。納豆は、発酵することで大豆にはない有効成分が多く含まれるようになります。とくに、血液中の血栓をできにくくする血栓溶解作用は、食品中でもトップクラスです。

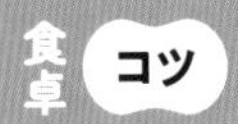

納豆＋青ねぎの食べ合わせがおすすめ

納豆はビタミンＣやβ-カロテンを含んでいません。薬味に青ねぎや青じそなどをプラスすることで、それらを少し補うことができ、おいしさもアップします。

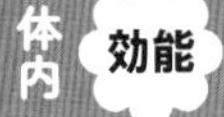

血栓改善、整腸作用も

ナットウキナーゼには血流改善の効果が期待されています。また納豆菌そのものにも、腸内の悪玉菌が増殖するのを防ぐ働きがあることが解明されています。

大豆と納豆　栄養面で優れているのはどっち？

納豆菌によって、血液凝固作用のあるビタミンＫや、エネルギー代謝にかかわるビタミンB_2が合成されるため、納豆にはこれらの栄養素が大豆よりも多く含まれています。

牛乳

125g ▼ 76 kcal

100g ▼ 61 kcal

歯や骨を強化し胃の粘膜を守る

牛乳にはさまざまな種類があります。しぼった生乳を成分無調整で加熱殺菌した「牛乳」、生乳を70%以上含み脂肪分など規定の乳成分を加減した「加工乳」、生乳を20～25%含みコーヒーや果汁などを加えた「乳飲料」の3種類に大別されています。

食品 注目成分 カルシウムがたっぷり

骨や歯を形成するもととなるカルシウム。体内では吸収利用されにくいとされていますが、牛乳中の乳糖やカゼインホスホペプチドはこの吸収率を高めてくれます。たんぱく質や脂質、リン、ビタミンB_2なども多く含むバランス食品の代表格といえます。

食卓 コツ 加熱で栄養素は変化しない

牛乳は加熱しても栄養成分に変化がないため、シチューなどに最適です。温めた際、表面にできる膜には栄養素が含まれています。かき混ぜながら加熱すれば膜はできません。サケなどビタミンDを多く含む食品といっしょにとると、カルシウムの吸収率がさらにアップ。

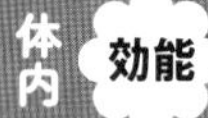

体内 効能 歯や骨を強化し胃の粘膜も守る

良質たんぱく質やカルシウムは身体の細胞、骨や歯の主成分として欠かせません。乳脂肪には胃の粘膜をコーティングする働きがあり、アルコールなどの刺激から保護してくれます。栄養価が高く、虚弱体質の改善にも役立ちます。下痢をしやすい体質の人は温めましょう。

カゼインホスホペプチドはたんぱく質の仲間

牛乳に多く含まれるカゼインホスホペプチドは、カルシウムなどミネラルの吸収を促進するたんぱく質の一種。同じく抗菌作用のあるラクトフェリンも、牛乳中の代表的な機能性成分です。

ヨーグルト

全脂無糖
135g ▼ 76 kcal
100g ▼ 56 kcal

整腸作用や免疫力アップに効果的な乳酸菌が豊富

牛乳などの乳汁を発酵させてつくるヨーグルトは、さまざまな種類の微生物を使ってつくられます。よく耳にする乳酸菌はその代表的なもの。それぞれ違った性質をもちますが、善玉菌として腸内環境を整える機能は同じです。

食品 注目成分 牛乳より消化吸収がよい

乳酸菌などがたんぱく質や脂肪の分解を助けてくれるため、消化吸収に優れています。また、腸内を酸性に保ち、悪玉菌の増加を抑える働きもします。牛乳の乳糖が乳酸になっているので乳糖不耐症の人もヨーグルトなら安心です。

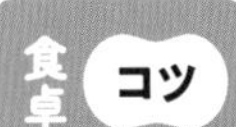

食卓 コツ オリゴ糖や食物繊維で善玉菌が増加

ヨーグルトに含まれる乳酸菌（ビフィズス菌など）の効果を高めるには、プレーンタイプ（無糖）を選ぶのが理想。そこにオリゴ糖甘味料を使えば、腸内の善玉菌をさらに増やすことができます。食物繊維も善玉菌の栄養源となるので、果物を組み合わせるのもおすすめ。

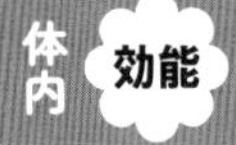

体内 効能 腸内環境の改善や免疫力アップにも

牛乳と同様、良質たんぱく質やカルシウムの供給源になることに加え、乳酸菌が多いことから、腸内環境の改善、便秘予防、免疫力アップ、血中コレステロール上昇抑制作用など多くの健康効果が期待できます。

キムチやぬか漬けにはヨーグルトと同じ乳酸菌パワーがいっぱい

キムチやぬか漬けもヨーグルトと同じ乳酸発酵食品です。これらも免疫力を強化する働きに加えて、便秘解消や大腸がん予防などの効果が期待されています。

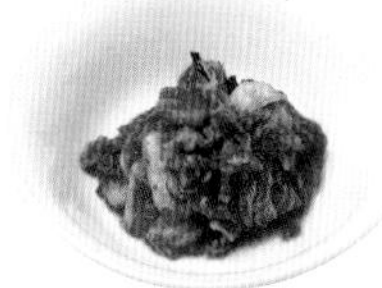

乳製品

チーズ

カマンベールチーズ
26g ▼ 76 kcal
100g ▼ 291 kcal

カルシウムの吸収率が高い優秀なたんぱく質源

チーズは歴史の古い加工食品で、肉が入手できない時代には貴重なたんぱく質源とされていました。

牛乳や山羊乳を原料に発酵させたものをナチュラルチーズ、そしてナチュラルチーズをミックスして加熱処理をしたものをプロセスチーズとよびます。

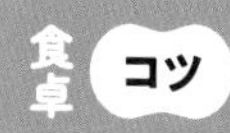

カルシウムやたんぱく質が凝縮

牛乳の栄養成分が凝縮したチーズは、たんぱく質やカルシウム、ビタミンAなどが牛乳の何倍も含まれています。チーズの種類によって栄養素の量にも違いがあります。プロセスチーズは加熱処理により、ナチュラルチーズと比べて保存性に優れています。

食卓 コツ

塩分と脂質のとりすぎに注意

チーズはエネルギー、塩分、飽和脂肪酸が多いので、肥満などが気になる人は低脂肪のカッテージチーズなどを選ぶとよいでしょう。クリームチーズはとくに脂肪含量が多いので注意。

筋肉や臓器、骨などじょうぶな身体をつくる

ビタミンCと食物繊維以外はすべて含まれている準完全栄養食品。カルシウムの吸収率もよく、食欲がないときや食が細い人は、チーズトーストやリゾット、チーズ焼きなどで栄養補給を。じょうぶな身体づくりに役立ちます。

「イライラにカルシウム」これはいったいなぜ？

よく聞く言葉ですが、これはカルシウムが神経伝達に関与していて、神経の興奮や緊張を緩和する働きがあることと関係しています。

穀類

ごはんやパン、 めんなど、 おもに炭水化物を中心としたエネルギー源として重要な食品です。

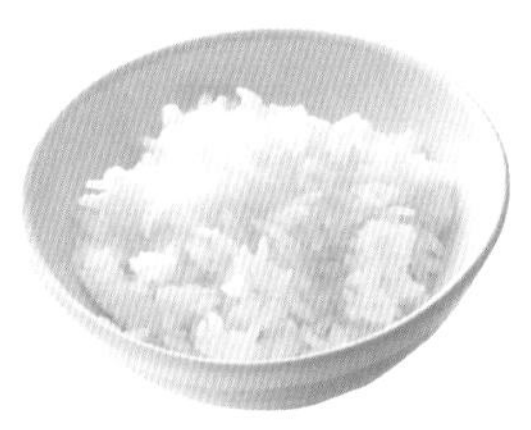

品種と栄養 お米の「おいしさ」はデンプンの内容で変わる

お米にはアミロースとアミロペクチンという２種類のデンプンが含まれており、この比率が粘りと硬さを決めます。 アミロペクチンが多いと粘りがあり、 アミロースが多いとパサパサと硬い食感になります。「こしひかり」 などは理想的な含有バランスだといわれています。

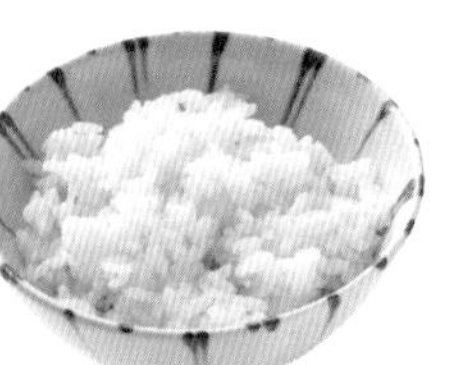

GI値と栄養 GI 値は白いものほど高く茶色いものほど低い

GI（グリセミック・インデックス）値は炭水化物による血糖値の上昇具合を数字で表したもの。 GI 値が低いと腹もちがよく、 吸収もゆるやか。 白米や食パンなど精白されたものは高 GI 値で、 そばや玄米、 全粒粉パンなどビタミン、 ミネラル、 食物繊維を含むものは低めです。

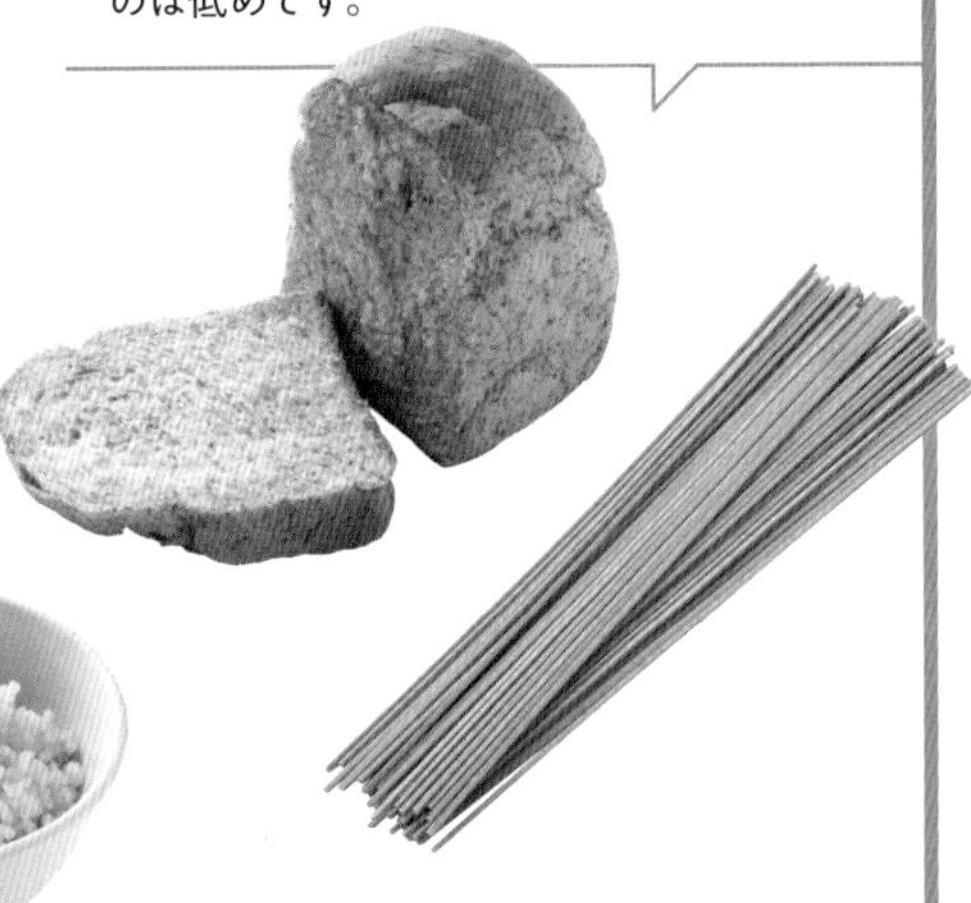

精白度と栄養 精白・精製するほど栄養素を損失している

米や麦のビタミンやミネラルは、ほとんどが胚芽や外皮に含まれているため、 精白・精製するごとに栄養素は目減りします。口当たりがよく食べやすい白い穀類は胚乳部で、 おもに炭水化物。 そのほかたんぱく質も含まれます。

穀類の種類と栄養成分の違い　100 g 中（mg）

	食品名	ビタミンB1	ビタミンB2	ナイアシン	ビタミンE
米	玄米	0.41	0.04	6.3	1.2
	七分つき米	0.24	0.03	1.7	0.4
	精白米	0.08	0.02	1.2	0.1
	胚芽精米	0.23	0.03	3.1	0.9
パン	食パン	0.07	0.05	1.1	0.4
	ライ麦パン	0.16	0.06	1.3	0.3
めん	うどん	0.09	0.03	0.6	0.2
	中華めん	0.02	0.02	0.6	0.2
	そば	0.19	0.09	3.4	0.2

米

65g
222 kcal
100g
342 kcal

炭水化物がエネルギー源に。玄米にはビタミンや食物繊維も豊富

稲からもみ殻だけをとり除いたのが玄米、さらにぬか層をとり除いて胚芽を残したものが胚芽精米、胚芽もとり除いたものが精白米。

胚芽にはビタミンB群・E、オレイン酸、リノール酸、食物繊維などが豊富なので、胚芽を含む玄米や胚芽精米は精白米よりも栄養価が高く、注目されています。

食品 注目成分 デンプンはエネルギー源として重要

米は、炭水化物（デンプン）が主成分で、体内でブドウ糖に分解され、エネルギー源として利用されます。胚芽やぬか層には、デンプンがエネルギーに変わるときに必要なビタミンB_1が豊富に含まれていますが、精白することでそのほとんどが失われてしまいます。

食卓 コツ 玄米・精白米のミックスで栄養価アップ

胚芽もぬか層も残っている玄米は、栄養成分が豊富ですが、消化はよくありません。精白米に好みの割合で混ぜて食べるのがおすすめです。精白米は消化・吸収がよく、胃弱な人や子ども、高齢者にも食べやすい食品。おかゆにすると、さらに消化がよくなります。

体内 効能 血糖値の上昇がゆるやかに

同じ炭水化物の中でも、ごはんに含まれるデンプン（多糖類）は、砂糖（少糖類）やブドウ糖（単糖類）に比べてゆっくり消化・吸収され、血糖値の上昇がゆるやかなため、糖尿病予防にも効果的です。食物繊維が豊富な玄米を混ぜることで、さらにその効果が高まります。

胚芽精米や無洗米は洗わず栄養成分をキープ

胚芽精米や無洗米は、米の表面についているぬか層がとり除かれているため、洗う必要がありません。胚芽精米は洗いすぎると胚芽が脱落し、ビタミンB群・Eが失われてしまうので注意。

そば

そば（乾）
22g ▼ 76 kcal
100g ▼ 344 kcal

高血圧や動脈硬化を予防し、疲労回復効果も期待

日本では昔から栽培されている穀類。収穫までの期間が短く、寒冷地ややせた土地でも栽培が可能なほどじょうぶな作物だったため、米不足のときには主食として食べられていました。

晩夏から秋に出回る新そばは、味と香りに優れています。

食品 注目成分

良質のたんぱく質や貴重な必須アミノ酸

生そばには約10%のたんぱく質が含まれており、植物性たんぱく質としてはめずらしく必須アミノ酸のリシンが多く含まれています。また、ビタミンB_1や、ビタミンと似た働きをする水溶性のルチン（ビタミン様物質の一種）が多いのも特徴です。

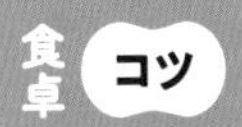

そば粉の割合が多い生めんを選ぶ

乾めん、生めんとさまざまな種類がありますが、栄養成分や風味を重視するなら生めんがおすすめ。生めんの中でも、そば粉80%の「八割そば（二八そば）」、そば粉100%の「十割そば」を選びましょう。小麦粉が主成分のそばでは、とれる栄養素が少なくなります。

便秘解消やダイエットに。高血圧などの予防にも

そばには食物繊維が含まれ、腸内環境を整える役目をします。ルチンには、ビタミンCを補強して毛細血管をじょうぶにする働きがあり、動脈硬化や高血圧の予防・緩和に効果があります。炭水化物の代謝を促すビタミンB_1も多く含み、疲労回復効果も期待されます。

「そば湯」にはルチンが溶けだしている

そば屋さんで出てくるそば湯には、ビタミン様物質のルチンが溶け出しています。できるだけそば湯は飲むようにしましょう。ただし、乾めんでは効果はありません。

野菜

ビタミン・ミネラル・食物繊維はもちろん、最近話題の多様な抗酸化成分を豊富に含む食品です。

色と栄養 緑黄色野菜と淡色野菜はカロテン量で分類される

体内でビタミンAに変わるカロテンという色素成分の含有量により、緑黄色野菜と淡色野菜に分類されます（基本的には可食部100gあたり600μg以上なら緑黄色野菜）。野菜にはカロテン以外にも健康維持に役立つ多様な栄養・機能性成分が含まれるので、いずれの野菜も有用です。

旬と栄養 季節によって成分値は大きく変わる

旬の野菜とは、それぞれの地域の自然のなかで、適した時期に、適した土地で生産され、食べごろに収穫されたもので、栄養素も豊富です。

季節で変わるほうれん草のビタミンC

（100gあたり）

時期	ビタミンC
夏期	20mg
冬期	60mg

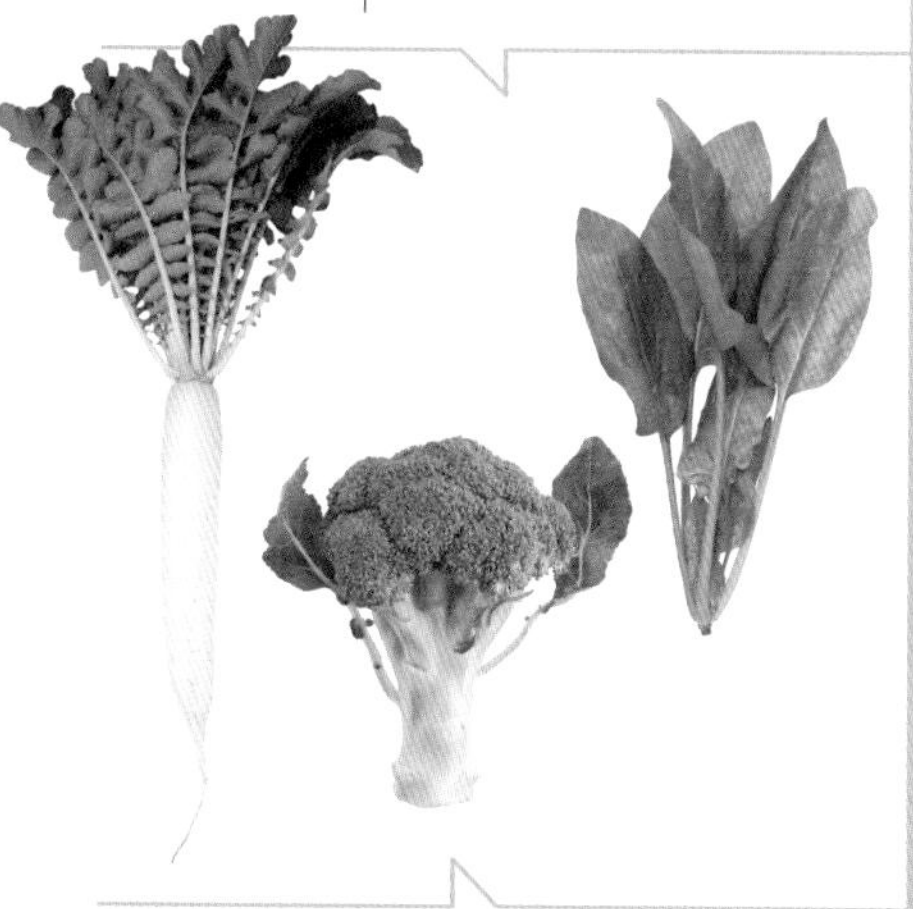

健康維持のためには野菜を1日350g以上、このうち1/3量は緑黄色野菜からとるとよいといわれています。

おもな緑黄色野菜

- アスパラガス
- オクラ
- かぶ（葉）
- かぼちゃ
- 小松菜
- さやいんげん
- 春菊
- 大根（葉）
- チンゲンサイ
- つるむらさき
- トマト
- 菜の花
- にら
- にんじん
- 葉ねぎ
- ピーマン
- ブロッコリー
- ほうれん草
- 水菜
- モロヘイヤ
- レタス（サラダ菜、サニーレタスなど）

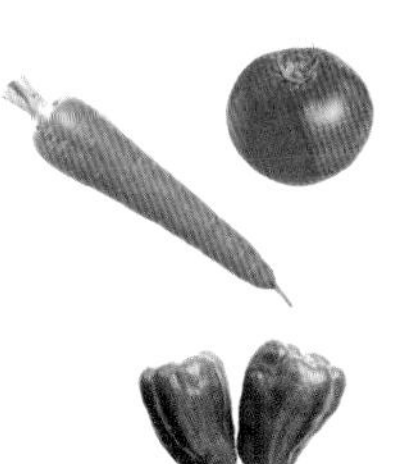

部位と栄養 ビタミンCは濃色部分や捨てがちな外葉、芯に多い

ひとつの野菜でも部位によって栄養素の量は変わります。大根であれば、淡色野菜である根の部分は皮や皮のすぐ下、緑黄色野菜である葉の部分は濃い緑葉の部分にビタミンCが豊富です。一般的には皮や皮のすぐ下、色の濃い部分、芯の周辺、外葉に栄養分が多いといえます。

アスパラガス

100g
▼
21
kcal

豊富なアミノ酸やビタミンで疲労回復に効果的

生命力が旺盛な野菜です。通常食用にしているのは、ひとつの株から出る何本もの若い芽の部分。放っておくとどんどん伸びて、みずから起き上がる習性があります。この性質を活かし、立たせて保存するのが、味も栄養素もキープするためのコツです。

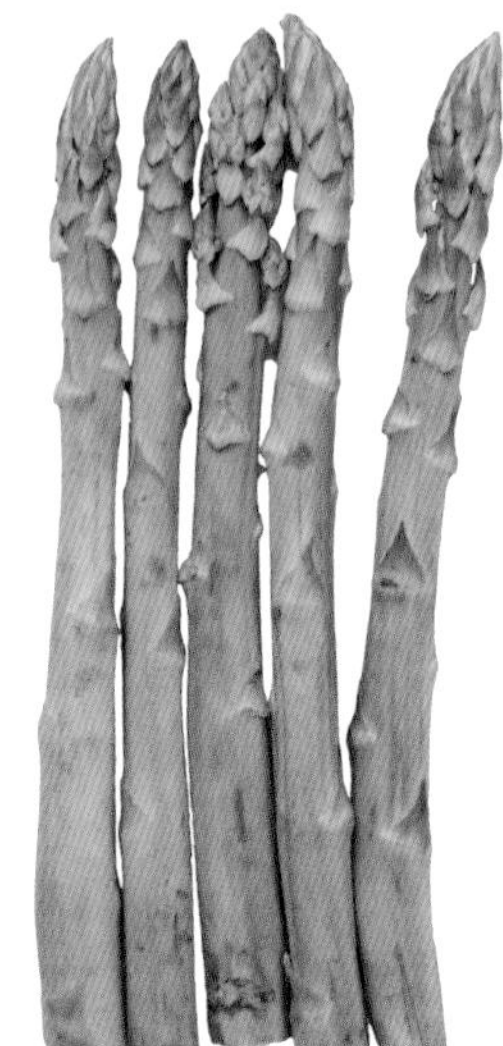

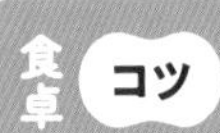

食品 注目成分 エネルギー源として利用されるアスパラギン酸

アミノ酸の一種アスパラギンは、アスパラギン酸とともに、体内でエネルギーや窒素の代謝にかかわり、エネルギー源として利用されやすく、栄養剤の成分としても使われています。また穂先に含まれるルチンは毛細血管を拡張する働きがあります。

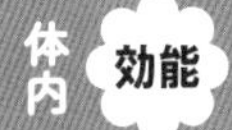

食卓 コツ 焼く・炒めるが理想的

グリーンアスパラガスに含まれる豊富なビタミン類を効率よく摂取するには、ゆでるよりも焼いたり、炒めたりするほうが損失が少ないのです。また、時間が経つと固くなってしまうので、早めに調理するようにしましょう。

体内 効能 疲労回復や高血圧予防にも効果あり

アスパラギン酸は、エネルギー代謝にかかわるほか疲労回復作用があります。また、ルチンも血行を促進し、高血圧や脳血管疾患を予防する働きがあります。脂肪分も少ないので、毎日食べても問題ありません。

緑と白のアスパラガス栄養成分はどう違う?

緑のものより歯ざわりがやわらかいホワイトアスパラガスは、盛り土をし、日を当てないで栽培した同品種。グリーンのほうがβ-カロテンを多く含んでいます。

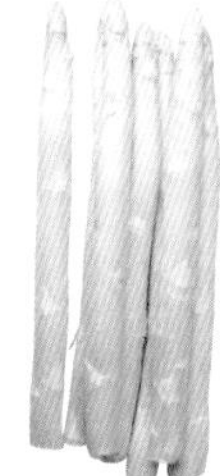

かぼちゃ

1490g
1162
kcal
100g
78
kcal

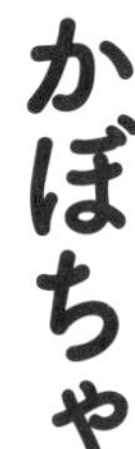

抗酸化パワーが動脈硬化やがんの予防に

甘くほっこりとした食感や、冬至に食べる習慣などから、冬のイメージがあるかぼちゃですが、旬は7月から9月ごろです。しかし、切らずに丸のままなら数か月保存できるので、緑黄色野菜の収穫が少なくビタミンが不足しがちな冬にも食べられ、重宝する野菜です。

食品
注目
成分

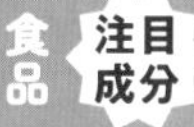

酸化を防ぐ β－カロテン

ビタミンEは野菜の中でもトップクラス。加えて、抗酸化作用のあるβ-カロテンも豊富に含みます。黄色の色素はかぼちゃ自体が紫外線から身を守るためのβ−カロテンに由来するものです。人間の身体にも効果的に働き、老化などの予防に。

食卓
コツ

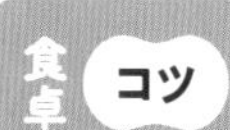

油といっしょで吸収率アップ

栄養的に優れているのは西洋かぼちゃ。脂溶性のβ−カロテンの吸収率をアップさせるには、油といっしょに調理するのが最適です。ただし、野菜の中ではデンプンが多くエネルギーが高めなので、油や砂糖の使いすぎに注意を。

体内 効能

動脈硬化やがんの予防に

体内で活性酸素が過剰に発生すると、老化促進の要因になります。ビタミンEはこの活性酸素の働きを抑制してくれます。また、冷え性の解消や血行促進、肌荒れ防止なども期待できます。

じつは種にも栄養分がたっぷり

煎ったかぼちゃの種は脂質やたんぱく質が豊富。とくに血中コレステロール値上昇抑制効果のあるリノール酸が多く含まれます。またリンや鉄などのミネラルも多めです。

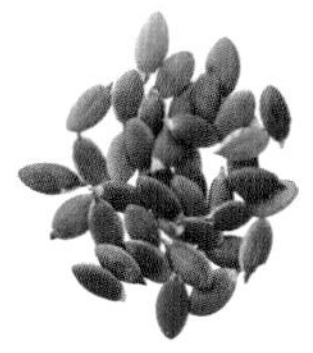

小松菜、春菊、ほうれん草

小松菜
100g
▼
13
kcal

ビタミン、ミネラルたっぷり。冬のかぜ予防にも効果的

小松菜、春菊、ほうれん草などの青菜は、冬が旬。ビタミン、ミネラル、食物繊維が豊富です。とくに小松菜にはカルシウムが、ほうれん草には鉄が多く含まれています。春菊の独特の香りは料理を風味豊かにするだけでなく、胃腸の働きを促す効果もあるといわれています。

食品 注目成分

体内の浸透圧を調節するカリウム

小松菜、春菊、ほうれん草に共通して豊富なのがβ-カロテンとビタミンC、カリウム。人体内においてカリウムの多くは細胞内にあり、細胞外液にあるナトリウムと細胞の浸透圧を調整しあい水分を保持します。ナトリウムの排泄を促すので高血圧の予防に効果的に働きます。

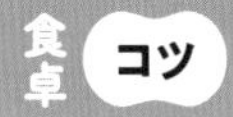

動物性たんぱく質といっしょに

野菜に含まれるカルシウムは一般に吸収率が低いので、ビタミンDを含む食品と組み合わせると効果的に。ほうれん草などに多い鉄は、ベーコンサラダなどにして動物性たんぱく質といっしょにとると、吸収率がアップします。

体内 効能

抗酸化力のあるβ－カロテンがたっぷり

β–カロテンには活性酸素に対する抗酸化作用が期待できます。また、冬にビタミンCをたっぷり摂取できることから、かぜの予防にもなります。血液のヘモグロビンをつくる鉄は貧血にも効果があります。

夏よりも冬のほうが甘くて栄養たっぷり

春まきと冬まきがあり、一年中出回るほうれん草。冬のものは、寒さなどのストレスを解消するために自力でビタミンC、糖分など栄養素を増やし、甘味も強くなります。

さやいんげん

100g ▼ 23kcal

動脈硬化を防ぎ疲労回復効果も期待

食品 注目成分　β－カロテンやビタミンＢ群

豆と野菜の両方の特性を併せもっています。抗酸化作用のあるβ−カロテンをはじめ、ビタミンＢ群、カルシウム、カリウムなどが含まれます。

食卓 コツ　ゆで時間は短く、ごまと合わせて

ビタミンＥを含むごまとあえると抗酸化作用がアップします。ビタミン損失を防ぐために、ゆで時間は短めにするのがポイント。

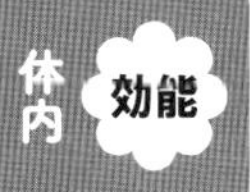

体内 効能　動脈硬化やがんを予防

β−カロテンによる動脈硬化やがんの予防効果が期待できます。またビタミンＢ群が豊富で疲労回復にも有効です。

しそ

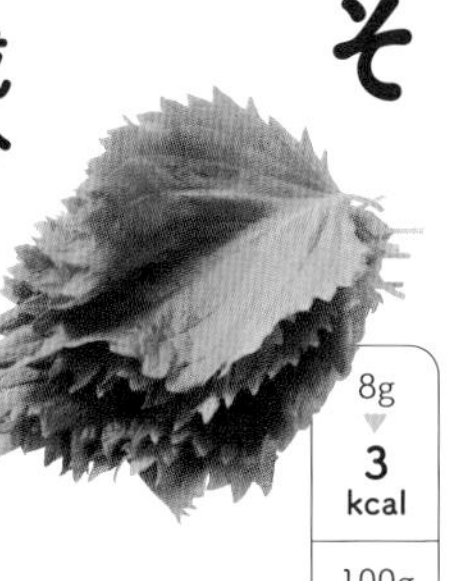

8g ▼ 3kcal

100g ▼ 32kcal

香り成分ペリルアルデヒドには抗菌作用や食中毒予防効果が

食品 注目成分　β－カロテン含有量が多い

β−カロテンが多いのが特徴で、含有量は緑黄色野菜の中でも飛び抜けています。1食でとる量は少なくても摂取量のアップに貢献します。

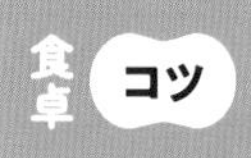

食卓 コツ　肉や魚とセットで吸収率アップ

多くの栄養素を含むしそは、まとまった量で食べられる酢のものやサラダがおすすめです。また肉や魚を巻いて揚げればβ-カロテンの吸収率が上がります。

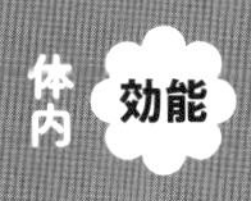

体内 効能　強力な抗菌・防腐作用食中毒予防に

しその香りはペリルアルデヒドという成分によるもの。食中毒予防に効果があるといわれているので、刺身のツマとして最適。

トマト

140g ▼ 28 kcal
100g ▼ 20 kcal

三大抗酸化ビタミンが相乗効果で活性酸素に対抗

原産地はペルーなどの南米といわれています。日本で常食されるようになったのは明治時代から。当初はその鮮やかすぎる色や強い香りが敬遠されていました。

栄養成分や風味は、栽培時期や栽培方法、品種によって異なります。

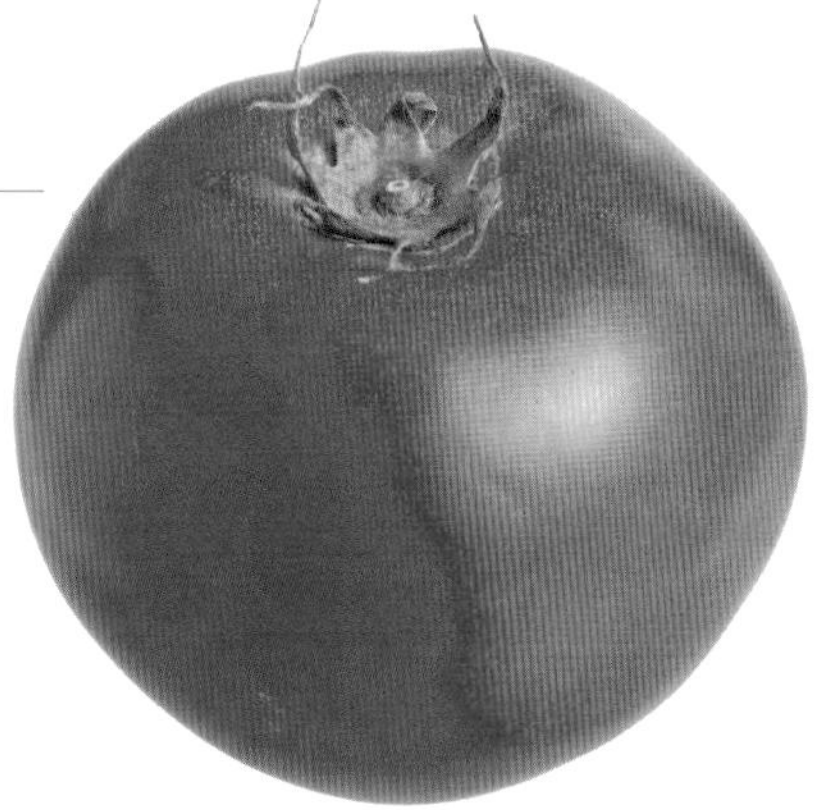

食品 注目成分 **抗酸化作用のあるビタミンが豊富**

β−カロテン、ビタミンC・Eと、三大抗酸化ビタミンを含み、血液を健康にして動脈硬化やがん、老化防止に役立ちます。さらに赤い色素成分であるリコペンには、強力な抗酸化作用があるといわれています。

食卓 コツ **加熱するときは煮汁も使う**

サラダなど生で食べて栄養素をまるごと摂取。火を通しても煮汁をいっしょに用いれば、ビタミンCもほとんど損失しません。またトマトに含まれるクエン酸は肉のうま味を引き出します。イタリア料理のようにパスタや煮込みなどの調理法もおすすめ。

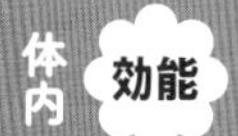

体内 効能 **感染症予防のほか皮膚・血管・骨などをじょうぶに**

β-カロテンは体内でビタミンAに変換され、感染症予防に有効です。また、ビタミンCはたんぱく質と結びついてコラーゲンをつくり出し、皮膚や筋肉、血管、骨を強化するために欠かせません。

生のトマトとトマトの加工品栄養価値はどっちが高い？

水煮缶やジュース、ケチャップなどのさまざまなトマト加工品は、完熟状態で収穫後すぐ加工されるので、栄養成分は生のものとほとんど変わりません。ただし塩分には要注意です。

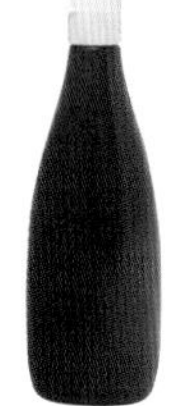

緑黄色野菜

にら

100g
18 kcal

抵抗力を高めるβ-カロテンでかぜや疲労回復に

ひとつの株から最低3回は収穫できるほど、生命力あふれる野菜。強力な抗酸化作用のあるβ-カロテン、ビタミンCのほかにも、骨や歯をじょうぶにし、骨粗しょう症を予防するカルシウムをほうれん草並みに含んでいる、まさにスタミナ野菜です。

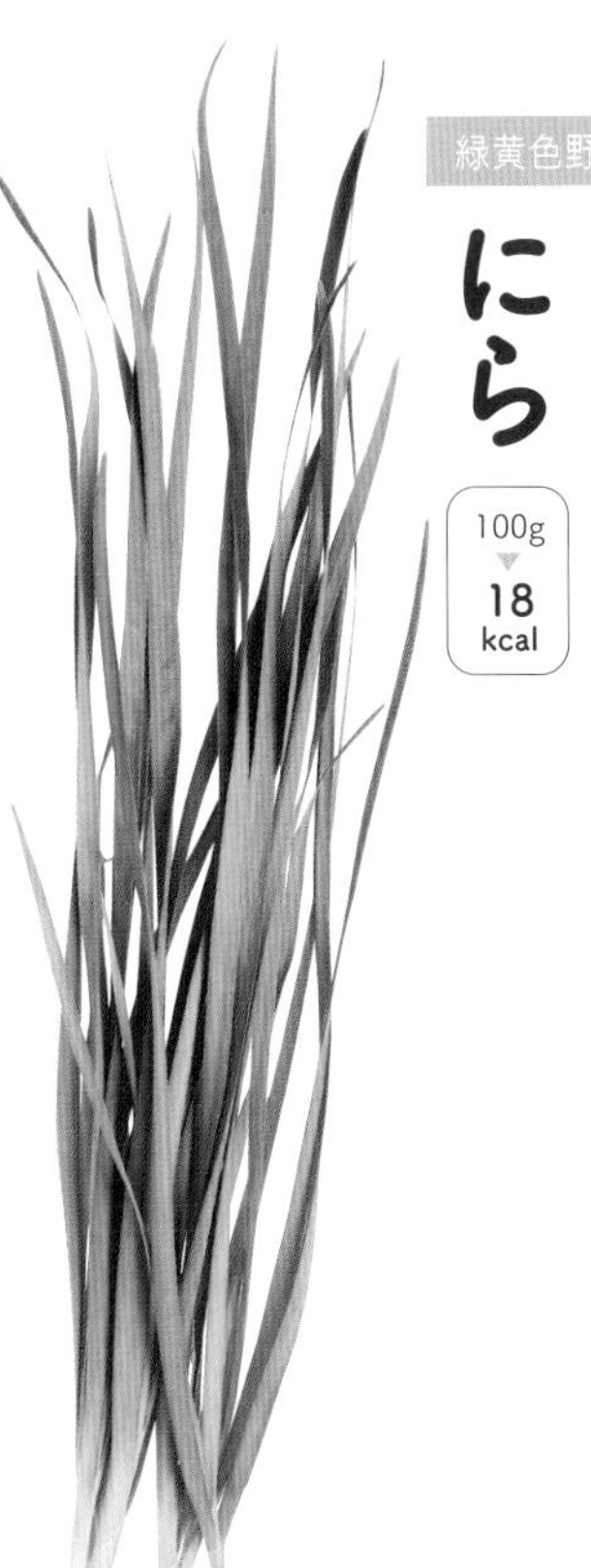

ビタミンB_1の吸収を高めるアリシン

ねぎ類に共通して含まれる香り成分アリシンは、にらに含まれるビタミンB_1の吸収を高め、疲労回復にひと役かっています。三大抗酸化ビタミン（A・C・E）に加えて、強い抗酸化作用のあるイオウ化合物を含むアンチエイジングフードです。

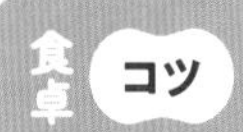

豚肉やレバーといっしょに

にらレバ炒めやギョーザは栄養面から見てもスタミナメニューとして抜群です。レバーや豚肉に含まれるビタミンB_1の吸収を助け、さらにアリシンがレバーのなまぐささを消してくれます。油を使って調理することで、β-カロテン（ビタミンA）の吸収率もアップ。

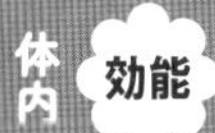

抗酸化パワーで抵抗力がアップ

多く含まれるβ-カロテンには老化防止などの効果以外にも、細胞を強化して抵抗力を高める働きがあります。疲労時やかぜで体力が落ちているときにもおすすめ。アリシンにも同様の効果が期待できます。

光を当てずに栽培した黄にらの栄養素は？

黄にらには甘味があり、香りもよく、中国料理で使われます。ただしβ-カロテンは緑のにらに多く、黄にらの約59倍となっています。老化防止などに効果があるのは緑のにらといえそうです。

緑黄色野菜

にんじん

根

160g
▼
56 kcal

100g
▼
35 kcal

皮膚・粘膜の維持や目の健康に

にんじんは大きく2つの種類に分けられます。普段よく口にするものは西洋型。東洋型は濃い朱色の「金時にんじん」として、和食でよく使用されます。

皮や葉など、捨てがちな部分にも栄養成分が含まれるので、無駄なくおいしく食べるくふうを。

食品 注目成分 β－カロテン、リコペンの宝庫

β–カロテンやα–カロテンは体内で一部がビタミンAに変化し、その残りがカロテンのまま血液中に入り、老化を予防したり進行を遅らせたりします。金時にんじんの鮮やかなオレンジ色は、カロテンとリコペンの色です。強力な抗酸化作用がある緑黄色野菜です。

食卓 コツ 皮は薄くむき、油で調理

β–カロテンは、皮のすぐ下に多いので、皮は薄くむくか、無農薬のものを選んで皮ごと食べましょう。油といっしょにとるとカロテンの吸収率が上がるので、サラダや炒めもの、天ぷらなどがおすすめです。

体内 効能 皮膚や粘膜、目の健康を維持

にんじんはほかの野菜と比べてβ-カロテン含有量が多いのが特徴です。体内でビタミンAに変換されるため、皮膚や粘膜、目の健康維持に役立ちます。また、食物繊維が豊富なので便秘解消効果も期待できます。

にんじんはビタミンCを壊す？

にんじんに含まれる酵素、アスコルビン酸オキシダーゼは、還元型ビタミンCを酸化型にする働きがあり、「ビタミンCを壊す」と言われていました。しかし、現在では酸化型も体内で還元型に戻ることがわかっており、その働きは同じとされています。

ピーマン

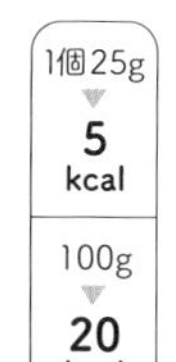
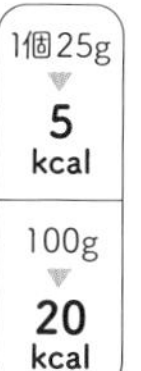

レモン並みのビタミンC量で活性酸素の働きを抑制。美肌効果も

とうがらしの仲間で、品種改良によって辛味をなくし、大型にしたものです。大ぶりのピーマン（パプリカ）にはレモン1個分に相当するほどのビタミンCが含まれ、比較的熱に安定しているので理想的な供給源です。ししとうがらしも同じ仲間で、ビタミンCが多く含まれています。

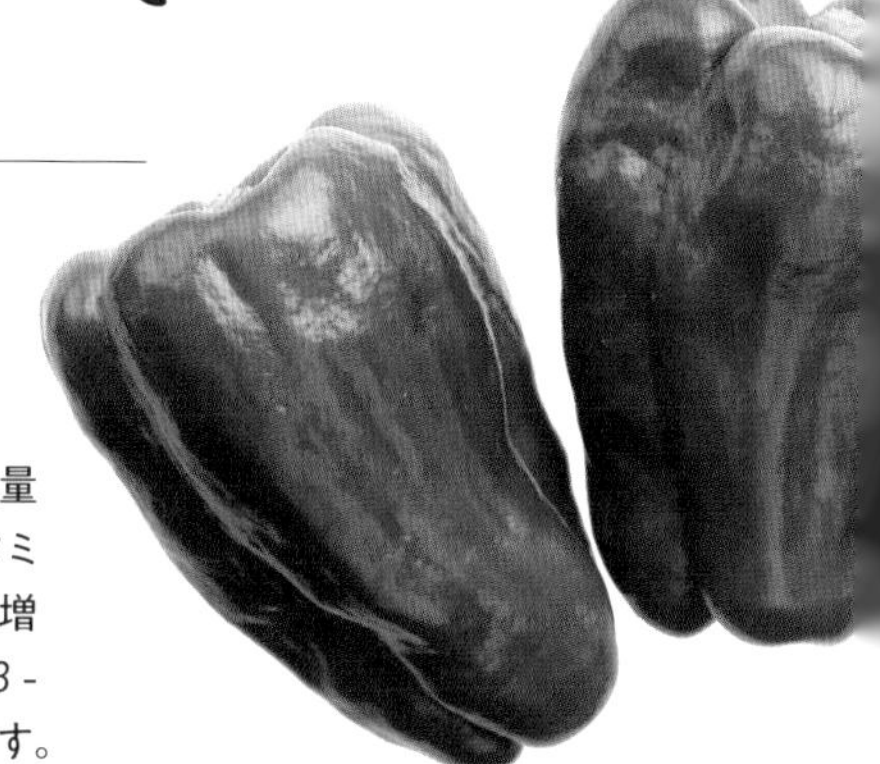

ビタミンCが豊富で完熟するとさらにアップ

ピーマンは野菜の中でも比較的ビタミン含有量が多く、緑黄色野菜に分類されます。ビタミンCが多く、緑色の濃いものほど含有量が増えます。完熟した赤ピーマンはビタミンCもβ-カロテンもさらに多くなり、甘みもアップします。

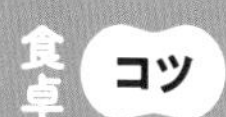

油といっしょに加熱調理

ピーマンのビタミンCは加熱しても損失しにくいので、加熱調理に向きます。味もぐんとよくなります。また、β-カロテンを摂取するのにも油で炒めるのがおすすめです。

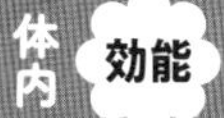

血液をサラサラにして血栓を予防

緑ピーマンの色素成分フラボノイドには抗酸化作用があります。また、ピーマンの香り成分であるピラジンには、血栓を予防し、血液をサラサラにする効果が期待されています。豊富なビタミンCには美肌効果が期待できます。

抗酸化パワーはカラーピーマンの勝ち？

パプリカという別品種もありますが、赤のカラーピーマンは緑ピーマンが熟したもの。カラーピーマンに含まれる赤い色素カプサンチンには強い抗酸化作用があります。

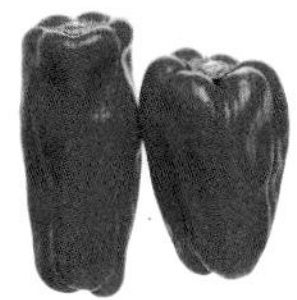

ブロッコリー

185g ▼ 68 kcal
100g ▼ 37 kcal

がん予防や血管のアンチエイジングに大活躍

アメリカのデザイナーフーズ（がん抑制作用があるとされる植物性食品）にとり上げられているアブラナ科の野菜。高い栄養価値とその効果が注目されている食品のひとつです。抗酸化作用に優れ、美肌の効果も期待できます。

食品 注目成分
注目の抗酸化成分 ルテイン

ブロッコリーの抗酸化作用はβ−カロテンやビタミンC、イオウ化合物、ルテインなどによるもの。ルテインはカロテノイドの一種で、緑黄色野菜に豊富です。これらが活性酸素の酸化作用を抑え、細胞機能障害を防ぎます。ブロッコリースプラウトでも同等以上の効果があります。

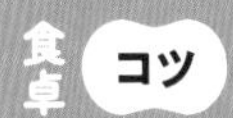

ゆでるときは短時間で

ビタミンCの含有量は青ピーマンやレモンを上回るものの、水に溶けやすいので、ゆでるときは短時間にして損失を最低限に抑えましょう。電子レンジ加熱もおすすめです。

抗がん作用、美肌、抗ストレス作用も

多く含まれるβ−カロテンやルテイン、ビタミンCには抗がん作用があります。ビタミンCは皮膚や血管の健康維持、抗ストレス作用などにも有効です。

太い茎は捨てるところ？

ついつい緑色のつぼみ以外は捨ててしまいがちなブロッコリー。茎は加熱すると甘味が増しておいしくなり、食物繊維が多く含まれるので、捨てずに無駄なく食べましょう。

モロヘイヤ

100g
36 kcal

血糖値上昇を抑え糖尿病や動脈硬化予防に

日本では80年代に健康食品としてブームが起こったモロヘイヤ。水分の少ない砂漠地帯でも育つ強い生命力で、エジプトでは5000年前から食べられていました。

王族以外は食用を禁じられるほどに、滋養に富んだ野菜という意味で「王様の野菜」と呼ばれました。

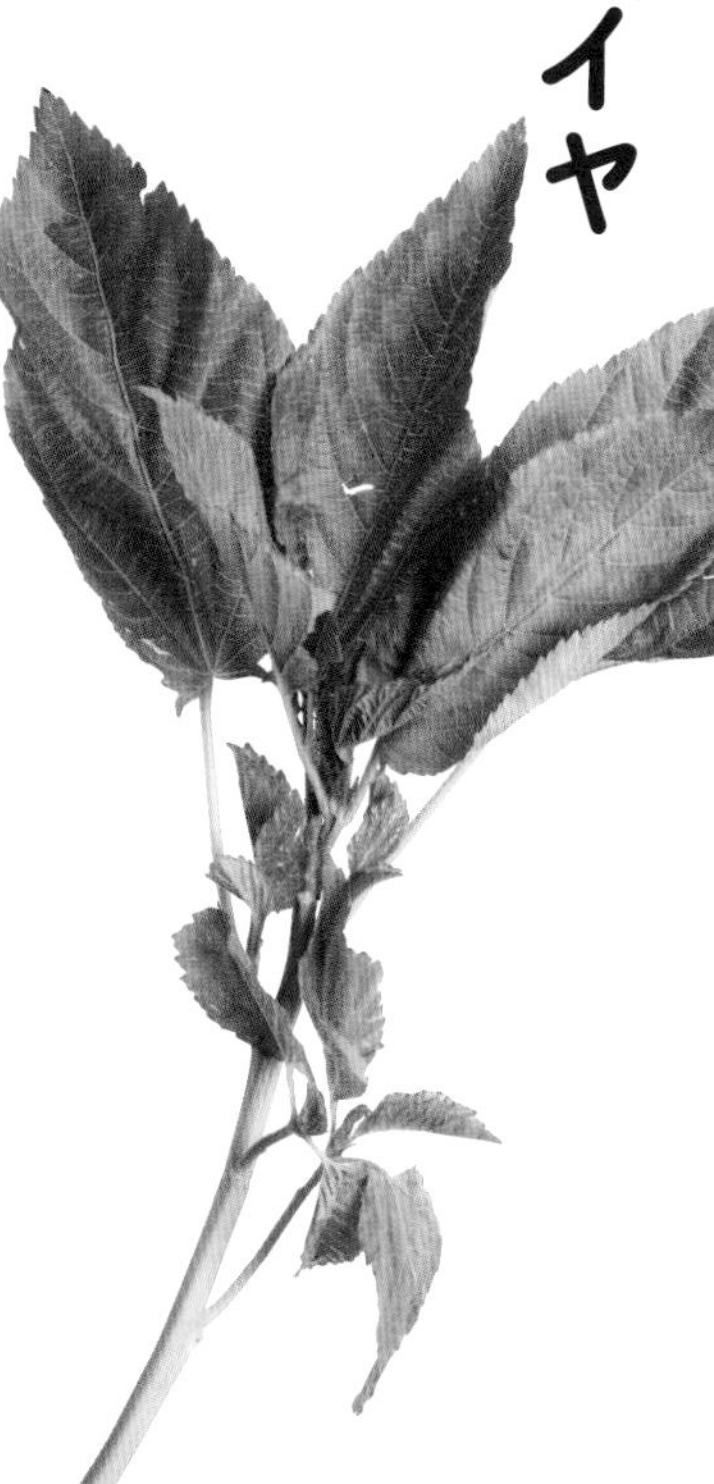

食品 注目成分 胃のトラブルを抑えるネバネバ成分

オクラ同様のネバネバ成分は水溶性植物繊維によるもの。糖の吸収を遅らせて血糖値の上昇を抑制し、胃壁の保護作用により胃炎や潰瘍(かいよう)などにも効果的です。またカルシウムやβ-カロテンの含有量もトップクラスです。

食卓 コツ スープなら有効成分を逃がさない

独特のヌメリがあり、スープなどにするととろみが出て、溶け出した栄養素も汁ごと摂取できます。アク(おもにシュウ酸)が多いので、使う前にさっとゆでるとよいでしょう。おひたしや、野菜ジュースに入れるなどして、できるだけ活用しましょう。

体内 効能 強力な抗酸化作用や糖尿病、動脈硬化予防も

β-カロテン、ビタミンC・Eが多く、抗酸化作用があります。水溶性食物繊維が血糖値の上昇を抑えるため、糖尿病予防に有効。また、コレステロール排出を促すため動脈硬化予防にも。カリウムは塩分(ナトリウム)を排出させる働きをもち、高血圧予防に。

ネバネバ食品で生活習慣病を予防

モロヘイヤやオクラを代表格としたネバネバ食品には水溶性食物繊維が多く含まれ、腸内環境を良好にするほか、糖尿病や動脈硬化の予防に有効です。

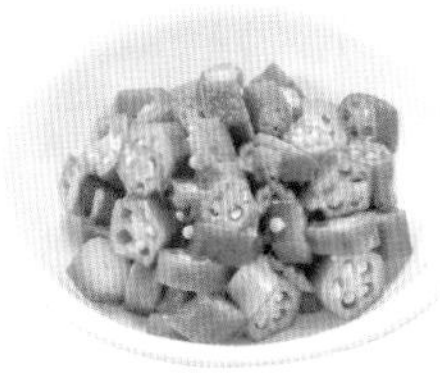

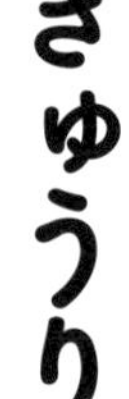

きゅうり

100g ▼ 13 kcal

利尿作用があり むくみ解消や 高血圧予防に

食品 注目成分　利尿作用のあるカリウム

成分の約95%が水分で、さわやかな食感があります。また、水分に加えてカリウムも多く含むので、ナトリウムの排出を助けてくれます。

食卓 コツ　ぬか漬けでビタミン B_1 がアップ

ぬか漬けにすると、ぬかから移行したビタミン B_1・B_2 が摂取できるのでおすすめ。ただし塩分のとりすぎには注意しましょう。

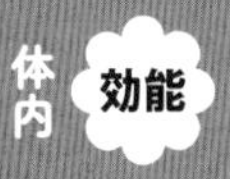

体内 効能　血液サラサラ効果が期待できる

青臭さのもとはピラジンという成分で、血液をサラサラにする効果が期待できます。利尿作用のあるカリウムが多いので、むくみの解消や高血圧予防にも役立ちます。

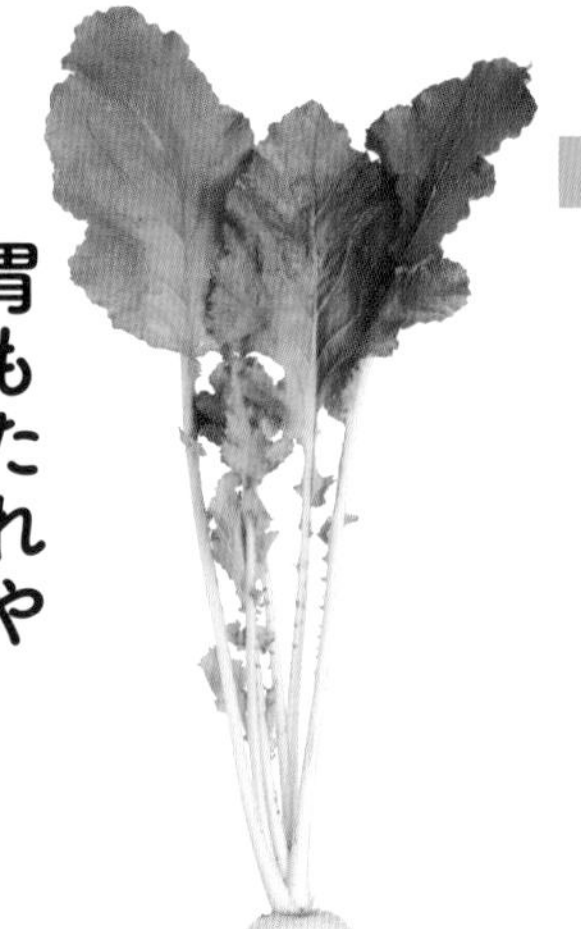

かぶ

根 100g ▼ 18 kcal

※葉は緑黄色野菜に分類される

胃もたれや 下痢にも有効

食品 注目成分　デンプン分解酵素アミラーゼ

葉は緑黄色野菜で、β–カロテンやビタミンC、カルシウムが豊富。白い根の部分は淡色野菜でアミラーゼなどのデンプン分解酵素を含んでいます。

食卓 コツ　葉も活用してビタミン・ミネラル摂取

葉にはビタミンやミネラルが豊富なので、捨てずに消化を助ける根といっしょに調理を。根に含まれるデンプン分解酵素は熱に弱いので、生で食べるくふうを。

体内 効能　胃もたれや下痢に。辛味成分は血栓の防止にも

根に含まれる食物繊維や消化酵素は、便秘や下痢、胸やけなどに効果的に働きます。また、根と葉の両方に含まれる辛味成分には血栓防止や解毒作用があります。

カリフラワー

446g ▼ 125 kcal
100g ▼ 28 kcal

豊富なビタミンCで美肌や風邪の予防に

アーティチョークやブロッコリーと同様、つぼみの集まりを食べる花野菜で、冬が旬です。ブロッコリーの突然変異で生まれた野菜といわれており、外葉がつぼみをくるむようにして覆い、日光に当たらないで育つため白くなります。

食品 注目成分

コラーゲンの生成を助けるビタミンC

ビタミンCが多く含まれています。ビタミンCは細胞の結合組織であるコラーゲンの生成を助け、シミをつくるメラニン色素の生成を抑えてくれる美肌効果も抜群の栄養素です。また過酸化脂質の生成を抑制し、動脈硬化を予防します。

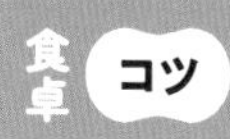

茎の部分まで丸ごと食べる

花だけでなく茎の部分にもビタミンCが含まれています。熱で調理しても損失しにくいことから、炒めるなどして全体を食べるのがおすすめです。また保存は、固めにゆでてからがベター。ゆでるとアクで変色しますが、レモンや酢を入れると防げます。

美肌効果のほか身体の抵抗力を高める

コラーゲンの生成を助けるビタミンCは、美白や美肌に有効です。また、強い粘膜の形成にも役立つので、抵抗力を高め、かぜを予防します。食物繊維は、便秘解消に役立ちます。

アブラナ科の成分とがん予防効果

芽キャベツやブロッコリーなどアブラナ科の野菜は、抗がん効果が認められています。カリフラワーにもMATS（メチルアリルトリスルフィド）と呼ばれるイオウ化合物など抗がん機能成分が含まれています。

キャベツ

965g ▼ 203 kcal
100g ▼ 21 kcal

胃粘膜を保護するビタミンUを多く含む

キャベツの胃粘膜修復作用は、かなり昔から認識されていたようです。せん切りのキャベツはトンカツのつけ合わせとしてよく登場しますが、消化に時間がかかるトンカツと、胃の粘膜を強化するキャベツの組み合わせは、理にかなっているものといえます。

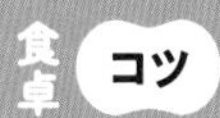

食品 注目成分 胃の粘膜を修復するビタミンU

ビタミンUはキャベツから発見されたビタミン様物質の一種。キャベジンとも呼ばれ、レタスやセロリにも含まれます。胃薬の名前にもあるように、胃腸の粘膜の修復に必要なたんぱく質の合成に必要です。ビタミンCも豊富で、芯の周辺や外葉にとくに多く含まれます。

食卓 コツ 加熱調理でたくさん食べられる

ビタミン類の一部が熱で多少損失しますが、アクも少ないため、たくさん食べるには加熱調理がおすすめです。とくに胃炎や胃潰瘍(かいよう)がある場合は火を通すのがベター。外葉や芯の周辺は栄養価値が高い部分なので、捨てずに調理しましょう。

体内 効能 胃炎や胃潰瘍を予防

ビタミンUは胃の粘膜をじょうぶにし、傷ついた胃壁を修復して、胃炎や胃潰瘍を予防します。また、カルシウムも豊富で、骨の強化やイライラ解消にも効果あり。ビタミンCの含有量は、淡色野菜ではトップクラスです。

ビタミンCは紫キャベツのほうがたっぷり

紫と白の鮮やかな切り口の紫キャベツ。ビタミンCの含有量はキャベツを上回ります。また紫色はアントシアニンという色素で生活習慣病の予防効果が期待できます。

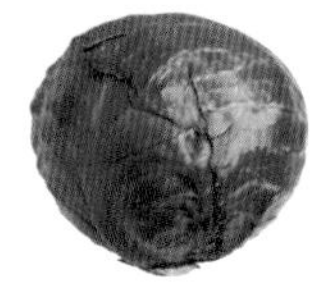

淡色野菜

ごぼう

腸の働きを活発にして便秘や肥満予防に

100g ▼ 58 kcal

食品 注目成分 腸内で働く食物繊維 イヌリンとリグニン

ごぼうには、水分を吸収して、腸の運動を活発にする食物繊維が多く含まれています。不溶性のリグニンが豊富で、水溶性のイヌリンも含まれています。

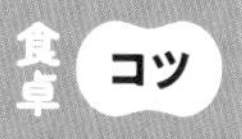

食卓 コツ 皮は、むかずに そぎ落とすのが正解

独特の香りやうま味は皮のすぐ下の部分にあるので、調理の際はたわしで洗うだけで充分。切ったあとに酢水につける場合は、栄養分が流れ出てしまわないように短時間で。

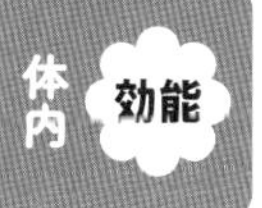

体内 効能 便秘を解消し 肥満予防や美肌効果に

リグニンは、腸の運動を活発にして便秘や肥満を予防し大腸がんの原因物質を体外に排出します。また、イヌリンは血糖値の上昇を抑えます。

セロリ

香り成分が神経を鎮め食物繊維が便秘改善

100g ▼ 12 kcal

食品 注目成分 神経を鎮める 特有の香り成分

セロリの独特な香りは、アピイン、テルペンなど約40種類の香り成分によるもの。抗酸化作用のあるビタミンCやβ–カロテンなども含まれます。

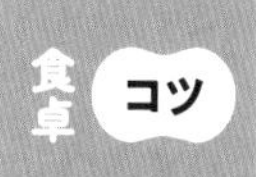

食卓 コツ 茎は生で。葉も調理して食べる

茎には食物繊維やビタミンB群、カリウムなどが含まれているので、すじをとって生食で。また、葉はβ–カロテンが含まれるので、ほかの食材と組み合わせて炒めものなどで。

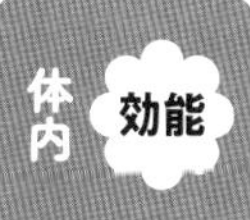

体内 効能 鎮静作用のほか 便秘の予防や改善にも

香り成分は神経を鎮め、食欲を増進させます。β–カロテンは必要に応じてビタミンAとなって働き、食物繊維は便秘の予防や改善に有効です。

淡色野菜

大根

根

530g ▼ 80 kcal

100g ▼ 15 kcal

※葉は緑黄色野菜に分類される

辛味成分が活性酸素を消去し大腸がん予防に

大根は、かぶと同じように根が淡色野菜、葉が緑黄色野菜という2つの要素をもっています。

あまり注目を浴びない葉ですが、根よりもビタミンCが豊富なうえ、根にはないβ-カロテンには強力な抗酸化作用があり、捨てるにはもったいない部分です。

食品 注目成分 消化酵素に加えて辛味成分がいっぱい

大根に含まれるアミラーゼは、デンプンを分解して消化を高める働きがあります。また辛味成分であるアリル化合物も胃液の分泌を促して、胃を健康に保ちます。食物繊維も豊富で、腸内の老廃物を体外に出す役目も果たしてくれる、胃腸薬のような野菜です。

食卓 コツ ビタミンCは皮に多くアミラーゼは根の先端に豊富

栄養素をとるなら大根おろしがいちばん。ビタミンCは皮のほうに、アミラーゼは根の先端のほうに多く含まれます。ビタミンCやアミラーゼを有効活用するならおろした直後に食べましょう。そのほうが味もよいはずです。

体内 効能 辛味成分が活性酸素を消去してがんを予防

辛味成分であるイソチオシアネートには活性酸素を消去する作用があり、がんを予防してくれる野菜とされています。食物繊維が腸の老廃物をとり除くため、なかでも大腸がんの予防に有効とされています。

切り干し大根は生の大根より栄養豊富!?

大根を乾燥させた切り干し大根は、水分が少ない分、カリウム、カルシウム、マグネシウムなど多くの栄養素が凝縮されています。保存も利くのでぜひ活用したい食材です。

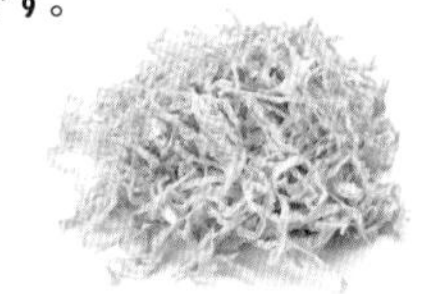

玉ねぎ、ねぎ

玉ねぎ
230g ▼ 76 kcal
100g ▼ 33 kcal

ねぎ類の香り成分にはストレスや冷え解消効果も

玉ねぎに含まれ、涙の誘因とされる硫化アリルは、加熱すると甘み成分へと変化します。また、色素成分であるケルセチンには悪玉コレステロールを減らす働きがあり、血栓を予防します。生、加熱とバランスよく食べるのがおすすめです。

食品 注目成分 免疫力を高める硫化アリル

硫化アリルの一部はアリシンと呼ばれる独特の香り成分。アリシンはねぎ類に共通して含まれており、ウイルスから身体を守り、ビタミンB_1と結合してその吸収率を高めます。また、この香り成分には神経を鎮める効果もあります。

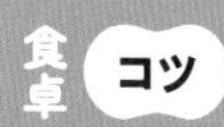

食卓 コツ 生で食べるか、加熱は直前に

アリシンは揮発性なので、長く水にさらしたり、加熱したりすると効果が落ちます。サラダや薬味にして生で食べるほか、ビタミンB_1が豊富な豚肉と組み合わせると吸収率がアップ。ねぎを鍋ものや汁ものの具にするときは食べる直前に入れましょう。

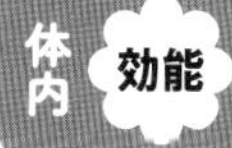

体内 効能 玉ねぎは血液をサラサラに。ねぎはかぜに

玉ねぎは新陳代謝を促し、神経を鎮める作用があり、疲労回復によいとされています。コレステロールの上昇を抑えて、動脈硬化予防にも。ねぎの白い部分には発汗促進、解熱、鎮痛などの作用があり、かぜ薬のような効果があるとされています。

緑の部分もしっかり食べたいねぎの葉の栄養素

ねぎは白い部分よりも、緑の部分にβ-カロテンやビタミンC、カルシウムなどが多く含まれます。わけぎやあさつきにも、ビタミンやミネラルが豊富に含まれています。

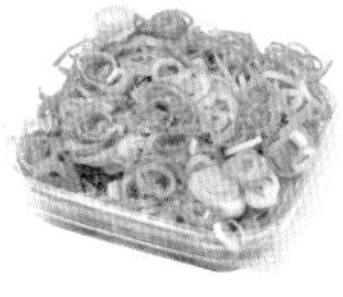

なす

1本 77g ▼ 14 kcal

100g ▼ 18 kcal

活性酸素を除去し、動脈硬化や生活習慣病予防に

紫の色素ナスニンは抗酸化作用のある機能性成分。旬は初夏から秋。各地で小なすや賀茂なすなどいろいろな品種が出回ります。

油で調理すると、皮に含まれる水溶性の色素成分の流出が抑えられ、色が美しくおいしさも閉じこめられます。

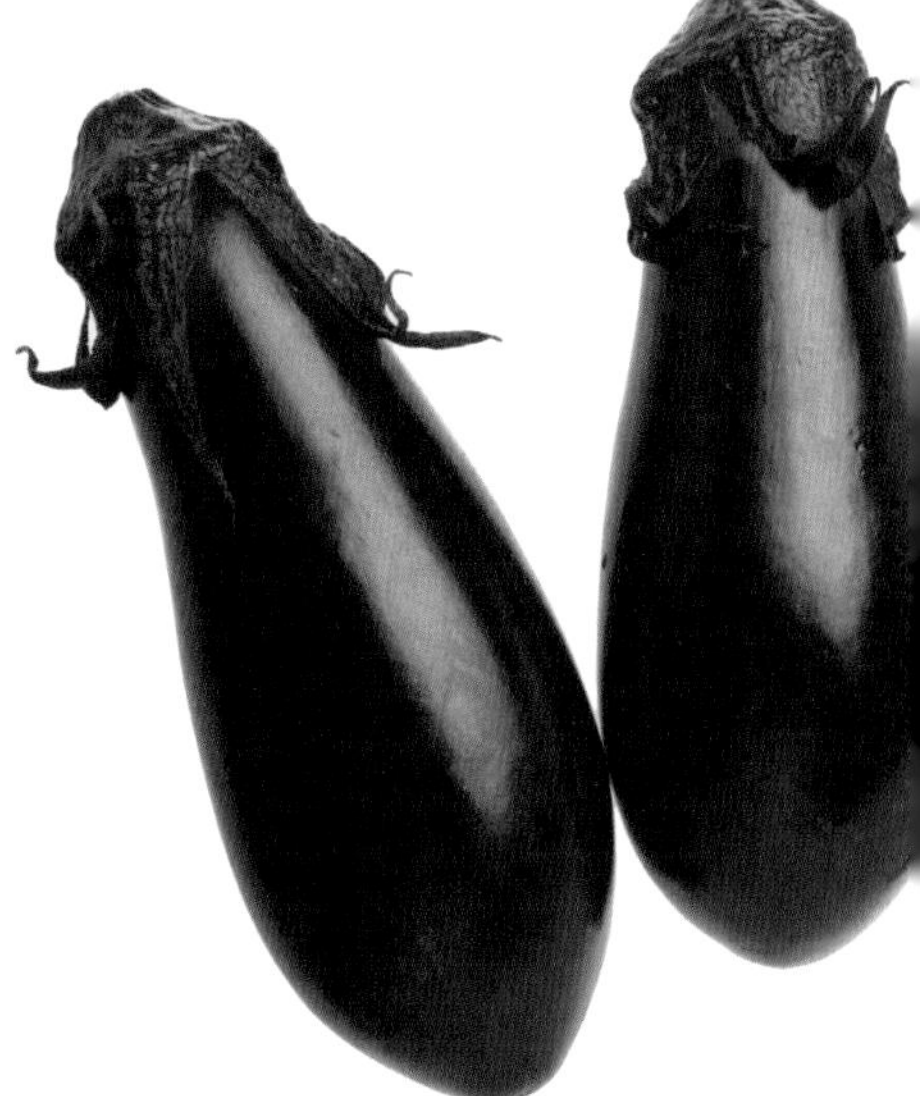

食品 注目成分

紫色の色素成分ナスニン

大半が水分で栄養成分が少ないとされてきましたが、皮にはナスニン（アントシアニンの一種）が、果肉にはクロロゲン酸が含まれ、動脈硬化予防や抗がん作用があることがわかってきました。これらには強い抗酸化作用が期待されています。

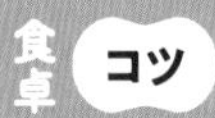

油との相性もばっちり

油をよく吸収する性質があるので、油分をとりたいときや夏バテで食欲減退気味のときには、炒めものや揚げものにすると効率的です。ただしエネルギーを抑えたい人は、油を使わず焼きなすにしたり、漬けものにしたりして皮ごと食べるようにしましょう。

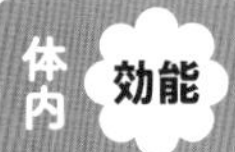

皮の色素が動脈硬化を予防

なすに含まれる色素には活性酸素を消去する働きがあり、動脈硬化など生活習慣病の予防効果が期待されています。また、低エネルギーなので、肥満防止やダイエット中の人にもおすすめ。

なすのことわざのもうひとつの意味

「秋なすは嫁に食わすな」は、姑の嫁いびりの意味のほかに、涼しくなる秋に食べさせると身体を冷やして体調を崩すから、という思いやりの意味があるとの説も。

淡色野菜

もやし、スプラウト、かいわれ大根

豊富な食物繊維が肥満、便秘予防に

もやしは豆などの種子を水に浸して日光に当てないで発芽させたもの。大豆もやし、ブラックマッペもやし、緑豆もやしなども、意外に栄養価値の高い野菜でスプラウトの仲間です。

使いやすい野菜ですが、劣化も早いので、買ったらなるべく早く調理しましょう。

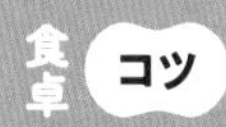

たんぱく質や食物繊維

豆が発芽したもやしは、豆の部分に良質たんぱく質を含み、発芽するともとの豆にはないビタミンCや消化酵素アミラーゼを合成します。スプラウトはかいわれ大根やブロッコリースプラウトなど発芽野菜の総称で、発芽時に合成されるビタミンC・Eを含みます。

食卓 コツ

ビタミン摂取には生

スプラウトは生で食べられるのでサラダなどにするとビタミンCやB群を損失なく摂取できます。もやしのビタミンCは熱や水による損失が大きいので、食感が残る程度にさっと加熱調理を。ゆでるときは塩をひとつまみ加えると、うま味を逃がしません。

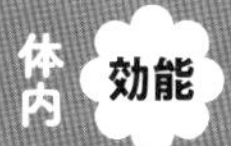

動脈硬化の予防に役立つ

もやしをはじめ、スプラウトにはビタミンCや食物繊維が豊富で便秘や肥満予防に役立ちます。また、腸を掃除する働きのある食物繊維が大腸がん予防などに有効です。かいわれ大根など、辛味のあるものは血栓を防ぐ作用もあります。

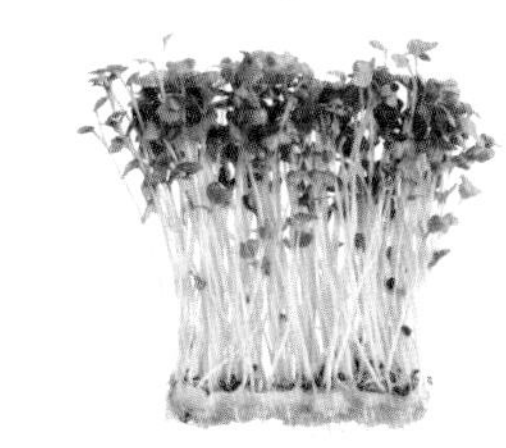

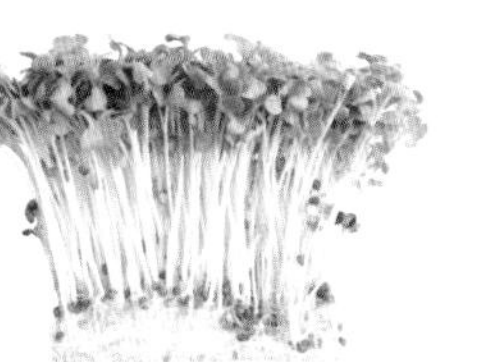

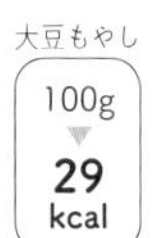

ブロッコリースプラウトには強い抗がん作用

ブロッコリースプラウトにはイオウ化合物の一種であるスルフォラファンが多く含まれます。発がん抑制作用があることが報告されており、注目されています。

しょうが

100g ▼ 28 kcal

香りと辛味の成分が身体を温めかぜに効く

食品 注目成分 ジンゲロンとショウガオール

栄養素は少なくても、機能性成分は豊富。抗酸化作用や強い殺菌作用がある辛味成分ジンゲロンやショウガオールが、生薬として効き目を発揮します。

食卓 コツ 生ものの臭み消しに

一度に多くは食べられませんが、薬味や煮込みなどに頻繁に使いましょう。また、肉類と組み合わせれば肉がやわらかくなり、たんぱく質の消化を助けてくれます。

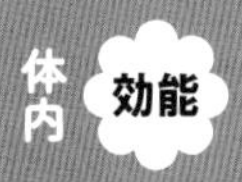

体内 効能 かぜや冷え、生理痛にも

辛味成分ジンゲロンには身体を温め、血行を改善する効果もあります。そのため、かぜのひきはじめや冷え性、また冷え性が原因のぼうこう炎や生理痛緩和に有効とされています。

にんにく

60g ▼ 77 kcal

100g ▼ 129 kcal

強力なスタミナ食材。においが滋養強壮のもと

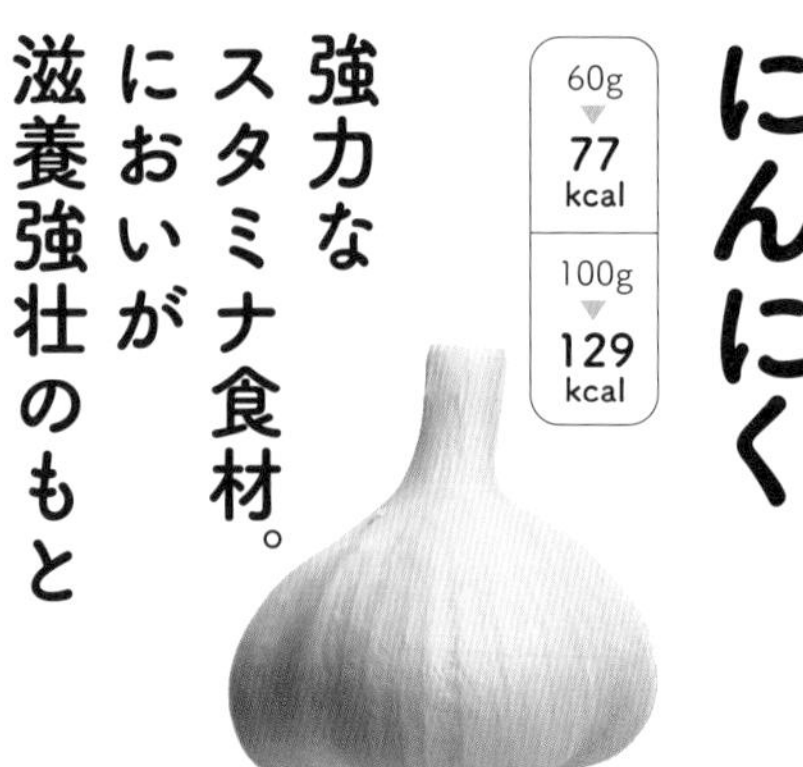

食品 注目成分 疲労回復効果のアリチアミン

においのもとアリシンがねぎ類の中でもっとも多く含まれます。ビタミンB_1と結合し、アリチアミンに変化。吸収が高まり、疲労回復や滋養強壮効果が持続します。

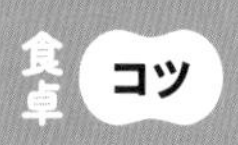

食卓 コツ 刻むのがおすすめ

アリシンは空気に触れると発生するので、刻んだりつぶしたりして食べると効果的です。また油といっしょに調理するとアリシンが分解されにくくなります。

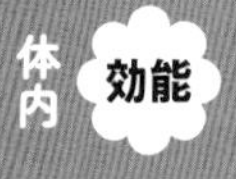

体内 効能 生活習慣病対策に

アメリカのデザイナーフーズ（がん予防効果のある食品リスト）でトップに位置づけられるにんにく。香り成分であるイオウ化合物が豊富に含まれ、抗がん作用が期待されています。

ハーブ

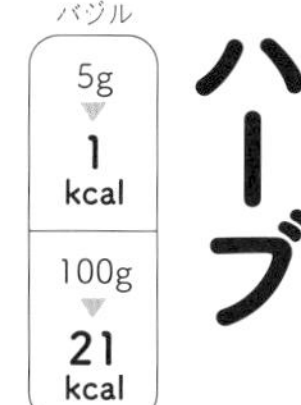

香り成分でリラックス。ハーブ共通の抗酸化作用も

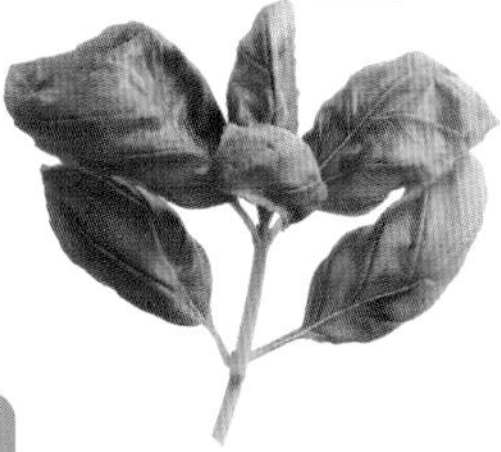

食品 注目成分 食物繊維や精油成分

バジル、オレガノ、タイム、ローズマリー、セージなどのがん予防効果、抗酸化作用はアメリカ国立がん研究所も認めています。神経に働く精油成分を含みます。

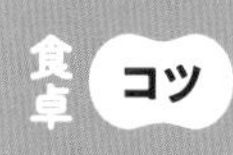

食卓 コツ 香りづけで食欲をそそる

ノンカフェインなので、ハーブティーは寝る前に飲むのがおすすめです。また、肉料理などの臭みとりや、香りづけにも適しています。

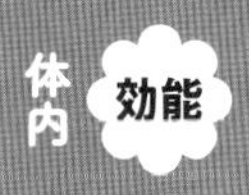

体内 効能 アロマテラピー効果や抗酸化作用でアンチエイジング

がん予防や免疫力アップ、生活習慣病予防効果のほか、ハーブのもつ香りには、神経の疲れや緊張をほぐすアロマテラピー効果も認められています。

とうがらし

乾燥
12g
32 kcal
100g
270 kcal

エネルギー代謝を促し、ダイエットや疲労回復に

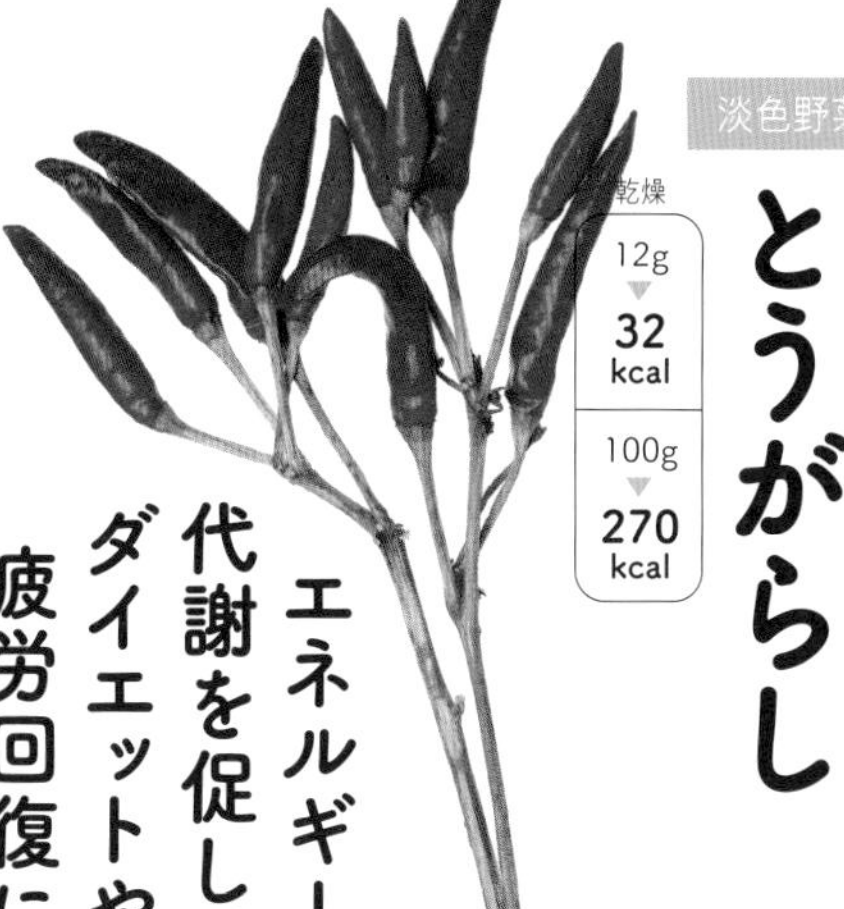

食品 注目成分 脂肪燃焼作用のあるカプサイシン

とうがらし特有の辛味成分カプサイシンには強い抗酸化作用があるほか、新陳代謝を活発にして体脂肪を燃焼させる働きがあります。

食卓 コツ 加熱しても効果は同じ

一度に多量を食べるのは禁物です。とうがらしは加熱調理による成分変化が少ないので、炒めものや煮ものに少しずつ利用しましょう。辛味の少ない品種もあります。

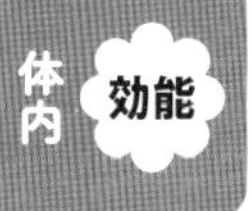

体内 効能 ダイエットや疲労回復に

カプサイシンは、脂肪の代謝を活性化し、肥満予防の効果が。血液の循環を改善して身体を温め、冷え性の解消にも効果的です。

いも、きのこ、海藻

きのこの栄養 不溶性食物繊維が多く天日干しでビタミンDも増加

きのこは低エネルギーで、不溶性の食物繊維が豊富です。ビタミンはB群以外はほとんど含まれませんが、カリウムなどのミネラルが多く含まれます。また、ビタミンD前駆体のエルゴステロールが含まれ、紫外線に当てることで、ビタミンDの含有量が増えます。

いもの栄養 エネルギー源になるデンプンや食物繊維、カリウムが豊富

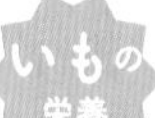

いもの主成分はデンプンで、穀類と同様にエネルギー源になります。このほか食物繊維やカリウムも豊富です。じゃがいもやさつまいもにはビタミンCが多く、加熱しても壊れにくい性質があります。やまのいもにはデンプンの消化を助けるアミラーゼという酵素が含まれます。

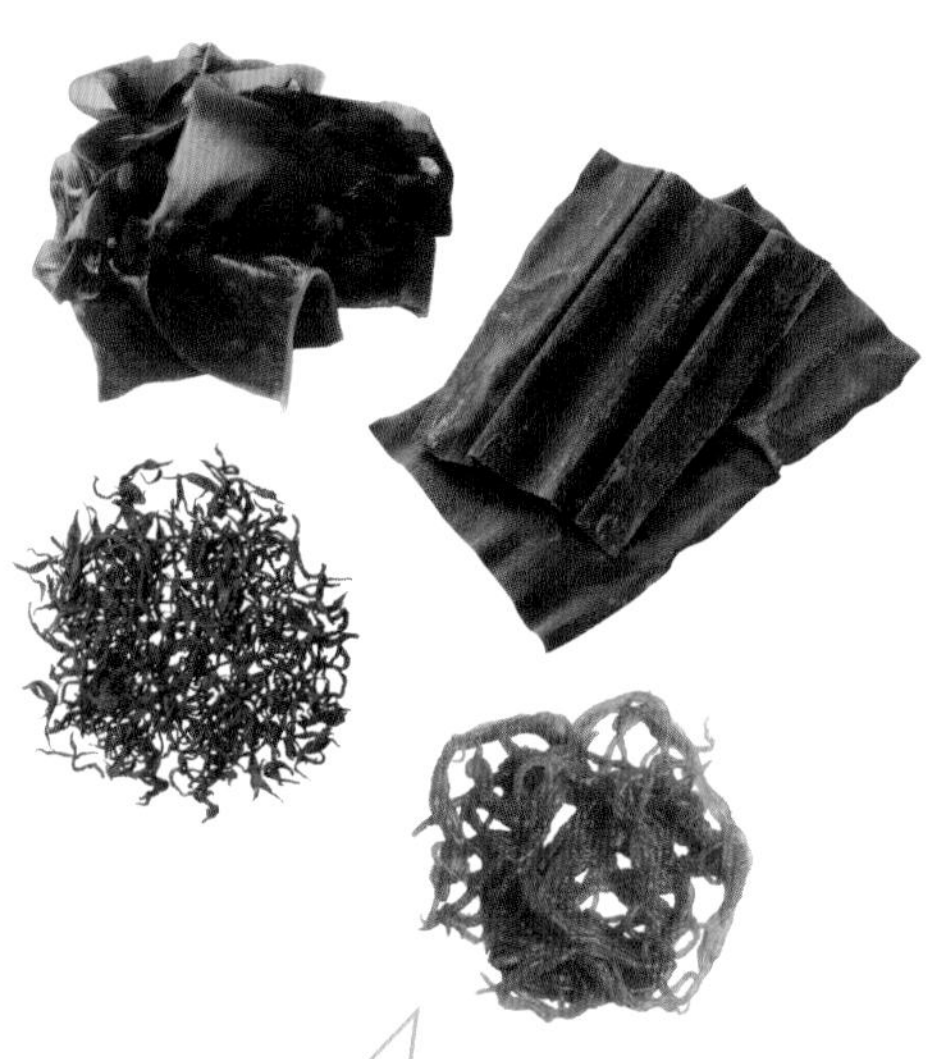

いもの種類と栄養成分の違い 100g中

	エネルギー	ビタミンC	食物繊維
さつまいも	127kcal	25mg	2.8g
じゃがいも	51kcal	28mg	9.8g
さといも	53kcal	6mg	2.3g
やまのいも（ながいも）	64kcal	6mg	1.0g

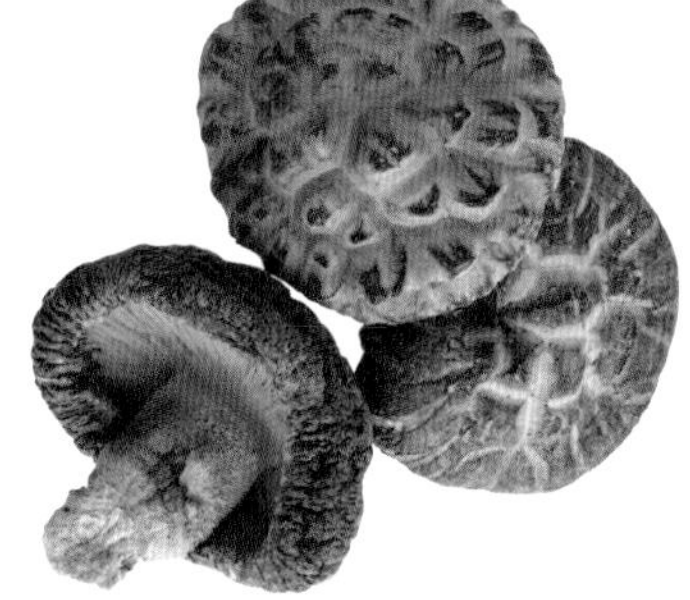

海藻の栄養 健康維持に必要なミネラルが凝縮

海藻類は低エネルギーで、食物繊維やミネラルの供給源として重要です。主成分は食物繊維の一種である多糖類で、抗がん作用などの健康効果が注目されています。カリウム、カルシウム、マグネシウムなどのミネラルの他に、ヨウ素が含まれるのが特徴です。

さつまいも

226g ▼ 287kcal
100g ▼ 127kcal

ビタミンCが豊富。若さを保つ抗酸化食品

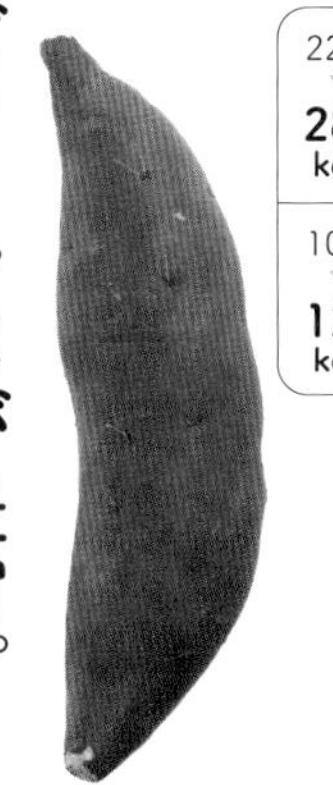

食品 注目成分 便通促進のセルロース、ヤラピン

腸を刺激して便通を促進し、大腸の異物を排出させる不溶性のセルロースやヤラピン（切ったとき出る白い液体）などの食物繊維、余分な塩分を排出するカリウムが豊富。

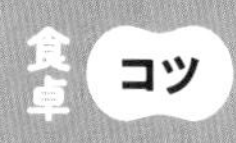

食卓 コツ 皮の色素も丸ごと食べる

いも類のビタミンCはデンプンにガードされ、熱で壊れにくいのが特徴。ゆっくり加熱することで甘味が増します。皮ごと食べるのがおすすめです。

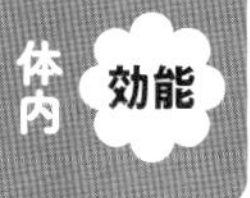

体内 効能 がん予防や便秘に作用

肉質が黄や紫色のさつまいもは抗酸化ビタミンといわれるC、E、β−カロテンを含み、がんをはじめ生活習慣病予防に効果的。食物繊維は便秘の解消にも威力を発揮します。

じゃがいも

メークイン
194g ▼ 99kcal
100g ▼ 51kcal

血圧の上昇を抑え骨や皮膚の健康を維持

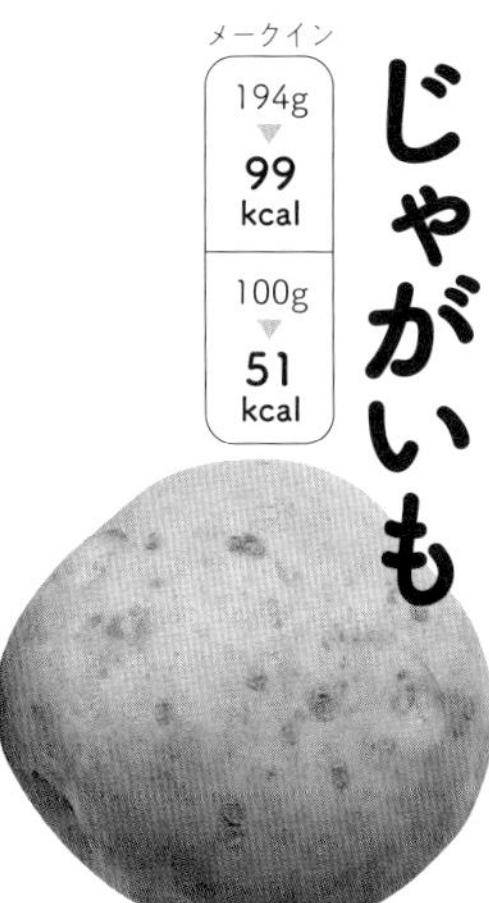

食品 注目成分 カリウムを豊富に含む

主成分は炭水化物（デンプン）ですが、ビタミンCや食物繊維のほか、過剰な塩分を排出するカリウムが豊富。ビタミンCが加熱調理で減少しにくいのが特徴です。

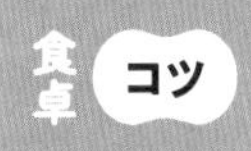

食卓 コツ ゆでるときは皮つきのまま

デンプンが熱で糊化してビタミンCを保護するので、加熱での損失はわずか。切らずに皮ごとゆでると損失を防げます。弱った胃腸には消化のよいスープを。

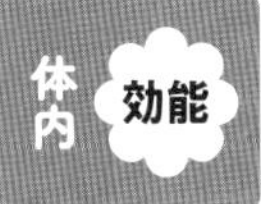

体内 効能 高血圧を予防し皮膚や骨を強化

炭水化物を多く含み、エネルギー源になります。また、カリウムは血圧の上昇を抑え、高血圧の予防に役立ちます。ビタミンCは皮膚や骨の健康維持に有効です。

やまのいも

ながいも

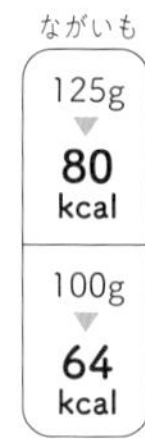

消化酵素の働きと胃の粘膜を保護する多糖類

食品 注目成分 消化を促すアミラーゼを含む

やまのいもには、 アミラーゼなどのデンプン分解酵素が多く含まれています。デンプンの一部が消化のよいかたちとなって含まれているため、 生食ができる特異な「いも」 です。

食卓 コツ おろして生で食べる

やまのいもはすりおろしてとろろや、せん切りで食べるのが効果的。 だし汁でのばす場合は、 消化酵素の働きを失わないよう 60℃以上にしないことがポイント。

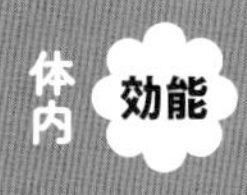

体内 効能 消化促進や胃弱の緩和、滋養強壮に

アミラーゼなどが消化を促してくれます。 また、 たんぱく質と多糖類が結合した粘性物質が多く含まれ、 胃の粘膜を保護し、 胃炎や潰瘍を予防します。

こんにゃく

160g
8 kcal
100g
5 kcal

ダイエットフードの定番。腸を掃除して老廃物を排出

食品 注目成分 食物繊維グルコマンナン

こんにゃくに含まれている食物繊維はグルコマンナン。 腸内の優秀な掃除屋で、 消化器官を通過する過程で老廃物を排出してくれます。

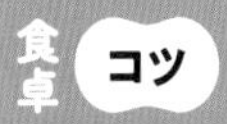

食卓 コツ 独特の食感を楽しむ

こんにゃく自体にはカロリーはほとんどありません。 調理する場合は、 炊き合わせやほうれん草との白あえなど、ほかの食品を組み合わせて味や食感を楽しみましょう。

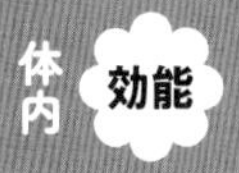

体内 効能 脂質異常症や糖尿病の予防にも

グルコマンナンには血中コレステロール上昇の抑制、 血糖値正常化の働きがあり、 脂質異常症や糖尿病の予防に効果的。 低エネルギー食品として便秘改善やダイエットにも有効です。

えのきたけ

85g 29kcal / 100g 34kcal

うま味成分が豊富でエネルギー代謝を促進

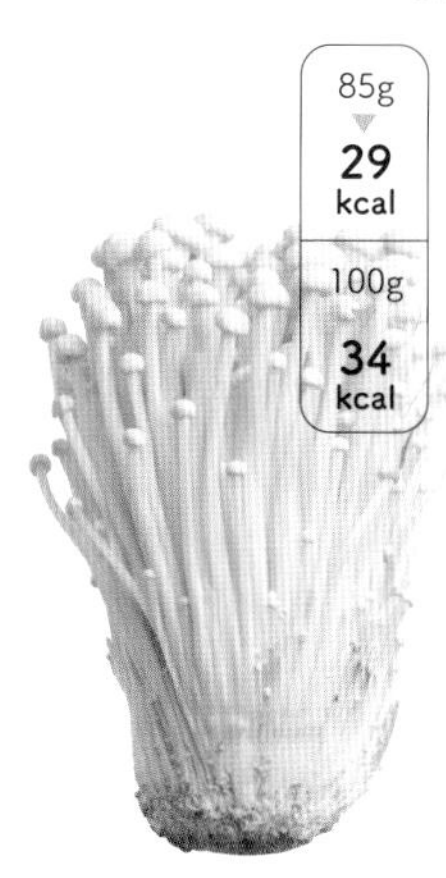

食品 注目成分

ビタミンDにかわるエルゴステロール

エルゴステロールというビタミンD前駆体が含まれ、紫外線に当てることでビタミンD含量を増やすことができます。また、β-グルカンも含まれ、免疫力アップ効果が期待されています。

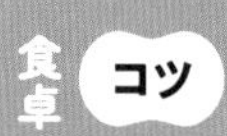

食卓 コツ

汁ものや炒めもので

独特のぬめり成分や、グルタミン酸やグアニル酸などのうま味成分も丸ごと摂取できる調理法がおすすめ。みそ汁やスープ、炒めものなどに活用しましょう。

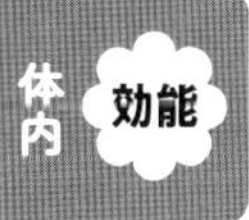

体内 効能

身体の調子を整え、代謝を促す

きのこの中では比較的ビタミンB_1やナイアシンが多く含まれるので、エネルギー代謝を促進します。きのこに共通して食物繊維やカリウムも豊富です。

エリンギ

50g 16kcal / 100g 31kcal

低エネルギーで食物繊維が豊富。生活習慣病や高血圧予防に

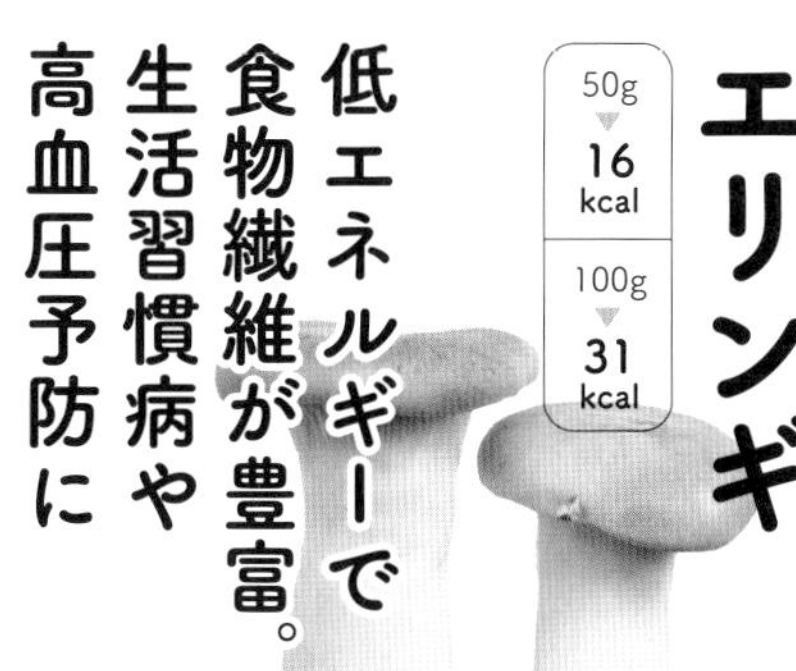

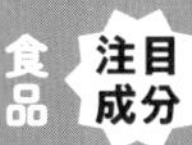

食品 注目成分

豊富なビタミンD

ビタミンDは日光浴により皮膚からも合成できますが、屋外に出る機会が少ない人、過度に紫外線をカットしている人は不足気味。ビタミンDの供給源としてきのこを活用しましょう。

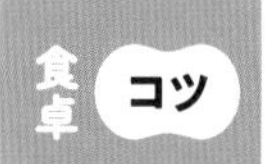

食卓 コツ

肉料理などの付け合わせに

香りは少なめですが、まつたけに似た食感が楽しめ、ジャンルを問わずさまざまな料理に活用できます。食物繊維が多く、コレステロール排泄作用があるので、肉料理に組み合わせて。

体内 効能

生活習慣病の予防に

低エネルギーで食物繊維が豊富なので、肥満や生活習慣病の予防に役立ちます。また、カリウムも多く含まれるので、高血圧の予防にも有効です。

しいたけ

12g ▼ 3 kcal

100g ▼ 25 kcal

干ししいたけはビタミンDの宝庫。生活習慣病に有効な成分も豊富

食品 注目成分

免疫力を高めるβ-グルカン

多糖類であるβ-グルカンのレンチナンには免疫力を高めてがんを予防する働きが、エリタデニンには血中コレステロールを下げる作用が注目されています。

食卓 コツ

グアニル酸のうま味をいかして

しいたけにはうま味成分であるグアニル酸が豊富に含まれます。乾燥させてうま味成分を凝縮させた干ししいたけは、和食のだしとして欠かせない食材です。

体内 効能

骨粗しょう症を予防

紫外線の作用でビタミンD量が増加するので、生しいたけはかさを下にし天日干しして栄養価値をアップさせましょう。カルシウムの吸収率を高めることができ、骨粗しょう症の予防に有効です。

なめこ

100g ▼ 21 kcal

水溶性の食物繊維が豊富。血圧抑制効果も

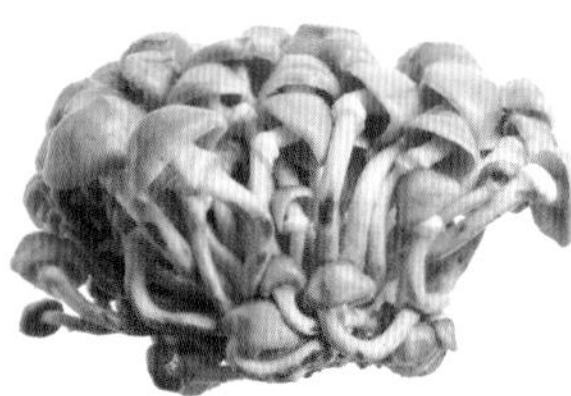

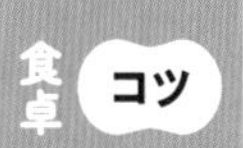

食品 注目成分

代謝を助けるビタミンB群

ビタミンB_1・B_2、ナイアシンなどのビタミンB群が比較的多く含まれ、糖質などのエネルギー代謝をサポートします。ぬめり成分には胃の粘膜を保護する作用があるといわれています。

食卓 コツ

ぬめり成分を除去しすぎない

みそ汁の具にしたり、大根おろしとあえたり、和風料理に。できるだけぬめり成分を損失しない食べ方をくふうしましょう。

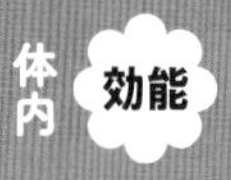

体内 効能

コレステロール上昇や血糖上昇の抑制に

全体がゼラチン質の粘性物質で覆われ、独特のぬめりと食感が特徴。きのこの中では水溶性食物繊維の割合が高く、血中コレステロール上昇の抑制、血糖上昇の抑制などが期待できます。

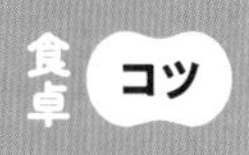

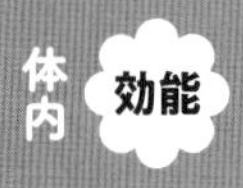

のり（あまのり）

焼きのり

3g ▼ 10kcal

100g ▼ 297kcal

保存性に優れミネラルが豊富。緑黄色野菜に匹敵するβ-カロテンも

食品 注目成分 たんぱく質やビタミンもたっぷり

海藻の中ではたんぱく質の含有量が多く、アミノ酸組成バランスも大豆に匹敵するほど。また、主要なビタミン（β-カロテン・B群・C）やミネラルも、ほとんど含まれています。

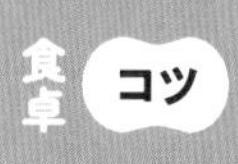
食卓 コツ 日常的な摂取を心がけて

ビタミンの他に食物繊維も多く含まれます。1食で食べる量はわずかですが、β-カロテンは緑黄色野菜よりも豊富。日常的に活用して不足しがちな微量栄養素をおいしく摂取しましょう。

体内 効能 抗酸化作用がある色素成分

あまのりは、てんぐさ（寒天の原料）と同じ紅藻類に分類され、ゼアキサンチン、ルテインなどの特有の色素成分を含んでいます。カロテノイドの一種で、強い抗酸化作用があります。

こんぶ

まこんぶ乾燥

10g ▼ 17kcal

100g ▼ 170kcal

ヨウ素が多く含まれる。新陳代謝や成長促進に重要

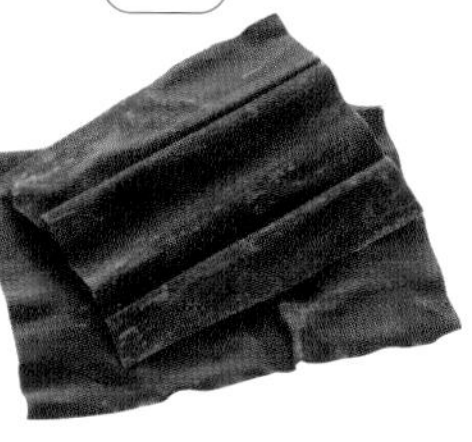

食品 注目成分 成長や代謝を促進するヨウ素

海藻類の中でも、こんぶにはヨウ素が特に多く含まれます。新陳代謝を活発にしたり、成長を促進したりする甲状腺ホルモンの成分として、とくに育ち盛りには不可欠です。

食卓 コツ グルタミン酸がうま味のもとに

うま味成分であるグルタミン酸が豊富に含まれ、和食の味のベースとして欠かせない食材です。だしをとった後も、細かく刻んでつくだ煮にするなど、食物繊維もむだなくとりましょう。

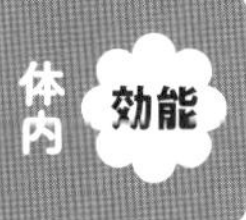
体内 効能 生活習慣病を防ぐポリフェノール

こんぶなどの褐藻類には、フロロタンニンというポリフェノールの一種が含まれ、抗酸化作用、抗炎症作用、抗菌作用などが報告されています。カリウムも多く、高血圧の予防にも。

ひじき

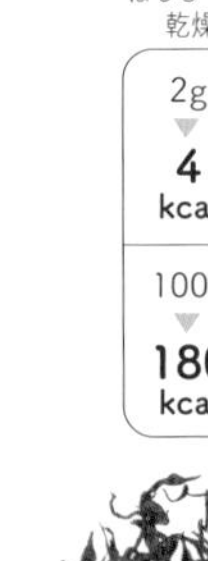

褐藻類に特有の色素成分フコキサンチンに生活習慣病予防効果

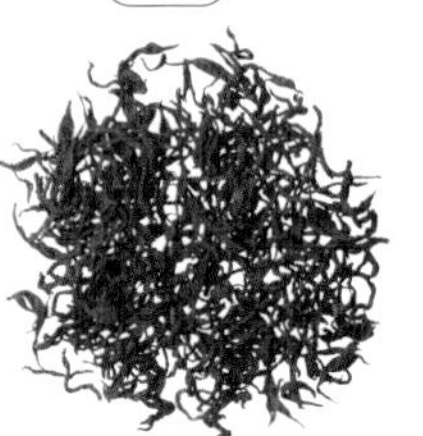

食品 注目成分 甲状腺ホルモンの成分となるヨウ素

ひじきはヨウ素の含有量がトップクラス。海藻をよく食べる日本人はヨウ素不足は少なく、とりすぎの心配があることから、食事摂取基準では耐容上限量が設けられています（P209）。

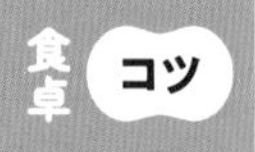

ビタミンCとセットでカルシウムを摂取

カルシウムの供給源としてもおすすめです。ビタミンCを多く含む野菜やいも類といっしょにとると吸収率が高まるので、サラダや煮もの、チャーハン、炊き込みごはんなどに。

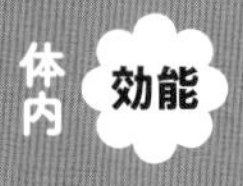

フコキサンチンが抗肥満・抗糖尿病の効果

ひじきをはじめ、わかめ、こんぶ、もずくなどの褐藻類の色素成分であるフコキサンチンには、抗酸化作用があるほか、肥満や糖尿病の予防効果があると期待されています。

わかめ

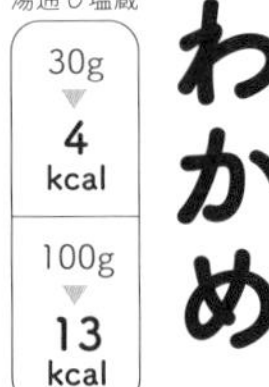

不足しがちな食物繊維やミネラルの貴重な供給源

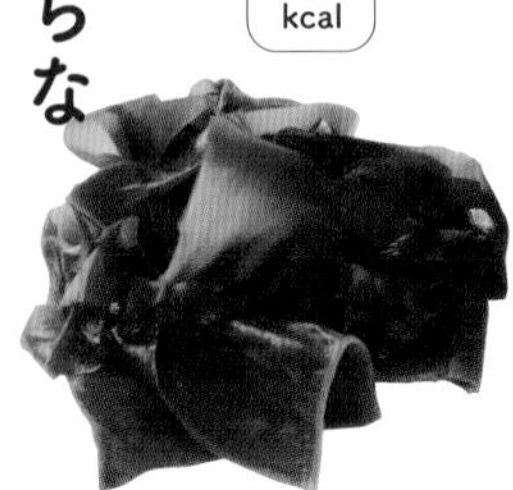

食品 注目成分 ミネラルの宝庫

海藻には海水中のカリウム、カルシウム、マグネシウムが凝縮しています。このほかにも、鉄、亜鉛、銅、ヨウ素などのミネラルが含まれています。

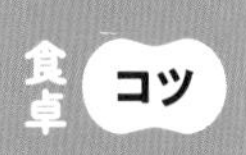

生か素干しのものを

生わかめや乾燥わかめ（カットわかめ）にはカリウムが豊富です。とくに板わかめに多く、損失なく利用できます。

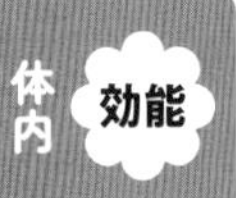

抗がんや抗アレルギーの効果

フコイダン、アルギン酸など粘質性の多糖類、いわゆるぬめり成分が豊富です。食物繊維の一種で、血中コレステロール上昇抑制作用、抗がん作用、抗アレルギー作用が報告されています。

果物

果物は野菜と同様にビタミン、ミネラルや食物繊維などの機能性成分の供給源になります。健康維持のためには1日200 gとるとよいとされています。

酵素と栄養 果物の酵素が肉をやわらかくする効果も

パイナップルやキウイフルーツ、パパイヤなどには、たんぱく質分解酵素が含まれています。加熱せず、生で使うことで、その働きを生かすことができます。肉を焼く前に、カットして混ぜたり、果汁を加えたりすると、肉がやわらかくなり、消化もよくなります。あるいは肉料理のデザートとしても。

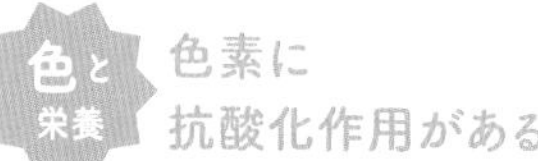

色と栄養 色素に抗酸化作用がある

果物の鮮やかな色は、紫外線の害から身を守るためにつくりだされたもの。たとえば代表的な色素成分として、アントシアニン（ぶどう、いちご、りんごなど）、リコペン（すいかなど）、β-クリプトキサンチン（みかんなど）があり、いずれにも抗酸化作用があります。

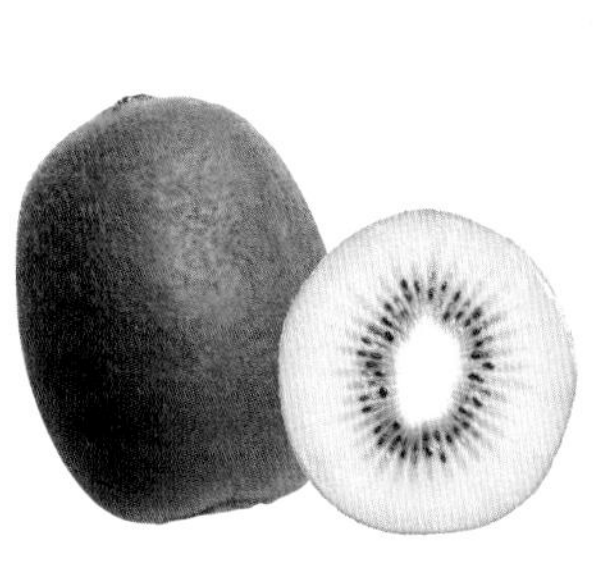

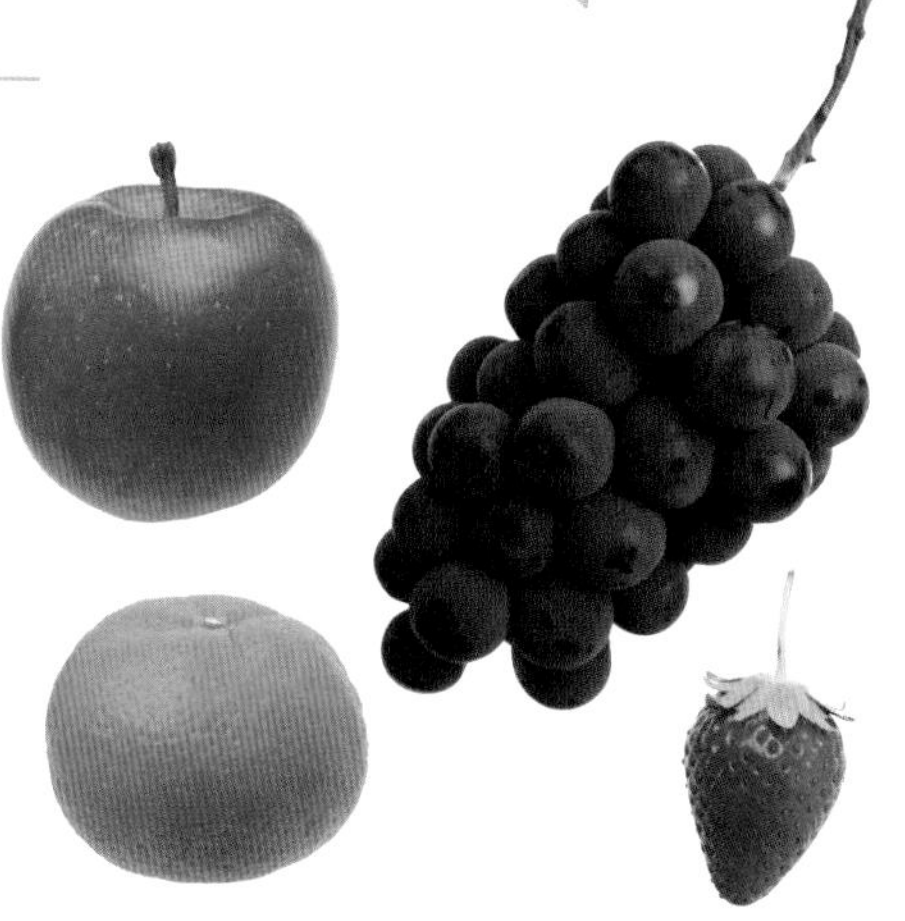

加工と栄養 搾りたてなら栄養を逃さない

果物にはビタミンCが多く含まれますが、搾汁して空気に触れたり、加熱したりすることで、減少してしまいます。果実ジュースを利用するなら市販品より手作りのほうがおすすめ。できたてを手作りですぐに飲むほうが栄養を逃しません。効率よく摂取するには、果物をそのまま食べるのがいちばんです。

バレンシアオレンジの加工によるビタミンC含有量の違い

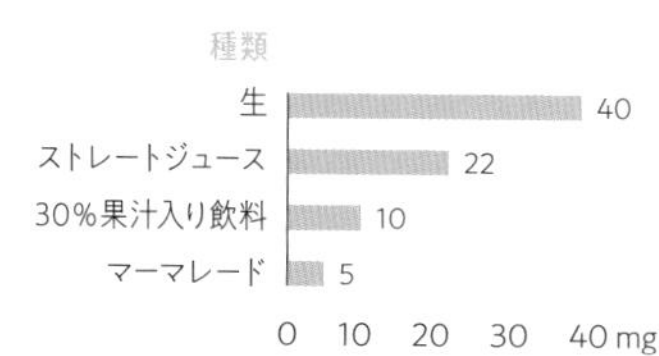

いちご

100g ▼ 31kcal

美肌効果のビタミンC量は果物の中でもトップクラス

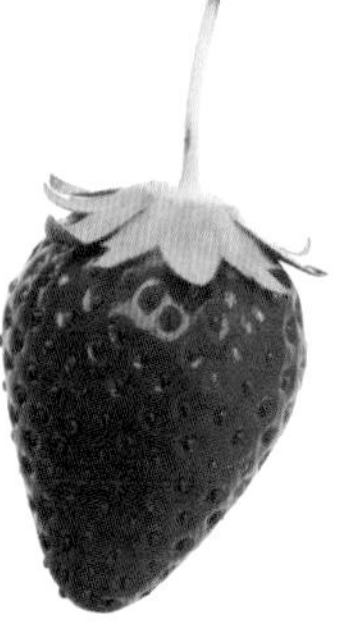

食品 注目成分

ポリフェノールの一種アントシアニン

ビタミンCとともに注目したいのが、赤い色素のアントシアニン。ポリフェノールの一種で、抗酸化作用や眼精疲労を防ぐ働きが期待されています。

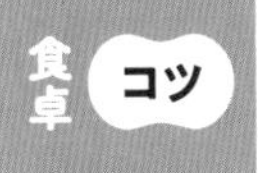

生で食べるのがいちばん

ビタミンCは水溶性で加熱にも弱いため、いちごは生がいちばん。水洗いをするときはヘタをつけたままのほうが水っぽくならず、ビタミンCの流出も少なくすみます。

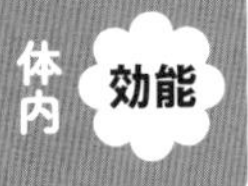

コラーゲンの生成を助ける美肌効果

豊富なビタミンCは、コラーゲンの生成を助けて、肌を健康に保ってくれます。また、葉酸も多く含まれるので、妊娠初期の女性は積極的にとるとよいでしょう。

柿

264g ▼ 166kcal

100g ▼ 63kcal

活性酸素を消去してくれる抗酸化成分がたっぷり

食品 注目成分

抗がん作用のあるβ－クリプトキサンチン

豊富なβ−カロテン、そのほかのビタミンに加えて、活性酸素を除去する渋味成分タンニンや、強い抗酸化作用がある黄色素β−クリプトキサンチン、赤色素リコペンも豊富。

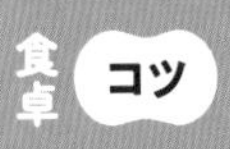

生のまま丸ごと食べよう

ビタミンC含有量は温州みかんよりも豊富です。生のままデザートとして、おいしく効率よく摂取しましょう。なます、白あえなど料理に用いても。

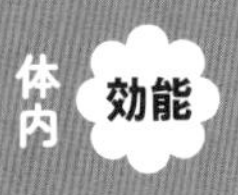

活性酸素を消去しがん予防に

抗酸化ビタミンβ−カロテンやビタミンC、色素成分にがん抑制効果が期待されます。カリウムや食物繊維も多く含まれるので、生活習慣病の予防にも役立ちます。

キウイフルーツ

120g ▼ 61kcal
100g ▼ 51kcal

酵素のアクチニジンがたんぱく質を分解

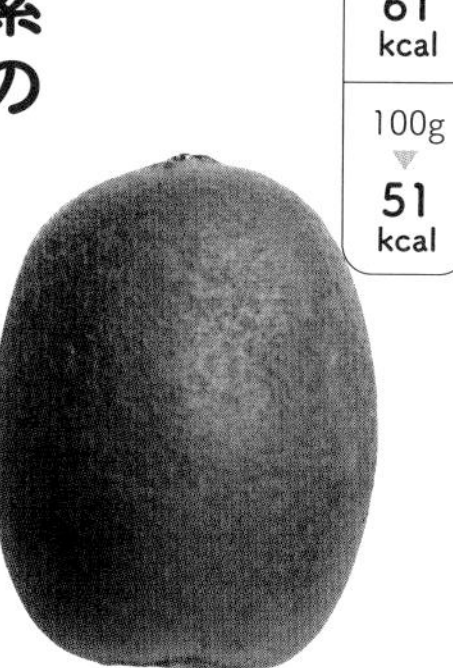

食品 注目成分
たんぱく質分解酵素アクチニジン

ビタミンCが豊富なうえ、アクチニジンを多く含んでおり、肉や魚などのたんぱく質を分解する効果に優れています。

食卓 コツ
ヨーグルトに混ぜて整腸効果

ヨーグルトに混ぜると整腸作用がありおすすめですが、アクチニジンの働きでたんぱく質が分解され苦味が出てくるので、すぐ食べましょう。肉料理のデザートにすると消化が助けられます。

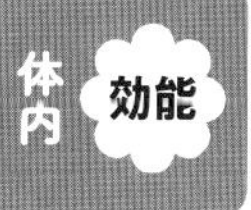

消化不良や慢性便秘の解消

食物繊維ペクチンは便通を促進し、アクチニジンは胃もたれ解消に働きます。ビタミンCは抗酸化作用があり、老化やがん予防の効果が期待できます。

梨

255g ▼ 97kcal
100g ▼ 38kcal

水分やカリウムの補給源として残暑の疲れを解消

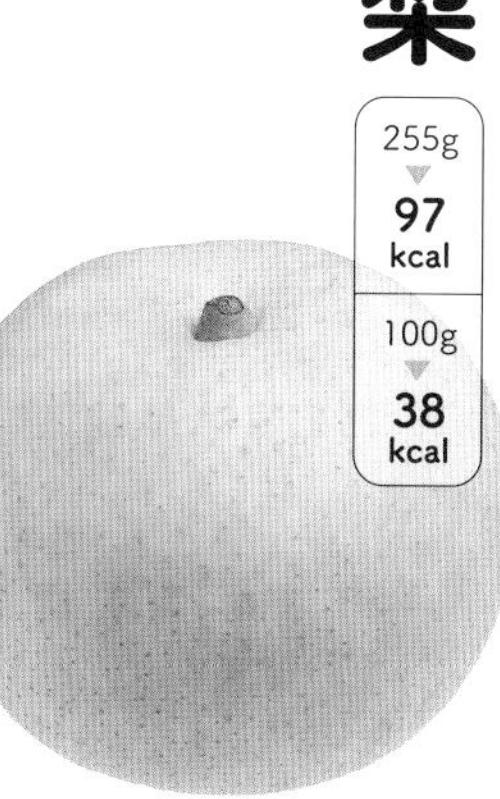

食品 注目成分
ペクチンやリグニンなどの食物繊維

梨特有のザラザラした食感は石細胞（リグニンなどからなる厚壁細胞の一種）によるもの。整腸作用や生活習慣病の予防に有効です。

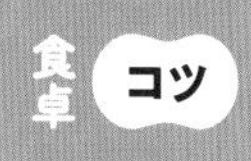

清涼感のある甘みで夏バテ予防

梨には糖アルコールのソルビトールが多く含まれるため、さわやかな甘さが楽しめます。残暑は汗をかいてカリウムや水分が失われやすいので、梨でおいしく栄養補給しましょう。

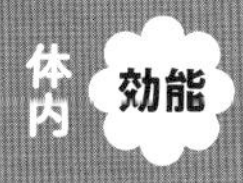

高血圧や動脈硬化などの生活習慣病予防

ビタミンの含有量は少なめですが、カリウムが豊富で、高血圧の予防に有効です。また、ポリフェノールの一種であるケルセチンが含まれ、抗酸化作用が期待されます。

バナナ

90g ▼ 84 kcal

100g ▼ 93 kcal

消化吸収が抜群。速効性の高いエネルギー源

食品 注目成分　高カロリーなので エネルギー補給に最適

果物の中では炭水化物がもっとも多く含まれることから、バナナ１本でごはんお茶わん半杯分のエネルギーに相当します。ビタミンやカリウム、食物繊維も含まれます。

食卓 コツ　消化・吸収がよく 便秘予防にも効果的

カロリーが高く、消化・吸収に優れているので、スポーツ後や疲労時、病みあがりなどにもおすすめ。また、食物繊維が豊富なので、便秘には毎日１本食べると効果的。

体内 効能　エネルギー補給や 腸内環境の改善に

吸収の早い糖分を含むため、すばやくエネルギーを摂取したい人におすすめ。豊富に含まれる食物繊維は腸内環境の改善に役立ちます。

ぶどう

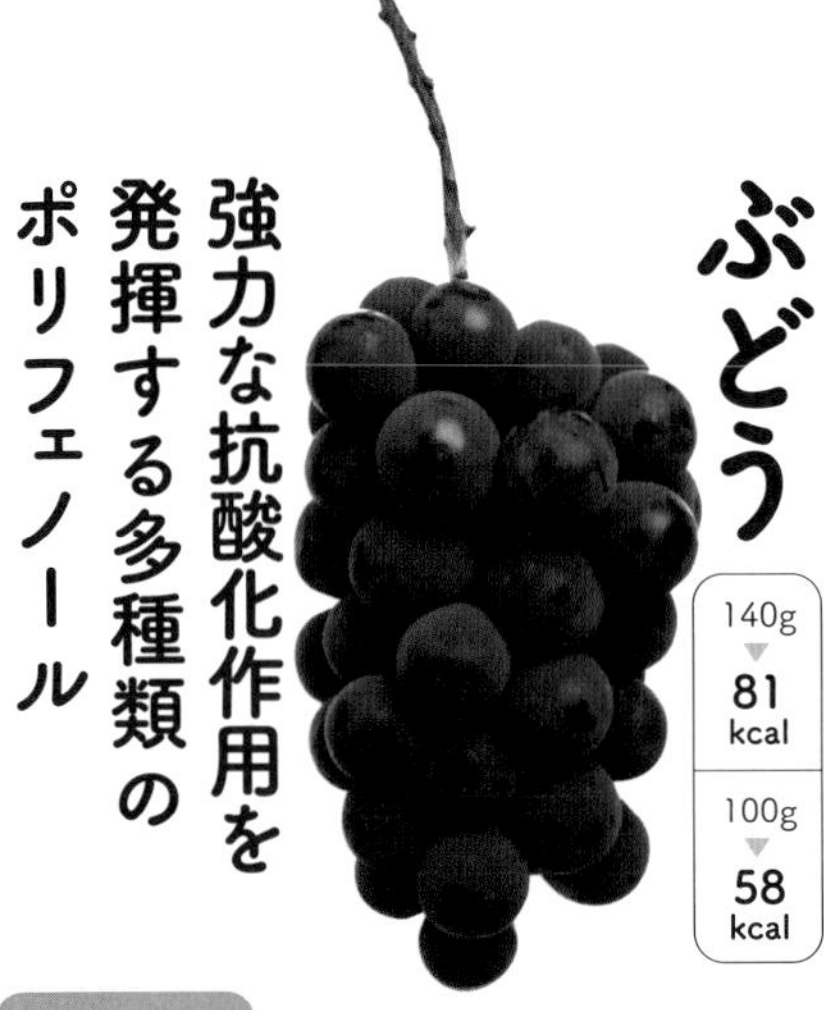

140g ▼ 81 kcal

100g ▼ 58 kcal

強力な抗酸化作用を発揮する多種類のポリフェノール

食品 注目成分　果皮のポリフェノール

アントシアニンやフラボノイド色素などポリフェノールを多種類含みます。これらの強い抗酸化作用によって、動脈硬化の予防効果などが期待されます。

食卓 コツ　肉体疲労時には 生かジュースで

ぶどうの果糖は吸収されやすいので、病中病後などにはジュースで。また干しぶどうは鉄が豊富ですが、糖分も多いので食べすぎには注意が必要です。

体内 効能　抗酸化作用で 生活習慣病を予防

ぶどうに多種類含まれているポリフェノールには、強い抗酸化作用があり、動脈硬化や脳卒中など循環器系疾患の予防に効果が期待されています。

ブルーベリー

35g ▼ 17 kcal

100g ▼ 48 kcal

網膜の色素の再合成を促すアントシアニンを多く含む

食品 注目成分

青紫の色素アントシアニン

ブルーの色素成分は、水溶性のアントシアニン。目の細胞に存在する色素ロドプシンの再合成作用を促すとされています。

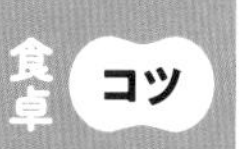

食卓 コツ

生食かジャムなどに加工して

アントシアニンは、水溶性なので、ブルーベリーは生で食べるのがおすすめ。あるいはジャムにしてヨーグルトやパンなどに合わせて。

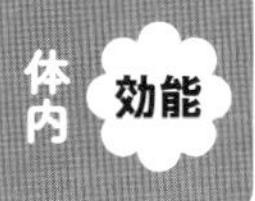

体内 効能

細胞の老化やがんをブロック

アントシアニンは、強い抗酸化作用もあり老化やがんの予防効果も期待できます。また食物繊維も多いので便秘解消に役立ちます。

プルーン

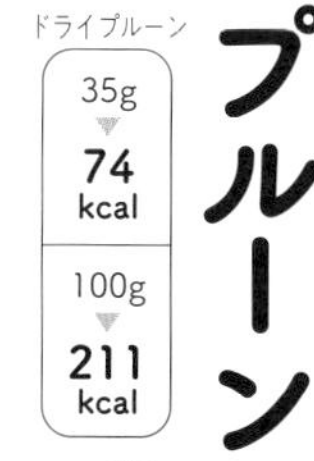

ドライプルーン

35g ▼ 74 kcal

100g ▼ 211 kcal

鉄やカルシウムなど女性の必須栄養素を含む

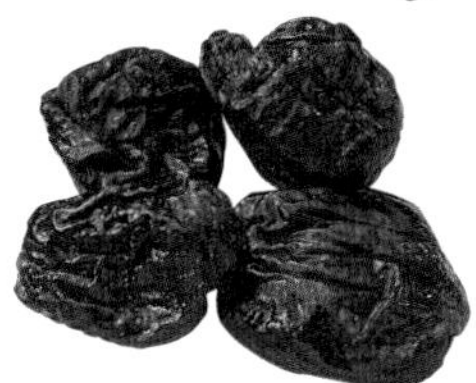

食品 注目成分

β－カロテン、ミネラル、食物繊維が凝縮

プルーンには食物繊維やβ－カロテンが多く含まれます。とくにドライプルーンは鉄やカルシウム、カリウムなどのミネラルも凝縮され、栄養分に富んだ食品です。

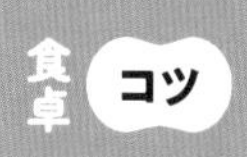

食卓 コツ

煮込み料理にもおすすめ

プルーンには、生・ドライともにカリウムが含まれているため、余分な塩分を排出する働きも。ドライプルーンは洋風煮込み料理など加熱調理にもおすすめです。

体内 効能

便秘解消、貧血や骨粗しょう症の予防に

ドライプルーンは水分が少ない分、生に比べて鉄が多く貧血予防に。カルシウムは骨粗しょう症予防に役立ち、骨を強化。また食物繊維も多く、便秘解消に効果があります。

みかん

118g ▼ 58 kcal
100g ▼ 49 kcal

ビタミンCの宝庫で注目の抗がん物質も豊富

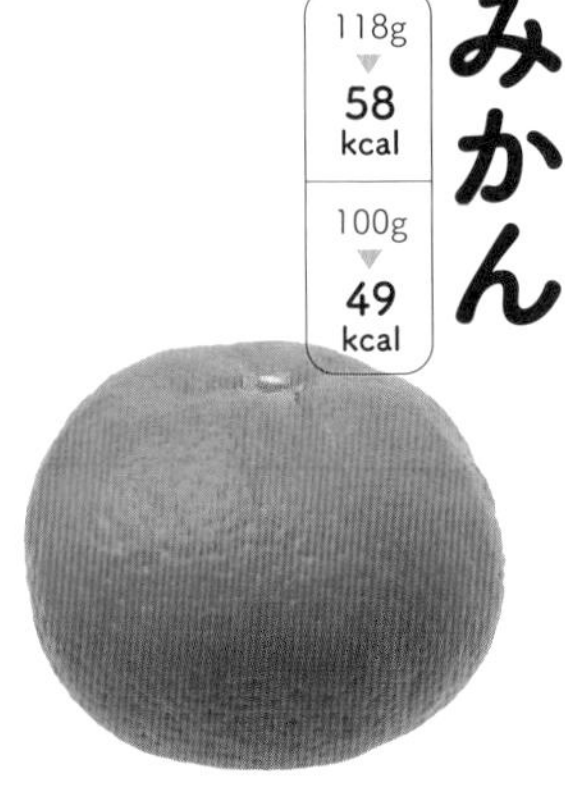

食品 注目成分 抗酸化物質 β－クリプトキサンチン

みかんの色素の一種は、近年注目の成分でもあるβ−クリプトキサンチン。β−カロテンとともに強い抗酸化作用を発揮し、発がん性物質から細胞を守る働きが期待されます。

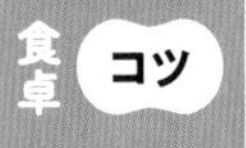

すじや袋もいっしょに食べる

捨ててしまいがちなすじや袋には、ポリフェノールの一種ヘスペリジンが含まれ、抗酸化作用が期待されます。袋には食物繊維も豊富なので、除かず食べましょう。

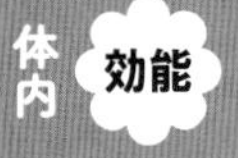

かぜの予防にもぴったり

代表的な栄養素はビタミンC。冬場はかぜの予防に役立ちます。また、色素成分であり、体内でビタミンAとして働くβ - カロテンも多く含まれ、免疫力アップに有効です。

桃

212g ▼ 81 kcal
100g ▼ 38 kcal

ペクチンなどの食物繊維が豊富。渋味成分には抗酸化作用が

食品 注目成分 抗酸化成分カテキン、クロロゲン酸

桃には渋味成分であるカテキン、クロロゲン酸などのポリフェノールが含まれ、抗酸化作用が期待できます。また、黄肉種やネクタリンには同様に抗酸化力をもつβ - カロテンも含まれます。

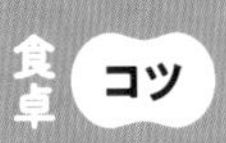

生食で水溶性栄養成分を摂取

水溶性のビタミンCも含むので、生のまま摂取するのがおすすめ。加熱するならオリゴ糖を加えたコンポートをつくり、ヨーグルトと食べれば、便秘改善効果が期待できます。

ペクチンが大腸がんを予防

水溶性と不溶性の食物繊維が含まれ、とくに水溶性のペクチンが豊富です。大腸がんの予防、血糖値の上昇抑制、血中コレステロールの上昇抑制などが期待できます。

りんご

316g ▼ 167 kcal

100g ▼ 53 kcal

多量に含まれるペクチンやカリウムがおなかに優しい

食品 注目成分 カリウム、食物繊維 ポリフェノールなど

りんごにはカリウムが多く含まれています。また、ペクチンなどの食物繊維も豊富。ポリフェノールの一種であるケルセチンも含まれ、活性酸素を消去する働きが期待されています。

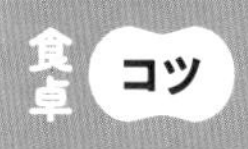

おろしりんごでも 丸ごと・皮ごとでも

ペクチンは整腸作用があります。下痢のときは果肉をすりおろして食べるとよいでしょう。便秘の場合は皮ごと丸かじりして食べましょう。皮の色は抗酸化成分のアントシアニンです。

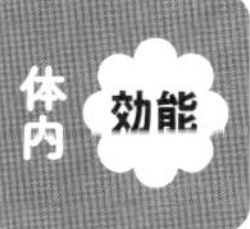

高血圧をはじめ 生活習慣病を防ぐ

カリウムやペクチンは高血圧の予防に有効です。水溶性食物繊維のペクチンには、脂質異常症や糖尿病の予防効果も期待されています。

レモン

152g ▼ 65 kcal

100g ▼ 43 kcal

ビタミンC量はトップクラス。疲労回復のほか美肌効果も

食品 注目成分 ビタミンCと 香り成分リモネン

ビタミンCはかんきつ類の果肉に共通して多く含まれます。レモンの果皮にはリモネンなどの香り成分が多く含まれています。

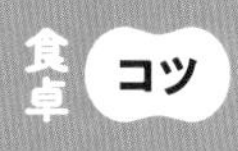

有効成分の多くが果皮に

ビタミンCは壊れやすいので、切るのは食べる直前に。多くの有効成分は果皮にあるので、農薬や防カビ剤を使わない国内産で、皮ごと活用するのがベター。

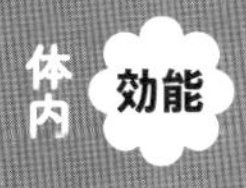

かぜや感染症の予防や 肌のトラブルに有効

豊富に含まれるビタミンCは、ウイルスへの抵抗力を高め、かぜなどの予防に。またメラニン色素を減らす効果があるので、シミ・ソバカス対策にも。

種実、調味料、嗜好飲料

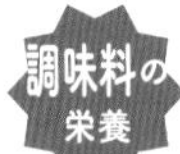

植物油には必須脂肪酸が、みそは大豆の成分が凝縮

植物油には必須脂肪酸のリノール酸やα-リノレン酸、ビタミンEが多く含まれています。みそには大豆由来の栄養成分が含まれ、発酵・熟成によりアミノ酸やビタミンがさらに増えます。植物油は高脂肪、みそは高塩分ですが、適度に活用することで食事全体の栄養バランスを高めましょう。

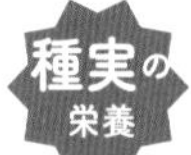

リノール酸などの不飽和脂肪酸やビタミンEが豊富

種実とは、ごま、くるみ、アーモンドなど植物の種子のこと。オレイン酸やリノール酸などの不飽和脂肪酸をはじめ、ビタミンB群・E、食物繊維などが豊富に含まれています。栗やぎんなんも種実に分類されますが、これらは炭水化物が多く、脂質はあまり含まれていません。

必須脂肪酸の種類と多く含む食品

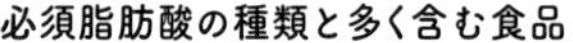

脂肪酸の種類	
リノール酸	大豆油 ごま油 サフラワー（紅花）油 コーン油 くるみ　など
α-リノレン酸	アマニ油 えごま油 しそ油 キャノーラ（菜種）油 など

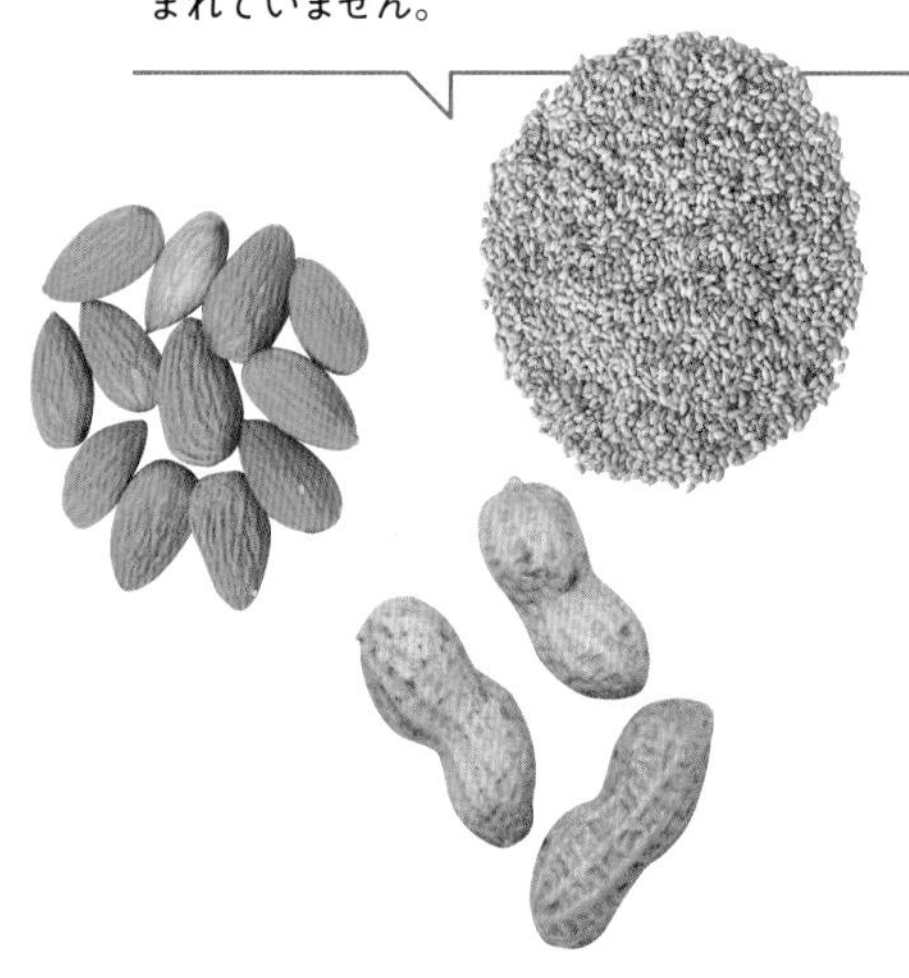

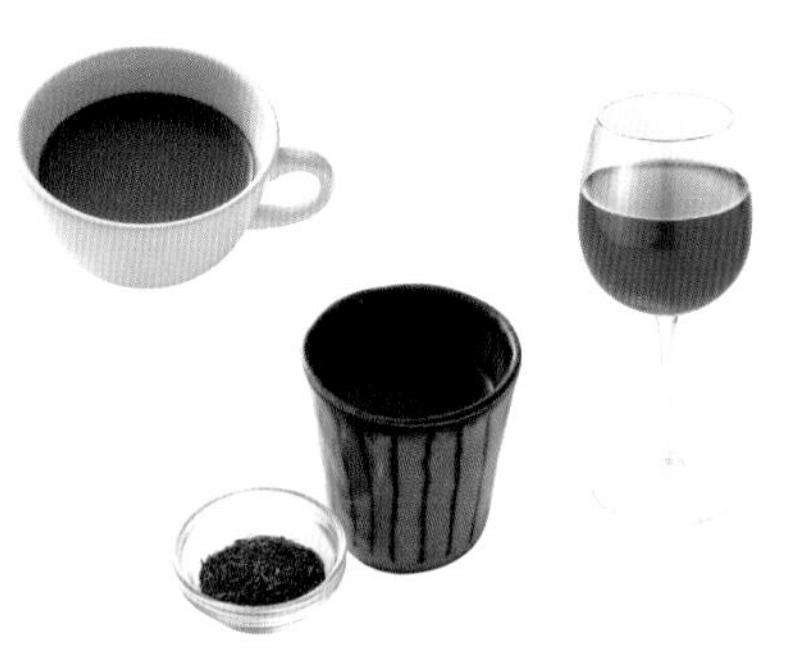

苦味、渋味、色素の成分が生活習慣病の予防に

緑茶にはビタミンCが豊富。また、茶、コーヒー、ココアには多くのポリフェノールが含まれ、活性酸素を消去し、生活習慣病の予防に役立ちます。赤ワインにはアルコールが多く含まれるものの、アントシアニンやタンニンなどのポリフェノールが豊富。適量を適度に楽しみましょう。

ごま

煎りごま

13g ▼ 79 kcal

100g ▼ 605 kcal

不飽和脂肪酸や抗酸化成分が血管を若く保ち老化を防ぐ

ごまは古くから高い薬効があるとされてきました。ごまの成分の半分以上を占めるのが脂質で、その特徴は不飽和脂肪酸を多く含むこと。リノール酸やオレイン酸などの不飽和脂肪酸が血中コレステロールの上昇を抑える働きをもちます。

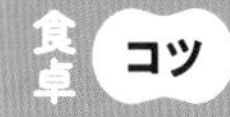

不飽和脂肪酸や抗酸化成分セサミン

ごまやひまわりの種などの種実類には、リノール酸やリノレン酸などの人体で合成できない必須脂肪酸が含まれています。ごまには抗酸化成分であるセサミンやセサミノール、ビタミンEもたっぷり。また疲労回復に効果のあるビタミンB_1も摂取できるパワーの源です。

煎りごま、すりごまにして消化しやすく

ごまは外皮が固いので、生で食べるのは風味もなく、消化にもよくありません。煎ったり、すったりすると、香りと消化・吸収がよくなります。ビタミンEが多くリノール酸やオレイン酸の酸化を抑えるので、すぐに食べなくとも安心です。すりごまは冷蔵保存し早めに食べましょう。

抗酸化成分が生活習慣病の予防に

ごまにはポリフェノールの一種であるセサミンやセサミノールなどの抗酸化成分が多く、がんや動脈硬化、脂質異常症などの予防効果が期待されています。種実類には抗酸化ビタミンであるビタミンEも多いので、活性酸素を抑制して免疫力を高めてくれます。

黒ごま、白ごま、色によって栄養価値は変わる?

白ごまは油の含有量が多く、ごま油の原料となっています。黒ごまはアントシアニンやリグニンを含み、機能性成分に富んでいます。香りの高い金ごまには、抗酸化作用があるフラボノイドが多く含まれています。

種実

ナッツ類

アーモンド（いり）

13g ▼ 79 kcal

100g ▼ 608 kcal

肌や血管の老化を防ぎ脳を活性化してくれる

ナッツ類にはオレイン酸やリノール酸が多く、ビタミンEとともに血管や肌の老化予防に役立ちます。

アーモンドは種実類の中ではカルシウムや鉄、ビタミンB_2が多く、落花生はビタミンB_1をはじめB群が多く含まれます。

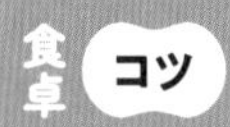

食品 注目成分 オレイン酸やビタミンEなどの老化予防成分

アーモンドやくるみ、ピスタチオなど、ナッツ類の主成分は血中コレステロールを抑制するリノール酸やオレイン酸。悪玉コレステロールを除去する不飽和脂肪酸の多い脂質ですが、かなり高エネルギーな食品。過酸化脂質の生成を抑制するビタミンEも豊富です。

食卓 コツ エネルギーオーバーに注意

ナッツは全体的にエネルギーが高めの食品です。落花生は1日10粒程度を目安に、食べすぎには注意しましょう。また、細かく刻んでムニエルや野菜のあえ衣にしたり、ピーナッツバターなどの加工品を使ったりすれば、効果的にとり入れられます。

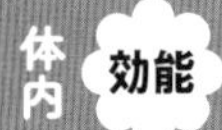

体内 効能 生活習慣病予防に

ごまと同様、不飽和脂肪酸を多く含む食品なので、動脈硬化などの生活習慣病を予防する効果があります。また、血流をよくし、活性酸素の除去に働くビタミンEやエネルギーの代謝に役立つビタミンB群の働きで、老化防止や疲労回復にも効果的です。

くるみや落花生の殻は食べる直前に割るのがベター

ナッツ類は脂質が多く、酸化しやすいので、殻のままで保存を。ただし落花生などは長期保存により発がん性のあるカビ毒（アフラトキシン）が発生することもあるので注意。

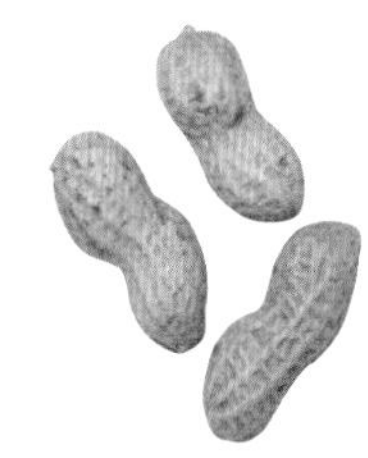

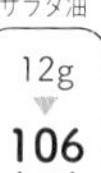

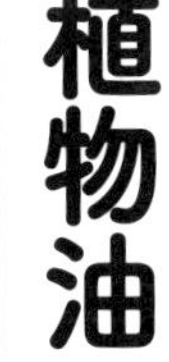

サラダ油

植物油

12g ▼ 106 kcal
100g ▼ 886 kcal

脂溶性ビタミンの吸収や動脈硬化の予防にも

揚げものなどによく使われる、家庭用サラダ油として売られているものは、大豆油と菜種油を調合したものが主です。植物性油脂の原料は大豆、菜種（キャノーラ）、オリーブ、ごま、とうもろこし、紅花（サフラワー）、米ぬかなどさまざまです。

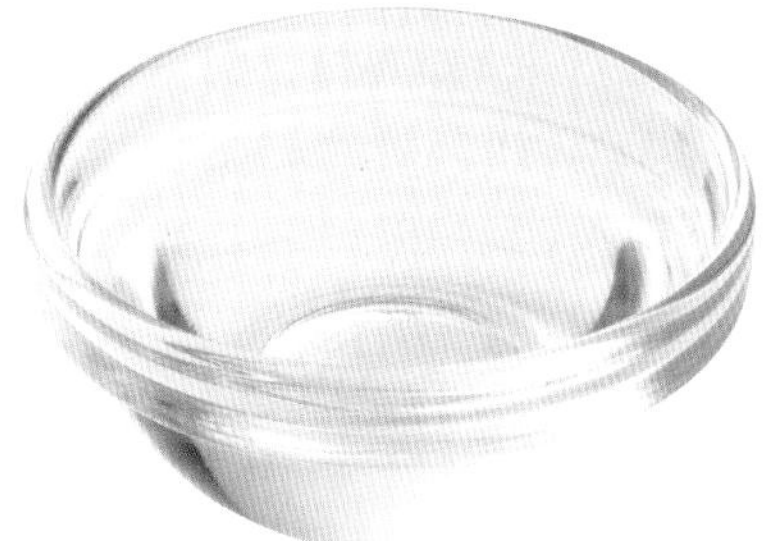

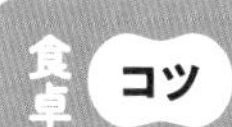

植物油に共通のオレイン酸、リノール酸

植物性油脂はオレイン酸、リノール酸などの不飽和脂肪酸が多く、適度に摂取すれば血中コレステロール上昇抑制作用が期待できます。ごま油やひまわり油に多く含まれるリノール酸は必須脂肪酸（P185）の一種で、ヒトの体内では合成できません。

食卓 コツ

β - カロテンの多い食品と適量の油を組み合わせて

脂溶性のビタミンA（β - カロテン）は油との相性がよく、β - カロテンを含んだ野菜などは生で食べるのに比べ吸収率がアップ。開封した油は徐々に酸化が進みます。とくに揚げものに何度も使うと、体内でがんの原因となる過酸化脂質を生成するので注意が必要です。

動脈硬化防止や抗がんなど意外な効能も多い

脂質は細胞膜の成分になり、オレイン酸は血中コレステロールを減らし、血管の老化を防ぐ効果があります。ビタミンEには抗酸化作用もあり、動脈硬化やがんの原因となる過酸化脂質の生成を抑制する効果も。

「体内脂肪がつきにくい」油ってどういうしくみ？

中鎖脂肪酸は炭素数が8～10個で、通常の18個に比べて半分ほどしかない脂肪酸。吸収や代謝が早いため、エネルギーになりやすく、体脂肪になりにくいとされています。

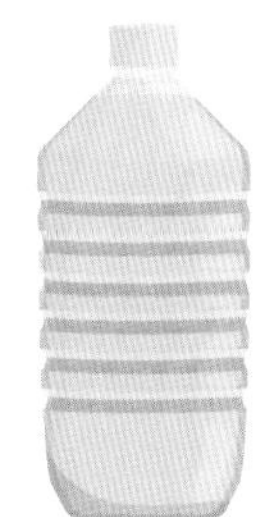

酢

穀物酢

13g ▼ 5 kcal

100g ▼ 37 kcal

多種類の有機酸で疲労回復や食欲増進効果を得る

酢は人類最古の調味料といわれ、古くから疲労回復によいとされてきました。

酢の原料や製法はさまざま。米や玄米などからつくる穀物酢、りんごなどが原料の果実酢、黒酢などがあります。

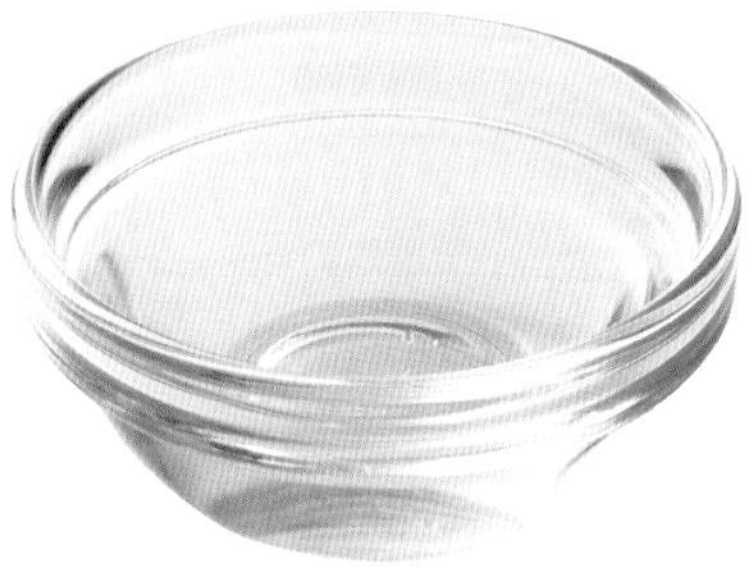

食品 注目成分

酢酸のほか多くの有機酸

主成分である酢酸をはじめとする多種類の有機酸が含まれています。酢には殺菌作用や防腐作用、凝固作用、軟化効果、消臭効果、酸化防止などの働きがあるので、おいしく衛生的に調理するためにも欠かせない食品です。

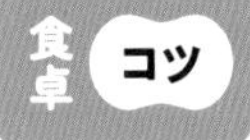

料理だけでなく、水で割って飲んでも

疲労時には酢がおすすめですが、酸が強すぎるので水などで薄めたり、リンゴ酢を果汁で割ると飲みやすくなります。酢の物や酢漬け、マリネ、サラダドレッシングなど料理にも多くとり入れてみましょう。

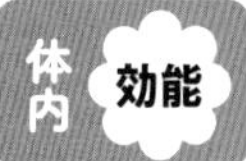

疲れやだるさに効果的。高血圧予防にも期待

酢に含まれる有機酸は、疲労回復や食欲増進に役立ちます。また、酢酸は血圧を下げる作用も期待されています。

健康ブームで人気の黒酢は長期熟成で

黒酢はかめに入れた原料を屋外で長期熟成させたもの。豊富なアミノ酸が糖分と反応することで、熟成するにつれて黒く変色します。ほかの酢に比べてアミノ酸が豊富で、こくのある風味が特徴です。

はちみつ

25g ▼ 82 kcal

100g ▼ 329 kcal

疲労回復にすばやく効く天然の甘味料

はちみつのおもな成分は果糖やブドウ糖などです。ミツバチは集めた花のみつを体内にある酵素の力で変化させます。さらにその水分を蒸発させて濃縮させたものがはちみつになります。同じように果糖、ブドウ糖を含む果物と並んで疲労回復食品の代表選手です。

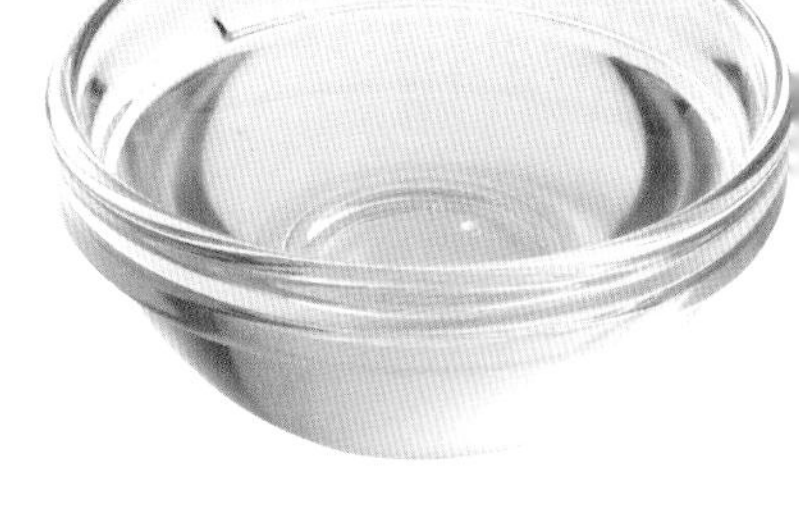

食品 注目成分 腸内環境を整えるグルコン酸

グルコン酸はブドウ糖からつくられるものです。有機酸の中で唯一大腸まで到達して、腸内のビフィズス菌を増やす働きをします。ほかにも、殺菌作用があるといわれています。花の種類によってはビタミンB群・Cなどを含むものもあります。

食卓 コツ 加熱調理には不向き 酸味のあるものと好相性

還元糖（果糖やブドウ糖）を含むはちみつは、温度により色や甘味が変わるので、加熱調理よりそのまま活用しましょう。レモンなど酸っぱいものとの相性もよく、クエン酸と吸収のよいはちみつの糖分はスポーツ時などの疲労回復にすばやい効き目を発揮します。

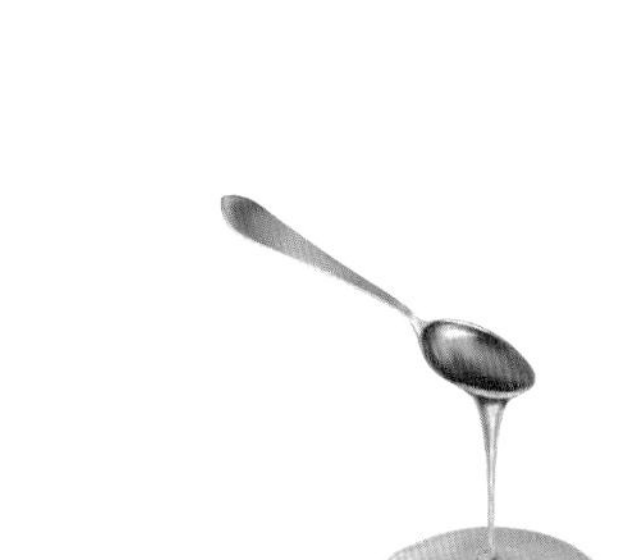

乳児は食べてはいけない？

はちみつにはボツリヌス菌が入っていることがあります。腸内環境が未発達な1歳未満の乳児がとると「乳児ボツリヌス症」を起こす危険性があるので与えないようにします。

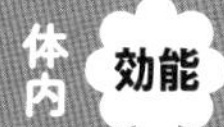

体内 効能 消化吸収がよく疲労回復に

消化吸収の早い果糖・ブドウ糖を主成分としているので、疲労回復にはすばやい効き目が期待できます。病気のときの温かい飲み物に加えても。また腸内で善玉菌を増やして胃腸機能を整えるので、便秘と下痢に有効で、胃潰瘍などの改善にも役立ちます。

みそ

米みそ（白）

18g ▼ 33 kcal

100g ▼ 182 kcal

発酵や熟成で甘味やうま味、香り成分が増しみそ独特の風味が生まれる

日本の伝統的な発酵食品であるみそは、蒸し煮にした大豆に麹と塩、水を加えて発酵、熟成させたもの。麹の原料（米、麦、豆）やその割合によって、みその種類や、甘口、辛口などの味わいや色が変わってきます。大豆たんぱく質が分解されグルタミン酸が増えることでうま味豊かになります。

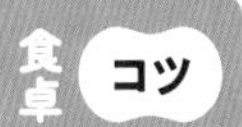

食品 注目成分 サポニンやイソフラボン、レシチン

みその主原料は大豆なので、大豆と同様、良質たんぱく質をはじめ、さまざまな機能性成分が含まれています。サポニンには肥満抑制作用、イソフラボンには抗がん作用や女性ホルモン様作用、レシチンには動脈硬化を防ぐ作用などが期待されています。

食卓 コツ カリウムが豊富な具材を組み合わせる

栄養成分が豊富なみそですが、塩分も多いので、あくまでも調味料として適度な摂取を。みそ汁をつくる際は、野菜やわかめ、きのこ、いも類などカリウムの多い食品をたっぷり組み合わせることで、ナトリウムの排泄を促すことができます。

体内 効能 乳酸菌が腸の健康維持に

みそは発酵により大豆の成分を消化のよいかたちでとることができ、また、発酵によってアミノ酸やビタミンなどが多量に生成されるので、栄養的にさらに優れたものになります。有益な作用をもたらす乳酸菌などの微生物も多く含まれ、腸の健康維持にも役立ちます。

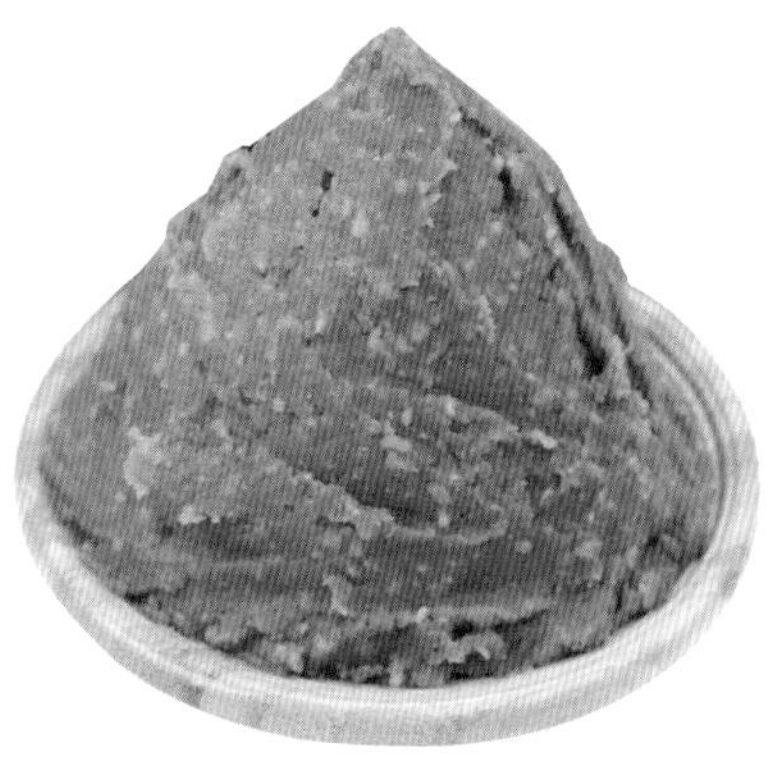

ヒトに有益な作用をもたらす微生物の宝庫

みそには、原料となる麹菌をはじめ、発酵・熟成の過程で増殖する酵母や乳酸菌といった微生物が多数存在し、腸内環境を整えたり、免疫力を高めたり、多くの健康効果をもたらしてくれます。

嗜好飲料

緑茶

カテキン含有量がお茶ではトップクラス

緑茶は、茶葉を蒸して酵素の働きを抑えたあと、乾燥させてつくる不発酵茶です。通常、発酵させることによってカテキンは失われてしまいますが、緑茶には機能性成分が多く残っているといえます。また、香りにはリラックス成分が含まれています。

煎茶（茶葉）

7g ▼ 16 kcal

100g ▼ 229 kcal

食品 注目成分 ポリフェノールの一種カテキンの薬効成分

緑茶に含まれる渋味成分のカテキンは、タンニンと同様、ポリフェノール（植物が光合成するときにつくり出す物質）の一種です。強力な抗酸化作用をもっているので、免疫力を高めてくれます。また、ビタミンＣも含まれているので、かぜ予防や美肌効果も。

食卓 コツ 茶葉を食べるとお茶にはない成分もとれる

緑茶を飲むときは、上質なお茶ほど低温でゆっくりいれるようにすると、香りがよく効能を引き出せます。茶葉を天ぷら衣に混ぜたり、ふりかけにして食べると、飲むお茶からは摂取できないカルシウム、カロテン、食物繊維もとれます。抹茶でも同様の効果が。

体内 効能 老化防止や脳の活性化のほか口臭を消す作用も

緑茶のカテキンには発がん抑制効果に加えて、血圧や血中コレステロールの上昇抑制作用、抗菌・抗ウイルス作用、抗アレルギー作用も期待されています。また、カフェインも多いので覚醒効果や利尿作用もあります。

特有のうま味にはどんな働きがある？

緑茶のうま味成分であるテアニン（アミノ酸の一種）には、リラックス効果があるといわれています。ただし、緑茶にはカフェインも含まれるので、寝る前は控えめに。

赤ワイン

110g ▼ 75 kcal
100g ▼ 68 kcal

何種類ものポリフェノールが血液をサラサラに

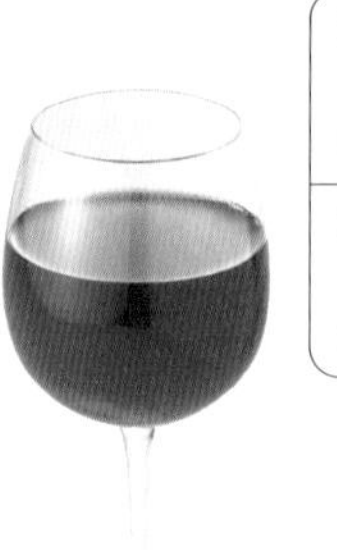

食品 注目成分
強い抗酸化作用のタンニンとアントシアニン

赤ワインにはぶどうの種皮に由来するタンニン、アントシアニン、レスベラトロールなどさまざまな種類のポリフェノールが含まれ、活性酸素を除去するのに役立っています。

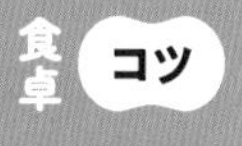

「休肝日」を設け肝臓を休めよう

赤ワインを飲むときはたんぱく質を多く含んだ食物といっしょに、空腹を避けるように気をつけます。飲みすぎると肥満や肝疾患などの原因になるので要注意です。

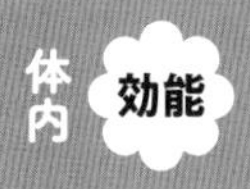

動脈硬化や心血管疾患を防ぐ

数種類のポリフェノールを含む赤ワインは、強い抗酸化作用により、動脈硬化を予防したり、心血管疾患を防ぐ効果などが期待されています。

ココア

ミルクココア 180g ▼ 720 kcal
100g ▼ 400 kcal

カカオポリフェノールの抗酸化作用で動脈硬化を予防

食品 注目成分
食物繊維やポリフェノールが豊富

ココアは脂質が多い食品です。その一方で、食物繊維が豊富に含まれており、またポリフェノールも多く、抗酸化作用も期待できます。

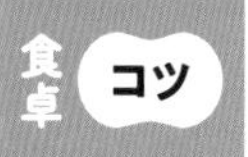

牛乳と組み合わせてカルシウムを摂取

ポピュラーな飲み方であるミルクココアにすれば、牛乳からカルシウムも摂取できます。ただし、高エネルギーなので飲みすぎには注意しましょう。

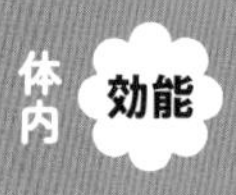

生活習慣病の予防や便秘改善にも

ココアのポリフェノールには強い抗酸化作用があり、動脈硬化など生活習慣病の予防に効果があります。また、リグニンなどの食物繊維が多く含まれることから腸内環境の改善にも役立ちます。

4章

症状から引ける栄養処方せん

気になる「症状」別に、
栄養学の観点からできる
対策や食事法を紹介。
賢い食事で
薬いらずの身体をつくりましょう。

不快症状をもたらす食生活をチェック

身体の不快な症状は、つい見て見ぬふりをしてしまいがち。体調を整えるには、背景にある食生活の見直しが必要です。

不快症状……食生活に原因がないかチェックを！

栄養の過不足

栄養素の不足や偏りは新陳代謝を鈍らせ、免疫力の低下、体調不良を招く原因に。逆に栄養素のとりすぎも健康を損ねます。

エネルギーの過不足

欠食や極端なダイエットによるエネルギー不足も、過食によるエネルギーオーバーも問題です。身体が必要とする適量の摂取を。

不規則

気の向くままに食事をしていると、いつの間にか身体の調子が狂います。食事は3食決まった時間に。欠食も間食のしすぎもNG。

ストレス

乱れた食生活にはストレスの影響も。仕事や対人関係のイライラを解消するために、暴飲暴食をしていないかチェックしましょう。

不快症状が出たら食生活を見直そう

食事は身体をつくり、活動の源となるエネルギーを生み出します。栄養素の働きはそれだけに留まらず、全身の器官や細胞を正常に働かせる力ももっています。

たとえば、病原体に対する抵抗力や身体がもともともっている自然治癒力も、栄養素のサポートなしには充分なパワーを発揮できません。心のトラブルと密接な関係をもつ自律神経系の働きにも、食生活は影響を及ぼします。

肌のトラブルや胃腸障害、慢性的な疲労感などの不快症状が続くときは、食生活を振り返ってみましょう。年齢のせい、だれにでもあることと思っている症状が、じつは栄養バランスを欠いた不規則な食事がもたらした結果かもしれません。

かぜ

1. 少量でも高栄養のバランス食を
2. 消化・吸収のよい調理法で
3. 発熱・下痢にはたっぷり水分補給

栄養を補給し、抵抗力を高める

かぜをひいて熱が出ると基礎代謝量が増加し、一方、食欲不振や消化機能の低下によりエネルギー摂取量は減少します。体力を回復させ、原因であるウイルスへの抵抗力をつけるには、少量でも高栄養の食事をバランスよくとり、エネルギーを充分に確保することが大切です。

栄養素としては、エネルギー源となる炭水化物、体力をつけ抵抗力を高めるたんぱく質、のどや鼻などの粘膜を保護するビタミンAを積極的にとるようにします。また、消化・吸収を妨げる脂肪や食物繊維は控えましょう。発熱や下痢をともなう場合は、充分な水分補給も忘れずに。

充分な睡眠と保温を

かぜをひいてしまったら、栄養補給・保温・安静を心がけて、初期段階で治すことがいちばん。無理に身体を動かさず、睡眠を充分にとって静かに過ごすようにし、そのうえで栄養バランスのとれた食事をとれば万全です。

ウイルスの活動を抑えるために、部屋は暖かくして湿度を保つことも大切です。入浴はかぜのひきはじめなら構いません。体の芯が温まって免疫力が上がり、また皮膚を清潔にしてくれます。ただし、長湯はせず、湯冷めには注意を。熱が高いときの入浴は、余分な体力を消耗してしまうので控えたほうがよいでしょう。

食品選びのポイント

食欲がなくなるので、少量でも高栄養の食材を消化によい調理法で。熱があるときは水分をたっぷりと

主食

おかゆやうどん

ビタミンB_1・Eが豊富な胚芽精米のごはんやおかゆ、のどごしのよいうどんなど

主菜

卵や魚を消化よく

栄養価の高い卵や、低脂肪で高たんぱくの白身魚、鶏ささみなどを消化のよい調理法で

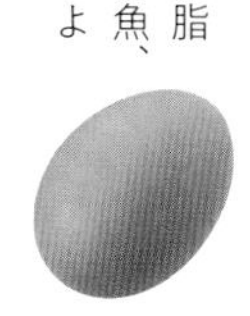

副菜

野菜を食べやすく

身体を温めるねぎやしょうが、カロテンやビタミンCが豊富なほうれん草やトマトなどを食べやすく

その他

充分な水分補給を

果物や牛乳、お茶、ジュースなどで水分補給を。発熱・下痢による脱水症状を防ぐ

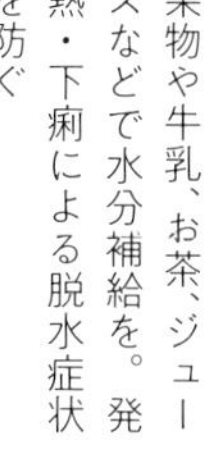

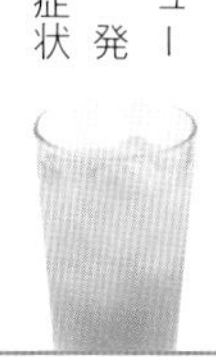

便秘

1. 朝食をきちんととる
2. 食物繊維をたっぷりとる
3. 朝1杯の水または牛乳を

食物繊維と水分の補給を

多くの場合、大腸の蠕動（ぜんどう）運動の低下（弛緩性（しかんせい））や便意の低下（直腸性）などによって起こります。便秘解消には、朝食をはじめとした1日3度の食事で、食物繊維の多い食品や水分を充分にとり、腸の運動を活発にすることが大切です。

食物繊維は消化・吸収されず、便の量を増やすと同時に腸壁を刺激し、腸の運動を促進します。腸を活性化する乳酸菌や、便のすべりをよくする脂質も併せてとるとよいでしょう。ただし、ストレスなどが原因で起こるけいれん性便秘の場合は、腸に刺激を与えないよう、食物繊維の少ない食品をとるようにします。

便秘解消は朝が勝負！

便秘が続くときは、安易に下剤などに頼らず、食事の量や食物繊維の摂取量などをチェックしたり、適度な運動をしたりして、しぜんに排便リズムをとり戻すことが大切です。

とくに朝の行動は重要です。たとえば、起床時に冷たい水や牛乳を飲むと腸が刺激されて活発になり、便に水分が加わり排便しやすくなります。そして、朝食をとることで食物が腸を刺激して、便意が生じやすくなるのです。

便意を催したら、忙しいからと我慢せず、すぐにトイレへ行くようにしましょう。せっかくのチャンスを逃さないことがポイントです。

食品選びのポイント

こんにゃく、海藻、熟した果物などの水溶性食物繊維より、野菜、豆類などの不溶性のものがおすすめ

主食

精白度の低い穀類

精白度が低く食物繊維が多い玄米入りごはんや、胚芽精米ごはん、全粒粉のパン、そばなど

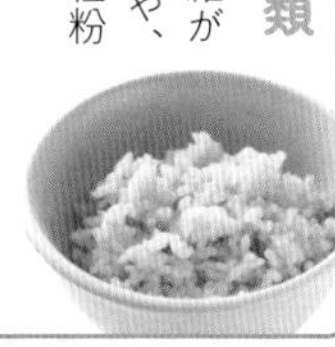

主菜

納豆やおから

食物繊維が豊富な植物性たんぱく源の大豆や納豆、おからなど。魚や肉は野菜と組み合わせて

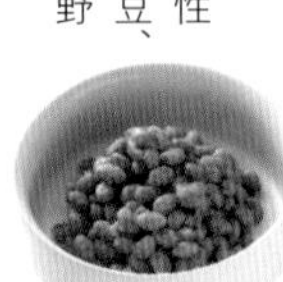

副菜

根菜やきのこ、海藻

ごぼう、にんじんなどの根菜類を中心とした野菜、きのこ、いも、海藻などをたっぷりと

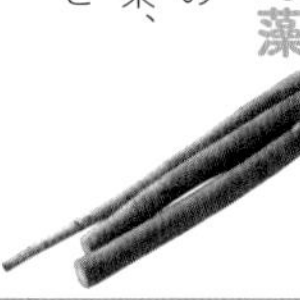

その他

果物やヨーグルト

食物繊維が多いりんごや、バナナ、オレンジなどの果物、乳酸菌を含むヨーグルトなど

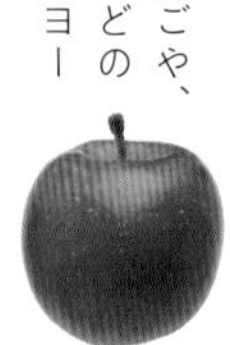

下痢

1. 消化のよい食品と調理法で
2. 栄養不足にならないように注意
3. 汁ものや果汁で水分を補給

充分な栄養と水分補給を

下痢を起こすと、大量の水分とともに体内のナトリウムやカリウムなどが失われます。脱水症状を防ぐには、まず充分な水分の補給が大切です。下痢の場合の水分補給には、水やお茶よりもスープやみそ汁、果汁などが適しています。水分とともにミネラルを補いましょう。

下痢をすると、おかゆと梅干しなどあっさりした食事に偏りがちですが、症状の改善に合わせて、体力回復のためにたんぱく質やビタミン、ミネラルなどがバランスよくとれる消化のよい普通食に戻していきましょう。整腸作用のある乳酸菌なども有効です。

長引く場合は医師に相談を

下痢の多くはウイルスや細菌、食中毒菌などによるもので、これらの原因物質を体外に排出させようと身体が防御作用を起こしているのです。薬などでこの作用を無理に止めないことが大切です。おなかを温め安静にすれば大体の下痢はおさまりますが、症状が続く場合や、発熱や嘔吐、激しい腹痛をともなう場合は、早めに医師の診察を受けましょう。

自律神経の失調やストレスなどが原因で下痢や便秘を引き起こす過敏性腸症候群の場合には、食事は脂質を制限し、冷たい飲食物、果物以外の食物繊維、香辛料、コーヒーやアルコール飲料は避けます。

食品選びのポイント

消化のよい食品を、細かく切る、裏ごしする、やわらかく煮るなど、消化のよい調理法で

主食

おかゆやうどん

胚芽精米のおかゆやパンがゆ、温かいうどんなどを少量ずつ、ゆっくりと食べる

主菜

豆腐や白身魚

たんぱく質が豊富で消化のよい豆腐や卵（半熟）、ヒラメやタイなどの白身魚、鶏ささみなど

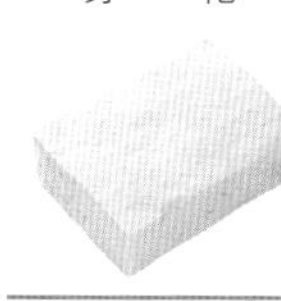

副菜

野菜をやわらかく

食物繊維の多い野菜や海藻などは避け、にんじんやかぶなどをやわらかく煮たものや、スープを

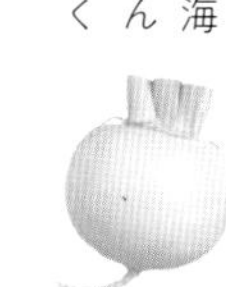

その他

スープや果汁

みそ汁、スープなどで水分とともにナトリウムやカリウムを補給。ジュースならりんご果汁を

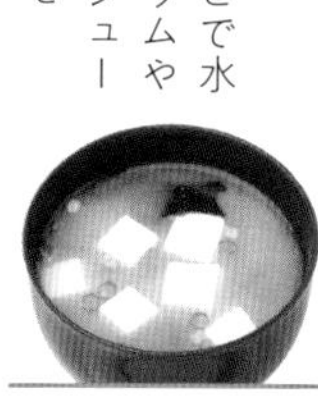

疲労、だるさ

❶ 基本はバランスのよい食事
❷ ビタミンB群を充分に
❸ 一時的な症状には甘いものを

主食・主菜・副菜の食事を

疲れやすい、だるい、集中力低下などは似たような症状ですが、朝食を抜いたり、主食・主菜・副菜がそろわない夕食だったりすると、基礎代謝や身体活動に必要なエネルギーが不足し、このような不調につながることがあります。また、B_1などのビタミンやミネラル不足、貧血などが原因で、エネルギー源はとっているものの、エネルギーとして全身の細胞に供給されない場合も考えられます。いずれにしてもバランスのとれた食事の積み重ねが大切です。

一時的な疲労やだるさには、甘いものを食べて血糖値を上げるのも効果的です。

ビタミンB群、鉄、たんぱく質を

ビタミンB_1やB_2が不足すると、体内でエネルギーを充分に産生できなくなり、疲労やだるさなどの症状があらわれます。また、鉄には全身に酸素を供給する働きがあるため、不足すると疲れやすくなります。たんぱく質は、強くじょうぶな身体をつくるために欠かせません。

また、肉体的な疲労には、バランスのとれた食事とともに入浴やマッサージなどで血行を促し、たっぷりの睡眠・休養をとるようにします。精神的な疲労には、軽く身体を動かしたり、質のよい睡眠をとったり、趣味や旅行などで気分転換を図ったりすることが効果的です。

食品選びのポイント

主食や主菜だけでなく、副菜にも、ビタミン、ミネラルが豊富な食材を上手に組み合わせて

主食

胚芽つき穀類

胚芽精米のごはん、全粒粉のパン、そばなど、ビタミンB_1の多い胚芽つきの穀類を

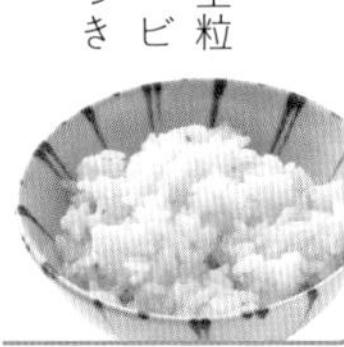

主菜

豚肉、レバー、卵

ビタミンB群とともに、たんぱく質も豊富な豚肉やレバー、ウナギやカキ、卵など

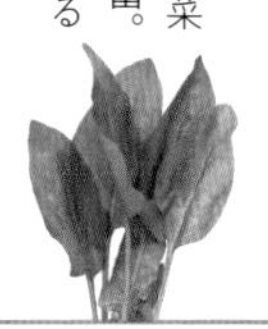

副菜

青菜類

ほうれん草、小松菜、菜の花などには鉄が豊富。ビタミンCと一緒にとると吸収率アップ

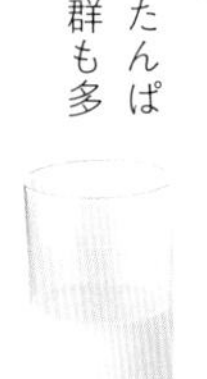

その他

牛乳、乳製品

牛乳、乳製品にはたんぱく質やビタミンB群も多く含まれる

うつ

❶ 適量でバランスのよい食事を
❷ ビタミン、ミネラルを充分に
❸ 腸内環境を整え善玉菌を増やす

栄養の過不足がリスク

近年、栄養とうつ病に関する研究が進み、エネルギー過剰摂取に起因する肥満やメタボリックシンドローム、糖尿病が、うつ病のリスクを高めることがわかってきています。また、ビタミン（B_1、B_2、B_6、B_{12}、葉酸、D）、ミネラル（鉄、亜鉛）、アミノ酸（トリプトファン、メチオニン、チロシン）、脂肪酸（DHA、EPA）などの栄養素不足も、リスクを高めると指摘されています。

このほか、腸内環境とも関係することがわかってきています。腸内の善玉菌が減って腸内環境が悪化すると、うつ状態を引き起こすおそれがあるといわれています。

食事・運動・睡眠で予防を

ストレスが続き、憂うつな状態にあっても、早めに生活を見直し、食事・運動・睡眠に気をつけて過ごせば、うつ病を予防できます。

まず、エネルギーや各種栄養素を過不足なくとる食習慣が大切。朝からしっかり、1日3回、主食・主菜・副菜をそろえて栄養バランスよく食べます。また、運動習慣も有効で、うつ病の患者には薬と同じもしくはそれ以上の改善効果があるという研究結果もあります。ウォーキングを週に3回、30分ずつ行うなど、日中はできるだけ活動的に身体を動かし早寝早起きのリズムを心がけ、質のよい睡眠をとることも忘れずに。

食品選びのポイント

ビタミン、ミネラルをバランス良くとることが大切。エネルギー過剰を防ぐために量も控えめに

主食

玄米ごはん

穀類は精製度の低いもののほうがビタミンB_1や食物繊維が多く含まれる

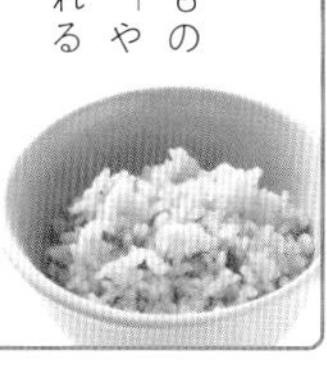

主菜

青背魚、サケ、納豆

青背魚はDHAやEPA、サケはビタミンDが豊富。納豆で腸の善玉菌をアップ

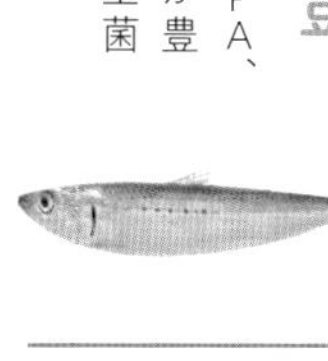

副菜

青菜類

ほうれん草や小松菜には葉酸も鉄も豊富。野菜全体で1日350g以上を目標に

その他

牛乳、乳製品

トリプトファンやメチオニンが豊富。ヨーグルトなら乳酸菌もとれて効果的

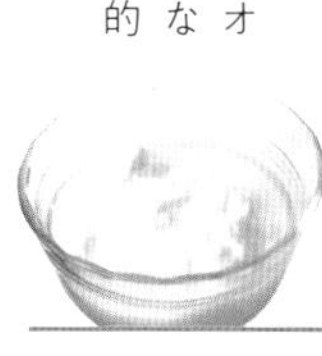

疲れ目

❶ バランスのとれた食事を1日3回
❷ ビタミンAやβ-カロテンを
❸ ビタミンB_2を充分に

ビタミンA、B_2を充分に

疲れ目は、頭痛や肩こりを招くこともあり、日ごろからバランスのとれた食事でのケアが大切です。とくに「目のビタミン」ともいわれるビタミンAは、目が光を感じるのに必要な網膜の色素ロドプシンの主成分で、目の粘膜を潤し、網膜を健康に保ちます。脂溶性なので、油脂といっしょにとると吸収力が高まります。植物性食品に含まれるβ-カロテンも、体内でビタミンAに変わります。

またビタミンB_2が不足すると、目の充血や、眼精疲労を引き起こすことがあります。ブルーベリーや黒豆などに含まれるアントシアニンもロドプシンの再合成を促す働きがあります。

適度な休憩とリフレッシュを

疲れ目には、バランスのとれた食事とともに目の休養も大切です。目の疲れを放っておくと頭痛や肩こりなどの症状も引き起こしてしまいます。適度な休憩やリフレッシュを心がけ、目に負担をかけ続けないことが重要です。

たとえば、パソコンを使うときは画面までの距離を50～70cmに保ち、1時間に10分程度の休憩をとって、遠くを見るようにします。蒸しタオルを目の上に当てて温め、血行を促進するのも効果的。また、簡単なストレッチで目や肩の筋肉をほぐすと、気分転換にもなります。過度の飲酒や喫煙は厳禁です。

食品選びのポイント

卵、牛乳、チーズ、レバーのほか、緑黄色野菜にもカロテンの形で豊富に含まれているビタミンAを

主食

黒米を混ぜて

古代米の一種である黒米にはブルーベリーと同じアントシアニンが豊富に含まれる

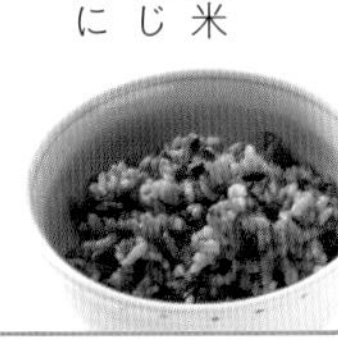

主菜

レバーや魚介類

ビタミンAが豊富な卵、チーズ、ウナギ、銀ダラ、レバーなど。動物性食品は吸収率が高い

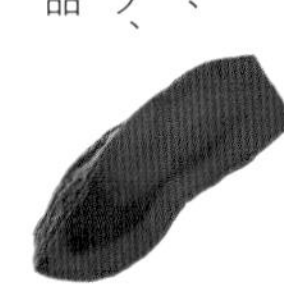

副菜

緑黄色野菜＋油

β-カロテンの多いモロヘイヤやトマト、にんじん、かぼちゃなどを少量の油で調理して

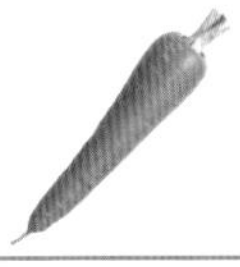

その他

乳製品や果物

ビタミンAの豊富な牛乳やヨーグルト、アントシアニンを含むブルーベリー、いちご、ぶどうなど

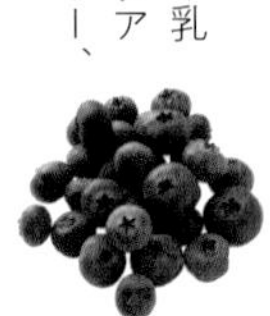

食欲不振

1. 少量でもバランスのよい食事を
2. 好きなものから食べてみる
3. のどごし、消化のよいものを

食欲不振の原因をチェック

食欲不振は、病気やストレス、疲労、食べすぎ、栄養不足などが原因で起こります。食欲不振を解消するには、まずその原因を見極めることが大切です。

たとえば、病気が原因の場合は治療が先決ですが、食べすぎや夜更かしによるものは生活習慣の見直しが必要です。また、ストレスや疲労、栄養の偏りなどが原因の場合には、エネルギー代謝や疲労回復にかかわるビタミンB_1・B_2をはじめ各種栄養素をさまざまな食品からバランスよく摂取することが重要です。

少量でも栄養バランスのよいもの、食べやすいものをくふうして食べるようにしましょう。

食欲を刺激するくふうを

食欲中枢は脳にあり、単なる空腹感だけでなく、香り、味、温度、視覚など五感で感じる刺激も大きな影響を及ぼします。このため、ちょっとしたくふうで食欲を増進させることができます。

にんにくや玉ねぎ、にらなどに含まれるアリシンは、刺激的な香りで食欲を増進し、ビタミンB_1の吸収を高める働きも期待されています。また、かんきつ類や梅干し、食酢などの酸味にも、食欲をアップさせる効果があります。

このほか、彩りのよい野菜を使ったり、盛りつけに手をかけたりして視覚的に楽しむのも、食欲を増進させるのにひと役買います。

食品選びのポイント

ビタミンB_1、B_2が豊富な食品や、食欲を増進する香味野菜を。食べたくなるようなくふうも大切

主食
胚芽精米ごはんやそば
ビタミンB_1が多く含まれる胚芽精米ごはん、玄米ごはん、そば、胚芽入りパンなど

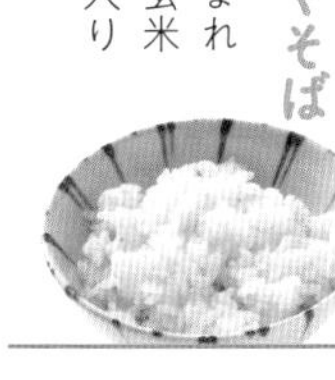

主菜
豚肉や旬の魚介
ビタミンB_1が豊富な豚肉やウナギ、カツオなど食欲をそそる旬の魚介に薬味を添えて

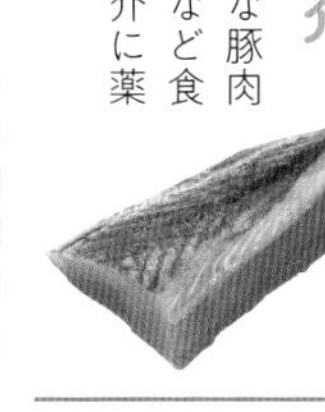

副菜
ねぎなどの香味野菜
ビタミンB_1の吸収を高めるアリシンの多いねぎ、玉ねぎ、にんにく、にらなどの香味野菜

その他
かんきつ類や食酢
レモンなどのかんきつ類、梅干し、食酢など。デザートに甘酸っぱい果物を

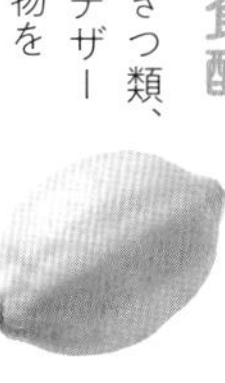

スタミナ不足（夏バテ）

1 主食・主菜・副菜をバランスよく
2 朝食抜きは禁物
3 B_1などビタミンB群をたっぷり

バランスのとれた食事を

スタミナ不足は、疲れやすい、精力や持久力の低下、集中力の低下など症状の共通点は多いものの、原因はさまざまです。たとえば、朝食抜きが原因で炭水化物が足りずエネルギー不足となったり、炭水化物は充分でもそれをエネルギーに変えるのに必要なビタミンB_1が不足していたり、たんぱく質や鉄不足による貧血でエネルギーを全身の細胞に運べなかったりします。

いずれも炭水化物やたんぱく質、ビタミン、ミネラルの不足が大きな原因となっているため、食欲がなくても、少量でも栄養バランスのとれた食事を心がけることが大切です。

ビタミン不足に注意

夏バテは、おもに暑さによる食欲不振が原因です。夏はとくに水溶性のビタミンB群やビタミンC、ミネラルが汗や尿とともに失われやすくなります。さらに、のどごしのよいめん類や清涼飲料水など、炭水化物に偏った食べ方をしていると、副食が不足し、いっそうビタミン不足となってしまうのです。このため、夏バテ解消にはビタミンを中心とした充分な栄養素の補給が重要です。

ウナギが夏バテによいといわれるのは、良質たんぱく質やビタミンA・B_1・B_2などが豊富に含まれているためです。

食品選びのポイント

魚や肉と、ビタミンやミネラルが豊富な夏野菜を組み合わせて。酢やスパイスで食欲もアップ！

主食

胚芽精米ごはんやそば

ビタミンB_1・Eが豊富な玄米ごはん、胚芽精米ごはん、全粒粉のパン、そばなど

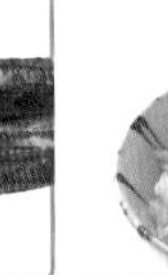

主菜

良質のたんぱく源

カツオやウナギ、豚肉、レバーなどの魚や肉、大豆製品など良質のたんぱく源をたっぷりと

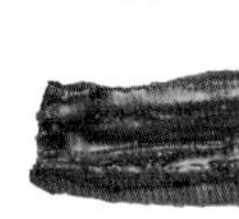

副菜

夏野菜や香味野菜

トマトやししとうがらし、ピーマン、オクラ、枝豆などの夏野菜、にんにくやにらなどの香味野菜

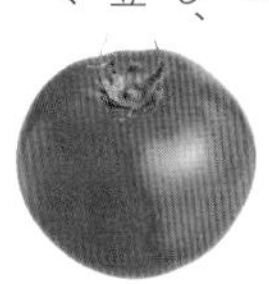

その他

果物や辛味食品

ビタミンCが豊富なレモンやキウイフルーツ。食欲を促進する酢やとうがらし、スパイスなど

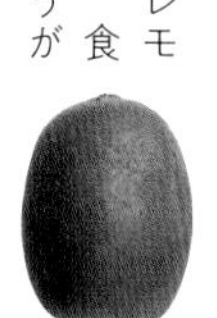

日焼け

❶ 各種ビタミンを充分に
❷ 抗酸化成分を含む食品を
❸ 日ごろから紫外線対策を

紫外線にはビタミンで対抗

紫外線を浴びると、体内に活性酸素が発生し、皮膚細胞を酸化させてしまいます。活性酸素はシミやシワの原因となるだけでなく、皮膚がんを引き起こす要因にもなります。目にも悪影響を及ぼし、結膜を傷つけたり、白内障を発症させたりすることもあります。

紫外線の害を防ぐには、皮膚の健康や粘膜を保護するビタミンB_2（豚レバー、牛乳、卵、イワシ、ウナギに含まれる）、ビタミンC・E、カロテン（緑黄色野菜に多く、ビタミンCとともにとると効果がある）などの抗酸化作用のある栄養素をとることが重要です。

ポリフェノールも効果絶大

植物の色素やアクの成分であるポリフェノール（緑茶に多いカテキン、ごまに多いセサミノールなど）、植物の色素成分であるカロテノイド（トマトに多いリコペン、緑黄色野菜に多いβ-カロテンやルテインなど）にも、ビタミンC・Eに匹敵する抗酸化作用があります。発生した活性酸素を無害化し、紫外線の害から皮膚や目を守る働きが期待されています。

食事のほかにも、紫外線の多い昼間は出歩かない、サンスクリーン剤をこまめに塗る、帽子やサングラスを身につけ日傘を持ち歩くなど、日ごろから日焼け対策を講じることも大切です。

食品選びのポイント

たんぱく質食品のほか、カロテン、ビタミンC・Eの多い緑黄色野菜などをたっぷりと

主食

胚芽つきの穀類

胚芽にはビタミンB_1やEがたっぷり。胚芽精米ごはんや全粒粉パンなどがおすすめ

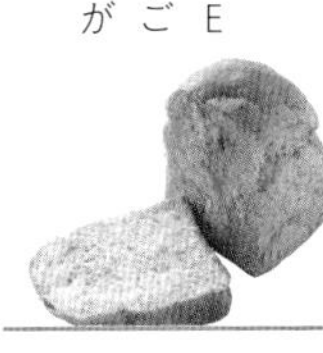

主菜

良質のたんぱく源

皮膚の新陳代謝に欠かせないたんぱく質を含む肉類、魚介類、卵、大豆製品を

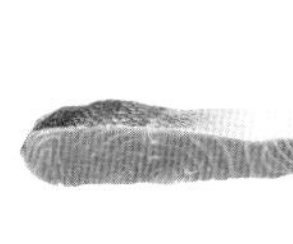

副菜

色とりどりの野菜

ブロッコリー、パプリカ、小松菜など。赤、緑、黄など野菜の色素成分には抗酸化成分が豊富

その他

いちごやキウイ

ビタミンCが豊富ないちごやキウイフルーツ、かんきつ類。ポリフェノールを含むブルーベリー

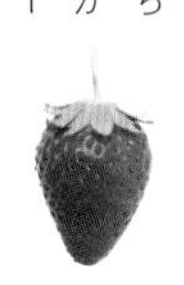

肌荒れ

❶栄養バランスを維持する
❷脂肪をとりすぎない
❸野菜でビタミン各種をとる

新陳代謝を促すビタミンを

肌荒れは皮脂の分泌過剰や血行不良、代謝不良などによって起こります。したがってバランスのよい食生活で、肌の新陳代謝を促進することが何よりも大切です。

皮膚細胞をつくるたんぱく質には、肌をみずみずしく保つ働きがあります。ビタミンCは肌にハリや潤いを与え、紫外線によって増える皮膚表面のメラニン色素の沈着を防ぎ、シミやソバカスを予防します。細胞の老化を防ぐビタミンEと合わせてとると、より効果的です。

このほか、ビタミンA（カロテン）は肌を潤し、ビタミンB_2には皮膚の新陳代謝を促す働きがあります。

規則正しい生活が基本

新陳代謝がさかんになるのは夜ですが、乱れた食事や睡眠不足が続くと、これが正常に行われなくなり、肌荒れを起こしやすくなります。古い角質細胞が残ってメラニン色素が沈着し、シミやソバカスの原因にもなります。

また、メイクがきちんと落ちていなかったり、脂肪をとりすぎたりすると、にきびやふきでものができやすくなってしまいます。

紫外線に長時間当たらない、タバコを吸わない、水分を充分にとる、食物繊維をしっかりとって便秘を防ぐなどといった対策も、肌荒れ予防には重要です。

食品選びのポイント

低脂肪の魚や肉、卵、大豆製品にビタミン、ミネラル、食物繊維が豊富なたっぷりの野菜を組み合わせて

主食

玄米や雑穀ごはん

玄米ごはんや雑穀ごはん、全粒粉パンを。発芽玄米や胚芽精米なら手軽にビタミンB_1の摂取が可能

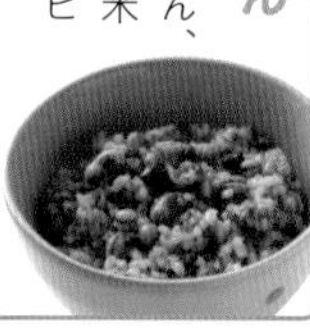

主菜

良質のたんぱく源

脂肪の多い魚や肉類、ベーコンは避ける。揚げものや炒めものは油脂の使いすぎに注意して

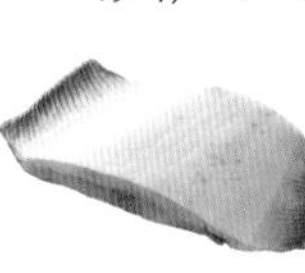

副菜

緑黄色野菜

1食あたりにとる野菜類は100～150g。そのうち3分の1は小松菜などの緑黄色野菜を

その他

果物やヨーグルト

フレッシュな果物やジュース類、たんぱく質が豊富な牛乳・乳製品を。水分補給も充分に

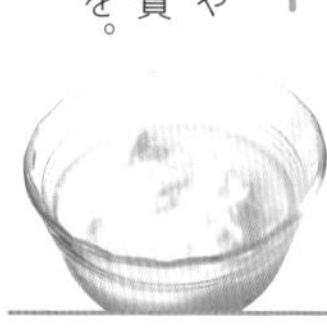

二日酔い、胃もたれ

1. 二日酔いには水分補給を
2. 消化のよいものをよくかんで
3. 栄養バランスと適量を守る

ビタミン類が粘膜修復を促進

二日酔いや胃もたれを起こしてしまったら、消化のよい食事で、傷んだ胃の粘膜を再生するたんぱく質やビタミン、ミネラルなどをバランスよくとります。

このほか、キャベツに含まれるビタミンU（キャベジン）には、胃の粘膜を修復する作用があります。消化不良には、大根やかぶに含まれるアミラーゼなどの消化酵素が効果的です。

また、二日酔いや悪酔いを防ぐためには、おつまみを食べながら飲む、ときどき水を飲む、一気に飲まずゆっくり楽しむなど、肝臓に負担をかけない飲み方をすることが大切です。

たっぷりの水分補給を

胃腸で吸収されたアルコールは、肝臓でアセトアルデヒドに分解され、最終的に二酸化炭素と水に分解されます。二日酔いは多量のアルコール摂取により、肝臓で分解しきれなかったアセトアルデヒドが血液中に流れ出すことによって起こります。アセトアルデヒドの濃度をうすめるには水分補給が大切です。

また、アルコールには利尿作用があり、体内の水分を排出するため脱水症状を起こしやすくなります。この意味からも水分補給は重要です。

とくにお茶には、二日酔いの不快感を緩和する作用もあるので最適です。

食品選びのポイント

胃にやさしい、低脂肪で消化のよい食品を消化のよい調理法で。二日酔いにはお茶で充分な水分補給を

主食

おかゆ、雑炊など

水分が多く、消化のよいおかゆや雑炊のほか、温かいうどん、にゅうめんなどを

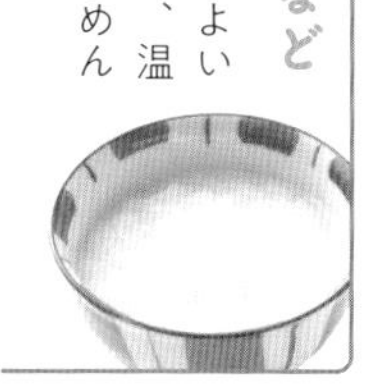

主菜

低脂肪の肉や魚

低脂肪でたんぱく質が豊富な、鶏ささみや白身魚、豆腐、卵（半熟）など

副菜

消化のよい野菜

大根、やまのいもをすりおろして。にんじん、ブロッコリー、ほうれん草などをやわらかく加熱

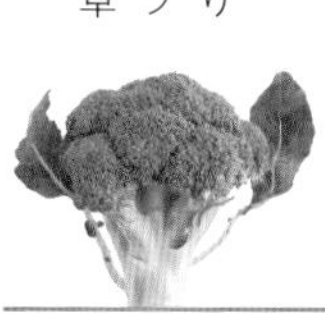

その他

お茶や果物

水分補給に緑茶などのお茶や果物のフレッシュジュースなど。たんぱく質補給には牛乳を

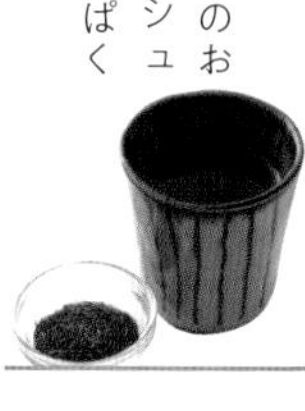

低血圧

❶ 規則正しい食生活を
❷ ビタミンEをたっぷりと
❸ 栄養と運動で体力づくり

1日3食きちんととる

低血圧とは、血圧が異常に低く、充分な栄養や酸素を全身に送ることができない状態をいいます。解消するには、たんぱく質やビタミン、ミネラルなどの栄養素をしっかり補給し体力をつけ、血行をよくして血圧を上昇させることが重要です。立ちくらみなどの不快な症状を緩和するためにも、日ごろから体力をつけておくことがいちばんです。

そのためにはまず、朝・昼・夕の3食をきちんととるようにします。低血圧の人は朝が弱い傾向にありますが、早寝早起きを心がけ、必ず朝食をとって、規則正しい生活を送るようにしましょう。

食事・運動・入浴で血行促進

末端の血管まで血液が流れない原因としては、血液の流れが鈍い低血圧のほか、血液が流れにくくなる動脈硬化などがあります。

ナッツ、かぼちゃ、魚介類などに多く含まれるビタミンEには、末梢血管を広げ、血行促進作用があります。青背魚に含まれるDHAやEPAは、抗血栓作用があり、血液をサラサラにします。水分を充分にとって血液量を増やすことも大切です。

また、ウォーキングなどの適度な運動習慣でふくらはぎに筋力をつけ、血液の循環を改善したり、入浴で血行を促進したりすることも効果的です。

食品選びのポイント

良質のたんぱく質とビタミン、ミネラルを組み合わせたバランス食が基本。1日3食しっかりと

主食
パンやシリアル
玄米や胚芽精米のごはん、小麦胚芽のパンやシリアルなどでビタミンをプラス

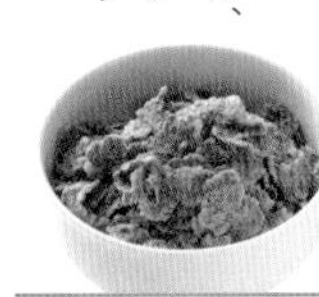

主菜
納豆や肉、青背魚
たんぱく質が豊富な納豆などの大豆製品、卵、イワシやサバなどの青背魚やホタテ貝柱など

副菜
緑黄色野菜
かぼちゃやほうれん草などの緑黄色野菜に、ごまやナッツを組み合わせればビタミンEがアップ

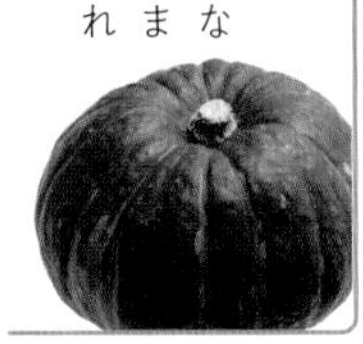

その他
種実類や果物
ビタミンEが豊富なアーモンドなどの種実類や、ビタミン、ミネラル、水分がたっぷりの果物

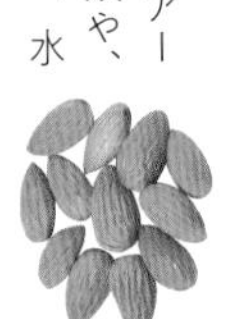

冷え性、肩こり

❶主食・主菜・副菜をそろえる
❷身体を温める食品を
❸加熱した温かい料理を

ビタミンEや鉄の不足に注意

冷え性や肩こりのおもな原因は血行不良です。血液の循環が悪く、手足の先まで血液が届かないために冷えが生じ、疲労物質が血液中にたまって肩こりを起こします。血行促進にはバランスのとれた栄養摂取が必要です。

末梢の血管まで血液が流れるように、血管を広げる働きをするビタミンE、全身に酸素を運ぶ鉄の摂取はとくに重要です。

また、鉄の吸収をサポートするビタミンCや、とうがらしに含まれ発汗や血行を促進して体温を上げるカプサイシン、筋肉の疲労を分解するビタミンB_1などもとるとよいでしょう。

身体を温めるくふうを

冷え性や肩こりをやわらげるには、日ごろから身体を温め、血行をよくすることが大切です。

食事面では過度の糖分や脂肪、塩分を控えます。動脈硬化を進行させ、血流が悪くなります。

一方、とうがらし、にんにく、しょうが、ねぎなど発汗作用や血行作用のある食品は意識してとります。なるべく加熱調理した温かい料理で食べるようにしましょう。

生活面では、ストレッチやマッサージで筋肉のこりをほぐすことや、ぬるめのお風呂で身体を温めることも効果的です。筋肉量が減ると身体が温まりにくくなるので、適度な運動習慣も心がけて。

食品選びのポイント

身体を温め、血液の循環をよくする食品を積極的に。野菜はサラダよりも温野菜や煮ものなどにして

主食

胚芽精米ごはん

ビタミン豊富な胚芽精米ごはんや玄米ごはんを温かい雑炊で。小麦胚芽のパン、シリアルなど

主菜

魚や肉、納豆など

ビタミンEが豊富なサケやサバ、サンマ、ウナギなど、鉄が豊富な赤身肉、大豆製品

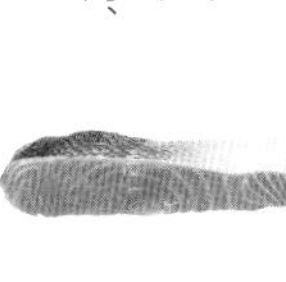

副菜

香味野菜

かぼちゃやほうれん草などのほか、身体を温めるにんにくやしょうがなどの香味野菜

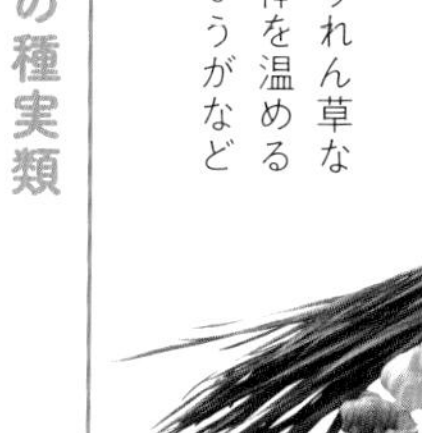

その他

ナッツなどの種実類

アーモンドやカシューナッツなどの種実類をおつまみに。紅茶はジンジャーティーにしても

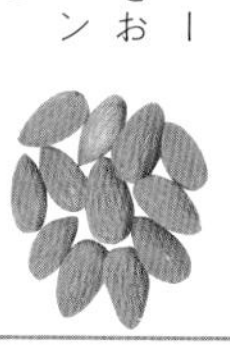

やせすぎ

❶ 朝ごはんを含め1日3食とる
❷ 主食・主菜・副菜をそろえる
❸ 主食の量は1食茶わん1杯以上

とにかく量を食べる

1日の摂取エネルギーが不足する原因には、「やせ願望」によるダイエットや、食べたいのに食べられないことなどがあります。過度のダイエットによる「やせ」は、体力の低下、低血圧、貧血、無月経、骨粗しょう症など多くのリスクをともないます。ダイエットは健康であってこそという原則をおろそかにすると、しっぺ返しを食らうことになります。

食欲不振、食が細いなどの理由で摂取エネルギー不足になる場合は、食欲を増進させるために、味つけに変化をつけたり、薬味、香辛料、酢やレモンなどの酸味を利用したりするとよいでしょう。

健康第一の体重管理を

病気やストレスなど何らかの理由でエネルギー摂取量が減少したり、栄養素の吸収に障害が起こったりして体重が減少する状態は要注意です。

摂取エネルギー不足が原因の場合は、食事量を自分の基礎代謝や身体活動レベルに合わせて、増やす必要があります。

BMI計算式
体重(kg)÷{身長(m)×身長(m)}

ＢＭＩ（Ｐ53）は上の計算式でチェックできます。20～40代の場合、この数値が18・5未満なら「やせすぎ」です。1日の食事量は、短期的には体重で、長期的にはＢＭＩでチェックし、ＢＭＩ18・5～24・9を目標にします。

食品選びのポイント

栄養バランスを第一に考え、たとえコンパクトでも、4つの料理がそろうようにするのが先決

主食
ごはんやパン、めん
エネルギー源となる炭水化物は重要。どんなおかずとも合うごはんや、パン、めんなど

主菜
食欲をそそる肉や魚
あぶらののった旬の魚介や香ばしい焼き肉料理などに、薬味やつけ合わせを添えて

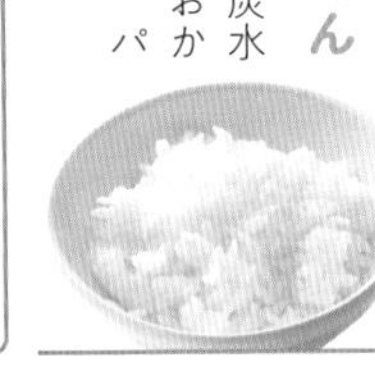

副菜
旬の野菜
新鮮な旬の野菜を。サラダにはマヨネーズやドレッシングをかけてカロリーアップ

その他
乳製品や果物
牛乳やヨーグルト、チーズ、季節の果物などは栄養成分が多く、デザート感覚で楽しめ一石二鳥

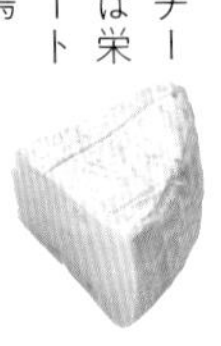

更年期障害

1 バランスのとれた食事を
2 カルシウムやビタミンを充分に
3 脂質のとりすぎに注意

栄養バランスのとれた食事を

更年期に起こりがちな自律神経失調症状や、イライラや不安、躁うつなどの精神的な症状をやわらげるには、たんぱく質やビタミン、ミネラルのそろったバランスのとれた食事が効果的です。これらの成分には、神経伝達や免疫機能を強化する働きがあります。

趣味やウォーキングなどの有酸素運動を積極的に楽しみ、気持ちを前向きに、気分転換しながら日々を送ることも大切です。

また、更年期は基礎代謝が減少し、運動不足も重なって太りやすくなります。その点でも脂質の摂取を控え、適度な運動を心がけましょう。

エストロゲンを助ける栄養を

更年期障害は閉経期前後の女性にあらわれる自律神経失調症の一種。エストロゲン（女性ホルモンの一種）が欠乏しホルモンバランスが乱れ、さまざまな不定愁訴があらわれます。

骨からのカルシウム流出を防ぐ力が弱まり骨粗しょう症になりやすくなるため、カルシウムやその吸収を助けるビタミンDの補給が必要です。コレステロール値の上昇を抑える働きも弱まるので、動脈硬化にも注意しましょう。

大豆・大豆製品に含まれるイソフラボンは、体内でエストロゲンと同じように働く場合もあるとされ、更年期症状の緩和や骨粗しょう症の予防が期待されています。

食品選びのポイント

更年期障害の食事対策は栄養バランスのとれた組み合わせがいちばん。脂質や炭水化物は控えめに

主食
胚芽精米ごはんや麦飯
ビタミンB_1やEの豊富な胚芽精米ごはんや、小麦胚芽のパン、全粒麦ごはんなど

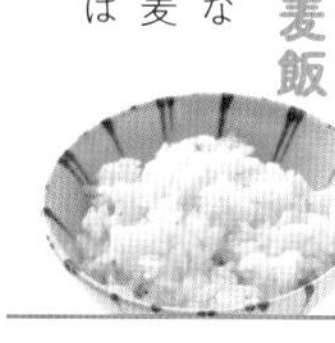

主菜
大豆製品や青背魚
納豆、豆腐、生揚げなどの大豆製品や、イワシ、サバなどの青背魚、ワカサギ、カキ、卵など

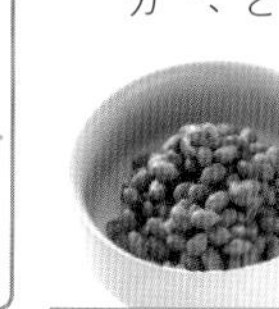

副菜
緑黄色野菜
カルシウムが豊富な菜の花、モロヘイヤ、チンゲンサイ、小松菜のほか、干しきのこなど

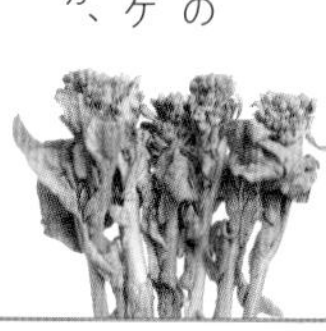

その他
乳製品
カルシウムが豊富で効率よく吸収される牛乳、チーズ、ヨーグルトを1日のどこかでとり入れる

気になる疾患別食生活の基本

生活習慣病など予防し、健康に暮らしていくためには食生活の改善がとても重要です。

日々の習慣が健康をむしばむ

生活習慣病は、ふだん何気なく行っている日常の習慣が積み重なって発症する病気です。「高血圧症」「糖尿病」「脂質異常症」など、いったんかかると治りにくい病気をはじめ、日本人のおもな死因である「がん」「心臓病」「脳卒中」も、生活習慣病の延長線上にあります。

原因となる生活習慣には、偏った食生活、運動不足、ストレス、喫煙や飲酒などが挙げられますが、なかでも大きな要因を占めるのが食生活です。日本人の食生活は欧米化が著しく進み、高エネルギー・高脂肪食になりました。それに呼応するかのように生活習慣病は増え続け、近年では若年層にまで広がっています。

正しい食習慣が重要

好きなものをいつでも食べたいだけ食べられる現代。それだけに、食生活の自己管理が求められています。生活習慣病を防ぐ食事は、決して難しくはありません。適量エネルギーを守って食べすぎないこと、栄養バランスのとれた食事を規則正しくとることがその基本です。

毎食、肉ばかり食べてはいませんか。野菜は充分とっているでしょうか、朝食抜きの生活を続けていませんか……スタートは、そんなこれまでの食生活の見直しから。そして、食べて防ぐ食生活を実行することです。何をどれだけ、どのようにして食べればよいのかを考え、健康な食生活を設計しましょう。

栄養と運動は健康維持の「クルマの両輪」

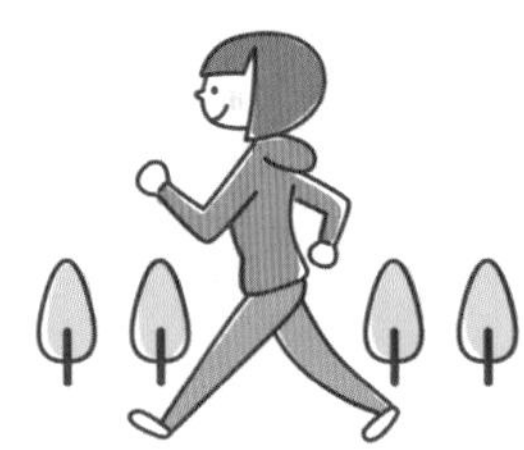

意識する・しないにかかわらず、車社会や便利な生活環境に慣れた現代人は、圧倒的に運動不足に陥っています。身体によい食事と同時に、長続きする運動を生活にとり入れましょう。

運動は消費エネルギーを増やし、加齢とともに低下する基礎代謝を高めます。動脈硬化を予防する酵素やホルモンを活性化させる作用も。とくに手軽な有酸素運動であるウォーキングはおすすめです。

食習慣と深くかかわる疾患と食事のコツ

食習慣と関連の深いおもな疾患

代謝系	消化器系	血液・循環器系	その他
過食によるエネルギーオーバーや偏った食事が、代謝のしくみに異常をきたして起こる病気	塩分の過剰摂取、脂肪のとりすぎ、不規則な食事や飲酒の習慣が引き金となって招く疾患	高脂肪食や野菜不足の食生活が血管の老化を促して、心臓や脳に致命的なダメージを与える	食生活の影響が及ぼす病気はさまざま。意外な疾患がじつは食生活に起因しているケースも
●糖尿病 ●肥満症 ●高尿酸血症・痛風 ●骨粗しょう症	●胃・十二指腸潰瘍（かいよう） ●胃・大腸がん ●肝臓病 ●胆石症	●高血圧症 ●脂質異常症 ●脳卒中・心臓病 ●動脈硬化症	●貧血 ●食物アレルギー ●歯周病

食事のコツ

コツ1 栄養バランス＋適量のエネルギー

バランスよく栄養素をとるには、3つのお皿＝「主食」「主菜」「副菜」のそろった献立を心がけて、適量エネルギーの範囲内で食べる習慣を。

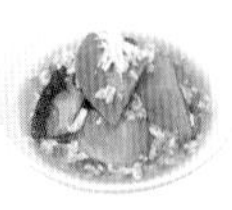
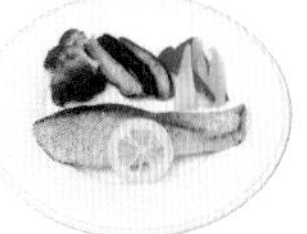
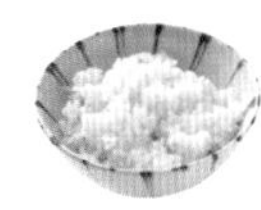
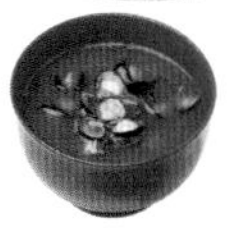

主食＝穀類、主菜＝魚介、肉、卵、大豆製品、副菜＝野菜や海藻（その他＝乳製品など）。バランス献立の基本は3つのお皿から

コツ2 栄養成分コントロール

栄養成分の働きは千差万別。多彩な食品を組み合わせて過不足をなくす努力を。不足しがちなビタミンやミネラル、食物繊維も充分に。

炭水化物　脂質　たんぱく質
ビタミン　ミネラル　食物繊維

エネルギーは炭水化物、脂質からバランスよく。身体をつくるたんぱく質は適切な量をとり、ビタミン、ミネラル源の野菜もたっぷりとりましょう

コツ3 規則正しい食生活

朝食を抜くと栄養素が偏りがちに。まとめ食いや、寝る前の食事は肥満に直結します。決まった時間に1日3食、規則正しくとりましょう。

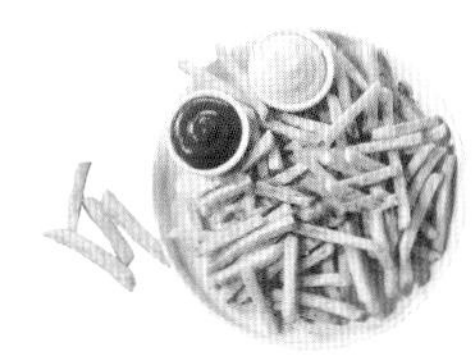

間食のとりすぎやだらだら食い、大量飲酒の習慣は断ち切って

4章 症状から引ける 栄養処方せん

内臓脂肪型肥満

1 脂質は総エネルギーの20～30%に
2 朝食は必ずとるようにする
3 適度な運動をとり入れる

動脈硬化などの原因に

肥満はおもに、皮下脂肪型肥満と内臓脂肪型肥満とに分けられます。どちらも肥満には変わりないので健康によいとはいえませんが、とくに内臓脂肪型肥満は脂質異常症や糖尿病などの生活習慣病と密接な関係をもっており、心筋梗塞（P170）や脳梗塞（P171）を招く危険性も高めてしまいます。

肥満を評価するためにもっとも簡単で一般に広く用いられているのがBMI（P53）です。

BMI計算式
体重(kg)÷{身長(m)×身長(m)}

この数式では25を超えると肥満と判定され、内臓脂肪型肥満の場合は肥満症と診断されます。

立った状態でウエスト周りが、男性85cm以上、女性で90cm以上の場合、内臓脂肪型肥満と判定されます。

内臓脂肪は減らしやすい

皮下脂肪が脂肪を「備蓄」するのとは違い、内臓脂肪は生理活性物質などの分泌機能が高く、形成されやすく分解されやすい特徴をもっています。したがって、食事を改善すれば、効果が出やすいといわれています。

体脂肪が過剰につく原因は、おもにエネルギー過多と運動不足です。体脂肪を減らすには、摂取エネルギーを適量にすることが第一です。とくに注意したいのが脂質のとりすぎ。炭水化物やたんぱく質に比べ2倍以上のエネルギー量を生むため、1日の総摂取エネルギーの20～30%にするのが目標です。魚や肉は低脂肪の種類や部位を選び、調理に使う油脂は、バターやマヨネーズも含めて1日大さじ1～2杯にとどめます。さらにお菓子や清涼飲料水のとりすぎにも気をつけます。

また、朝食をしっかりとって、夕食を軽めにする習慣をつけることも大切です。研究によると、朝食をとる人は内臓脂肪の割合が少ない傾向にあることがわかっています。食事は毎日だいたい同じ時間に規則正しく食べ、体重の変化をチェックするようにしましょう。

食事のほかに、適度な運動を組み合わせることも大切です。1日30分、一駅手前から歩くなど軽めの運動を日々の生活にとり入れましょう。

食品選びのポイント

主食

食物繊維を一度に多くとれる玄米

玄米ごはんの食物繊維は100gあたり1・4gと主食の中では豊富。一方、白米の栄養素はでんぷんがほとんど。食べにくい人は混ぜて炊くのもおすすめ

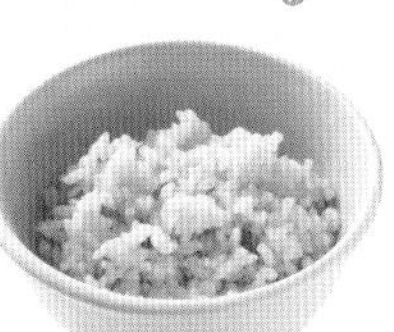
白米と混ぜる場合は玄米を洗いすぎないように注意

主菜

ダイエット中のたんぱく源は白身魚が最適

タラは魚の中でも脂肪分がかなり低い白身魚で、消化・吸収もよいので、減量中には重宝する。ダイエット中はタラ以外にも白身魚を積極的にとって

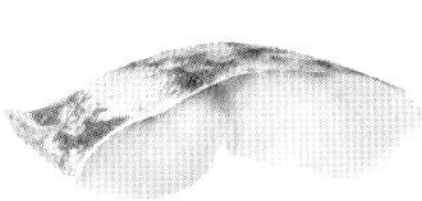
タラのほか、ヒラメやカレイなども、青背魚より脂質が少なめ

副菜

低エネルギーで食物繊維が豊富なきのこ

きのこ類は、しめじをはじめ老廃物を排出する食物繊維が豊富で、低エネルギーなことからダイエット中は積極的にとり入れたい食品。生活習慣病を予防する働きも

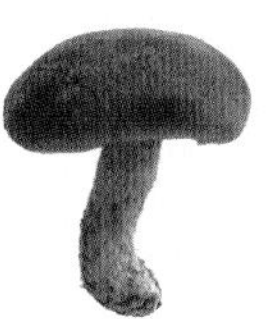
不溶性食物繊維、β-グルカンもたっぷり

その他

飲みものは水やお茶、デザートは果物

飲みものはノンエネルギーの水やお茶にしよう。デザートは菓子類ではなく、果物がおすすめ。ただし適量を守ることが大切

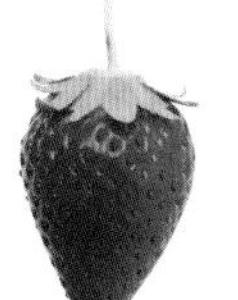
果物の中でも比較的低エネルギーのいちごやかんきつ類を

Check リバウンドを繰り返すヨーヨー現象

ダイエット後に起こりがちなリバウンド現象。もとの体重に戻ってしまうことで、減量とリバウンドを繰り返す「ヨーヨー現象」に陥ると、回を重ねるごとに減量が難しくなり、さらに、リバウンドをしやすい身体に変化してしまいます。

これを防止するには、食事制限だけに頼る急な減量をしないこと。1か月1kg減のゆるやかなペースで、栄養バランスのとれた食事と運動を習慣にすれば、時間はかかってもリバウンドしにくい身体がつくられます。

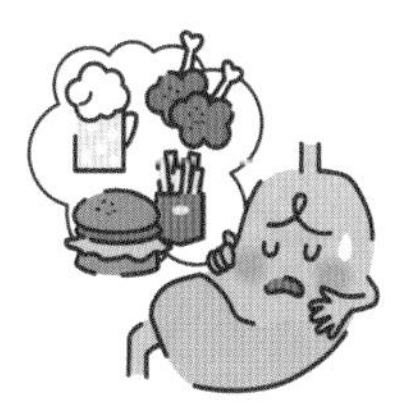
辛抱強くゆっくり減量することでリバウンドのない身体に

糖尿病

❶ 1日3食、適正なエネルギー量を
❷ 主食・主菜・副菜をきちんととる
❸ 食物繊維を多く、脂肪を少なく

食べすぎや運動不足が原因

血糖値とは、血液の中に含まれるブドウ糖の濃度のこと。血糖値は食事内容や食事をした時間によって大きく変わってきます。

一般的に糖尿病の診断基準となるのは、空腹時血糖値です。また、採血前の1~2か月の平均血糖値がわかるＨｂＡ1$_c$（ヘモグロビンエーワンシー）も使われます。

令和元年国民健康・栄養調査では、成人における「糖尿病が強く疑われる者の割合」が男性で19・7%、女性で10・8%であると報告されています。

糖尿病は体内のインスリンが分泌されなくなったり、量や働きが低下してブドウ糖を体内で効率よくエネルギーに変換できなくなったりする病気です。欧米型のエネルギー過多な食事や早食い、甘いものをたくさん食べるという食生活が、血糖値の上昇と深くかかわっています。

適正なエネルギー量を守る

糖尿病は、自覚症状が少ないからといって生活習慣の改善をしないでいると、さまざまな合併症を起こしてしまいます。

自分の適正な摂取エネルギーを把握して食生活を改善することが最大の予防につながります。自分の目標体重に、基礎代謝量と身体活動レベルをかけた数字が1日に必要なエネルギー量（P50~53）と覚えましょう。そのエネルギー量を朝食・昼食・夕食に配分し、主食・主菜・副菜をそろえ、栄養バランスよくとることが大切です。

糖尿病の人は、飽和脂肪酸を含んだ動物性脂肪のとりすぎに注意します。肉料理は週2~3回にとどめましょう。また、野菜は必ず毎食とるようにします。

とくにきのこなど食物繊維を多く含む食品は、血糖値の上昇をゆるやかにしたり、血中コレステロール値の上昇を抑える働きがあります。また、低エネルギーでかさがあるので、食べすぎも防げます。

外食はエネルギー過多になりがちなので、できるだけ避けましょう。やむをえず外食する場合は、揚げものなどが入っていない主食・主菜・副菜のそろった和定食を選び、ごはんの量を半分にするなどして調整します。

食品選びのポイント

主食

ビタミン・ミネラルがとれる雑穀ごはん

あわ・きび・ひえなどの雑穀にはたんぱく質や脂質のほか、ビタミンやミネラルも豊富に含まれている。ほかに食物繊維が豊富な玄米などもおすすめ

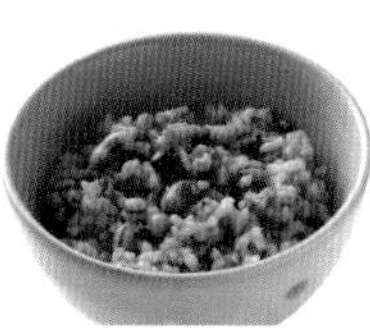

白米に混ぜた雑穀ごはんでビタミン、ミネラルを摂取

主菜

白身魚や脂質が少なめの青背魚

アジは青背魚の中でも脂質が少なめで、たんぱく質が100g中に約20gもあり、必須アミノ酸をバランスよく含む食品。ほかに皮を除いた鶏肉なども脂質が少なめ

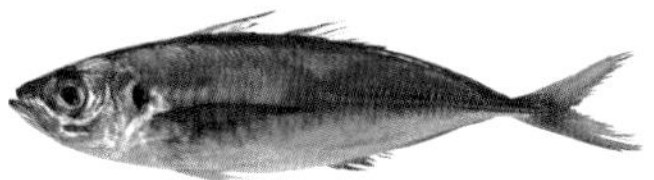

コレステロール値を下げるタウリンも豊富に含まれている

副菜

食物繊維が豊富な超低エネルギー食品

こんにゃくは97％が水分で超低エネルギー。主成分はグルコマンナンで、食物繊維の一種。もずくやひじきも食物繊維が多く低エネルギーで、積極的にとりたい食品

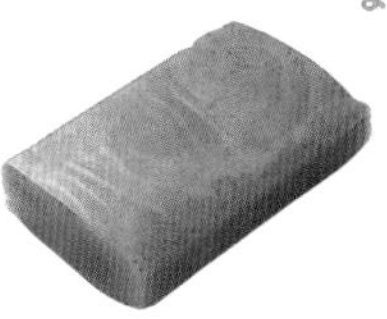

食物繊維の整腸作用でコレステロールや老廃物を排出

その他

食物繊維が多く糖度の低い果物

りんごには水溶性食物繊維ペクチンが豊富に含まれる。また、皮には抗酸化作用のあるポリフェノールが含まれているので、皮ごと洗って食べるか、ジュースにしても

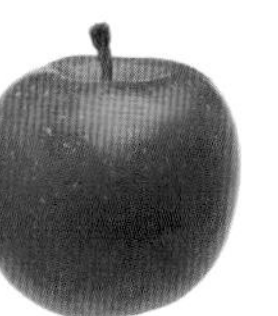

りんごのほか、みかんやキウイフルーツ、いちごなどでも

Check 食品交換表を使ってバランスメニューを

適正エネルギーの範囲内で、過不足なく栄養素をとるのはめんどうなもの。これを簡単に算出できるようにしたのが「糖尿病食事療法のための食品交換表」です。これは栄養素の似た食品を６つに分類して、各食品を１単位＝80kcal相当の重量で表示したもの。これをもとに１日のエネルギー量を朝・昼・夕に配分します。同じ食品群の中で同じ単位分をほかの食品と交換できるので、栄養バランスを崩さずに、バランスのとれた食事が無理なくできます。

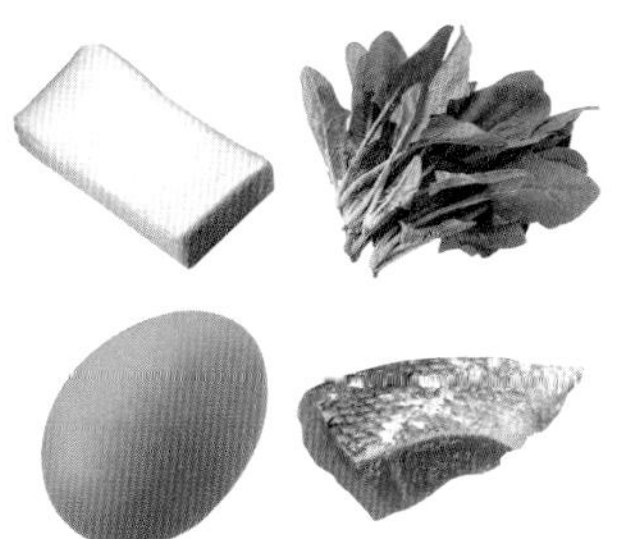

バランスの偏った食事でエネルギーを制限するのは逆効果

高尿酸血症

❶ 1日の摂取エネルギーを制限する
❷ プリン体の多い食品を避ける
❸ 水分を多くとる（アルコールは避ける）

食生活や肥満も要因

高尿酸血症は、通常はバランスのとれている尿酸の合成と排泄がうまくいかない場合に血液中の尿酸値が高くなることで、尿酸値が7.0㎎／dlを超えると高尿酸血症と診断されます。

尿酸とは、遺伝子情報をもつ核酸の主成分であり、筋肉が使われるときのエネルギー伝達物質として働くプリン体という物質が、肝臓で分解されたときにできる老廃物です。通常は尿とともに排泄されます。

高尿酸血症の原因には遺伝的な体質も関係しますが、肥満やアルコール摂取、プリン体の過剰摂取、激しい無酸素運動などの生活習慣も要因とされています。

エネルギー制限が最優先

高尿酸血症は、放っておくと痛風や動脈硬化などを引き起こします。とくに肥満の人は、尿酸の排泄が抑制されてしまうため、尿酸値が高くなりがちです。食事の摂取エネルギーを制限し、減量の必要があります。

また、プリン体の多い食品やアルコール飲料はできるだけ避けましょう。レバー、カツオ、イワシ、エビ、アジやサンマなどの干物、ビールなどはとくにプリン体が多い食品です。食品からのプリン体摂取は1日400㎎以内を目安に。

アルコールは尿酸の排泄を妨げるので控え、代わりに水やお茶から水分を充分にとり、尿酸の排泄を促しましょう。

食品選びのポイント

肉・魚の内臓部分はとくにプリン体が多い食品。たんぱく質・脂質のとりすぎにも注意が必要

主食

主食はきちんと

炭水化物を控えていても、穀類を減らすのは間違い。ごはんやパンなどの主食はきちんと摂取を

主菜

プリン体を少なめに

豆腐はたんぱく源の中でもプリン体が比較的少ない食品。動物性食品はとりすぎないこと

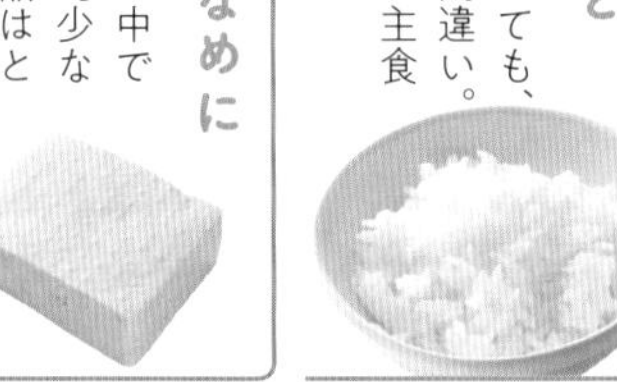

副菜

野菜は積極的に

野菜、果物、いも類、乳製品などはプリン体をあまり含まないので、積極的にとりたい食品

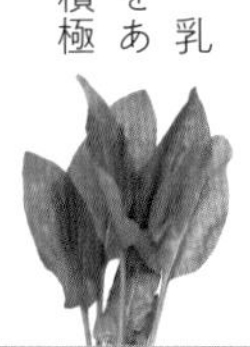

その他

水分はお茶中心

水分を清涼飲料水や果汁でとるのは控えて。エネルギーのない水かお茶を中心に

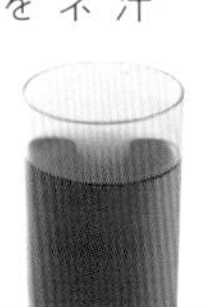

骨粗しょう症

1. カルシウムを積極的にとる
2. 良質たんぱく質やビタミンDを
3. 適度な運動、日光浴を

カルシウム不足に注意

骨密度は、骨を構成しているカルシウムをはじめとした骨の成分がどの程度詰まっているかという骨の強度をあらわす指標です。これが低下すると骨がもろくなって骨折しやすくなってしまいます。

体内の全カルシウムの約1％は血液中に存在し、足りなくなると骨から補充されるように、骨もつねに新陳代謝をくり返しています。そのためカルシウムの摂取量が不足すると、骨強度が低下し、骨粗しょう症を招きます。元来、骨粗しょう症は身体のつくりが小さく、出産や授乳、更年期があるなどの理由から、女性に圧倒的に多い病気です。

食事、運動、日光浴が大切

骨強度低下の予防策としては、まずは毎日の食事でカルシウムや良質たんぱく質を適量摂取することです。乳製品や小魚、大豆、緑黄色野菜などから、カルシウムは1日650㎎摂取するのが理想です（成人女性の場合）。またビタミンDが多い食品といっしょにとると吸収率がアップします。リンはカルシウムの吸収を妨げるので、リンを含む加工食品や清涼飲料水は控えましょう。

適度に紫外線を浴びると体内にビタミンDが生成され、カルシウムの吸収を促進します。また、骨は運動で適度な負荷をかけることでじょうぶになります。

食品選びのポイント

骨強度を維持するには、カルシウムやビタミンD、たんぱく質を含んだ食品を中心にとること

主食

カルシウムが多い主食

未精製の全粒粉にはカルシウムが多く含まれている。オートミールやシリアルでも

主菜

大豆製品や小魚

大豆製品の中でももめん豆腐やがんもどきはカルシウムが豊富。魚なら丸ごと食べられる小魚を

副菜

ビタミンD－カルシウム

ビタミンDが豊富な干ししいたけとカルシウムの多い小松菜は、セットでとると吸収率アップ

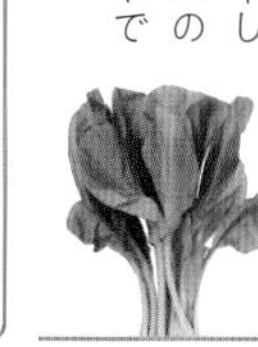

その他

吸収率が高い牛乳

カルシウムを含む食品の中でもとくに吸収率に優れているのが牛乳。1日200mLを目標に

胃炎

❶規則正しい食習慣を
❷刺激物は避ける
❸低脂肪の食品・調理法で

飲みすぎ・食べすぎ厳禁

胃炎は胃の内壁をおおう粘膜に炎症が起こる病気で、暴飲暴食やストレス、薬品などが原因で起こる急性胃炎と、不規則な食習慣やピロリ菌（胃にすみつく細菌）が原因で起こる慢性胃炎があります。

急性胃炎は、まずはストレスをとり除き、絶食して胃を休め、やわらかく煮る、蒸すなどした消化のよい料理に徐々に移行すれば数日で治ります。

一方、慢性胃炎は、コーヒーや香辛料など胃の粘膜を刺激しやすい食品を避け、消化のよい食品や胃の粘膜を強化する食品を摂取するようにします。ピロリ菌が原因の場合は、病院での治療が必要です。

胃に負担をかけないものを

高脂肪の食事は、胃の中の滞留時間が長くなるため、胃液の分泌が増え、胃に負担がかかります。おかゆや雑炊などの消化のよい食事を心がけ、低脂肪の白身魚や鶏ささみ、豆腐などを組み合わせ、たんぱく質を適度に摂取します。野菜はにんじんやかぶ、大根など、加熱するとやわらかくなるものを活用しましょう。

吐き気や胃痛などの症状が消えたあとも、粘膜の炎症が残っていることがあります。しばらくは消化のよいものを食べるようにしましょう。

また、胃の負担を軽減するためにも、食事は日ごろから規則正しく、ゆっくりとよくかんで腹八分目にすることが大切です。

食品選びのポイント

胃に負担をかけない魚やいもなどの食品を、消化のよい調理法で。ゆっくり食べる習慣をつけて

主食

おかゆや軟飯

急性胃炎の場合は、消化のよいおかゆや雑炊などから徐々に軟飯などにして

主菜

白身魚や鶏肉

消化のよい白身魚、鶏ささみ、卵（半熟）、豆腐など。低脂肪の食品が安心

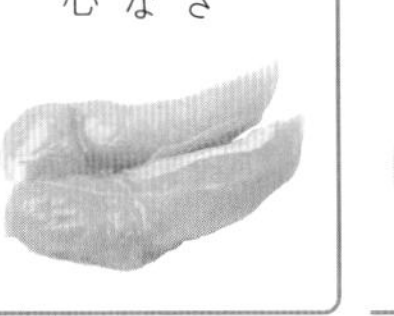

副菜

やわらかいものを

消化のよい里いもなど。やわらかく加熱したにんじん、かぶなどの根菜もおすすめ

その他

ホットミルク

牛乳は冷たいものを避け、温かいホットミルクで

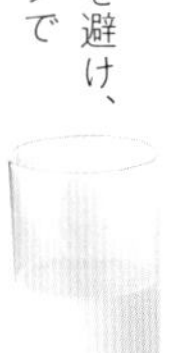

胃・十二指腸潰瘍

1. 1日3食、決まった時間にとる
2. 消化のよい食品と調理法で
3. 刺激の強い食品を避ける

おもな原因はピロリ菌

胃や十二指腸は、胃酸などの強力な消化液から身を守るため、粘膜や粘液に覆われ保護されています。胃潰瘍（かいよう）や十二指腸潰瘍は、この粘膜や粘液がヘリコバクター・ピロリ菌の感染などにより強力な胃酸で傷つけられることによって起こります。原因がピロリ菌の場合は除菌治療をします。

症状の緩和には、胃酸の分泌を抑え、粘膜の抵抗性を増大させ、潰瘍部の修復が促進されるようにすることが重要です。粘膜を刺激しない、やわらかく消化のよい食品をとり、たんぱく質やそのほかの栄養素を充分補給するようにしましょう。

胃液の分泌を抑制する

胃の粘膜の修復に必要な材料になるたんぱく質は、適量摂取することが大切です。たんぱく質の合成を促進するビタミンUは、キャベツなどに含まれるので、やわらかく加熱してとるとよいでしょう。牛乳には胃酸を中和して胃の粘膜を保護する作用があり、たんぱく質やカルシウムの供給源にもなるので、ホットミルクやスープにしてとるようにします。

胃の負担を軽くするため、胃液や胃酸の分泌を促す塩辛いものや香辛料、アルコール飲料、胃の滞留時間の長い食品、熱いものや冷たいものなどは避け、3食の時間を決めてゆっくり食べることも大切です。

食品選びのポイント

高脂肪の食品は避け、胃に負担をかけないように消化のよい調理法で

主食

おかゆやうどん

消化のよいおかゆやうどん、軟飯などを症状に合わせて。熱いものは避ける

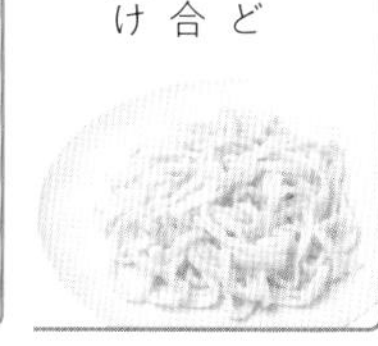

主菜

ヒラメなどの白身魚

低脂肪の魚介類を、煮ものや蒸しものに。肉類は繊維の多い部分や脂身を避けて

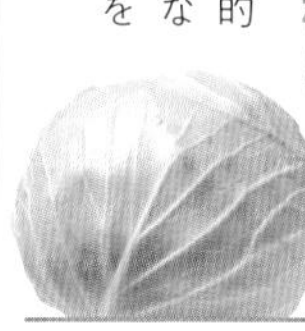

副菜

キャベツ、レタスなど

胃の粘膜の修復に効果的なビタミンUが豊富なキャベツやレタスなどをやわらかく煮て

その他

牛乳や乳製品

胃酸の濃度を低下させ、胃粘膜を保護する作用のある牛乳、乳製品を多めにとる

肝機能低下、脂肪肝

❶ 良質のたんぱく源を
❷ ビタミン、ミネラルを充分に
❸ アルコール飲料は控える

肝臓は全身栄養の要

肝臓は人体最大の臓器で、栄養素の代謝や、アルコールなどの有害物質の解毒、脂肪の吸収を助ける胆汁の生成など非常に重要な役割を担っています。

肝機能が低下すると、栄養素の供給が滞り、体内の毒物や老廃物が排泄されずに蓄積されます。血行が悪くなり、倦怠感や疲労感などの症状があらわれます。肝臓のおもな病気には肝炎や肝硬変、脂肪肝などがありますが、肝臓は「沈黙の臓器」といわれるほど症状があらわれにくいのが特徴です。ふだんから肝臓に負担をかける過剰な栄養素の摂取やアルコールなどを控え、異常がないか定期的に検査することが大切です。

肝細胞を補修するたんぱく源

身体に必要なたんぱく質は肝臓で合成されていますが、肝臓自体もまたたんぱく質で構成されています。肝機能が低下すると肝臓そのものをつくるたんぱく質も減り、ますます肝機能を低下させかねません。肉、魚介、卵、大豆などで良質たんぱく質を毎食とることが必要です。

また、栄養素の代謝を円滑に行うためにビタミン、ミネラルも大切です。ほかにも、貝類やイカなどに含まれ肝臓の働きをサポートするとされるタウリンや、肝臓の細胞を傷つける過酸化脂質を分解するビタミンEなども効果的です。

ウイルスが原因で起こる肝炎の感染が考えられる場合は、まずウイルス検査を受けることが大切です。嘔吐や発熱でエネルギーを大量に消費してしまうので、好みの食材を消化しやすい形に調理して食べるようにします。

脂肪肝とは、肝臓に脂肪が蓄積した状態のことで、アルコールのとりすぎ、肥満、糖尿病、脂質異常症などが要因といわれています。動脈硬化や心筋梗塞(こうそく)などの病気を起こす原因にもなるので、注意が必要です。アルコールが原因の場合には、禁酒とともにたんぱく質など不足した栄養素を補給します。肥満が原因の場合は、たんぱく質を必要量確保したうえで、エネルギーを制限します。

海藻やきのこなど、低エネルギーかつ脂質や炭水化物の吸収を遅らせる食物繊維の豊富な食品で、食事のカサを増やすのもよいでしょう。

食品選びのポイント

主食

ごはんは茶わん1杯、パンは1枚が目安

ごはんやパンなどの炭水化物は、大切なエネルギー源だが、とりすぎると中性脂肪となって脂肪肝などを招いてしまうとも。適量を守って食べるようにしよう

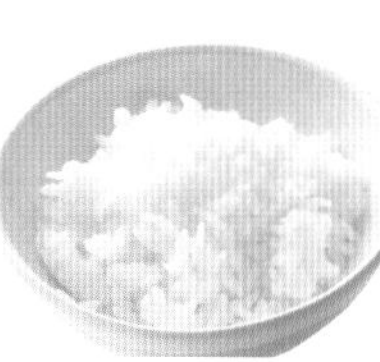

パンよりも体脂肪になりにくいごはんでエネルギーを調節

主菜

肝細胞の再生に必要な良質のたんぱく質

肉、魚、卵、大豆製品など良質のたんぱく質を。脂肪肝の場合は、脂身の少ない肉、白身魚、大豆製品など低脂肪の食品を優先

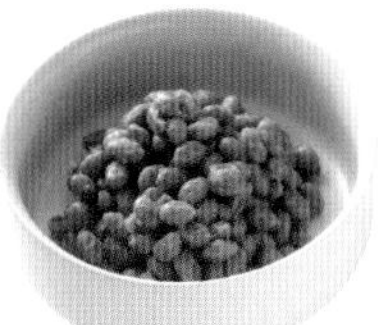

もめん豆腐や納豆などの大豆製品も貴重な良質たんぱく源

副菜

野菜は1日350gを目安に

肝機能が低下するとビタミンの代謝が悪くなるので積極的な摂取を心がける。野菜は1日350g以上を目標にし、このうち3分の1以上は緑黄色野菜で

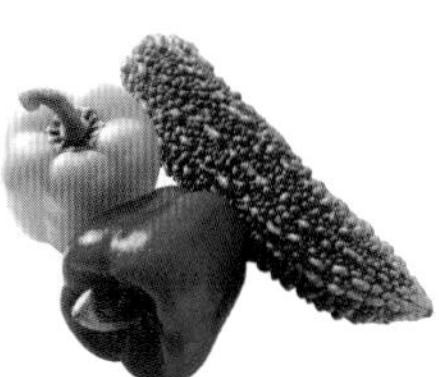

旬の野菜は栄養分もおいしさも充実。加熱してかさを減らしたっぷりとりたい

その他

ビタミン豊富な新鮮な果物も必ず添えて

ビタミンやミネラルが多く含まれるいちごやレモン、キウイフルーツなどの新鮮な果物をできるだけ毎日とるように心がける

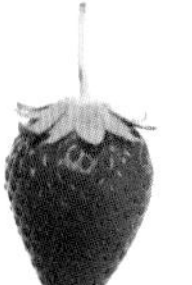

ビタミンCが豊富な果物は新鮮なものを生のままで

Check アルコールはどのくらいで抜ける？

アルコールの肝臓での処理能力には個人差がありますが、１時間に体重１kgあたり0.1 ～ 0.15 ｇくらい。純アルコール量１単位を22 ｇと考えると、体重60kgの人がビール大瓶１本（633mL）を処理するのにおよそ3時間もかかる計算となります。

また、アルコールの血中からの消失速度も一定しており、日本酒３合を飲んだとすると、体内からアルコールが消えるのに、およそ９時間もかかってしまいます。「適量」を自覚して、飲みすぎないよう注意しましょう。

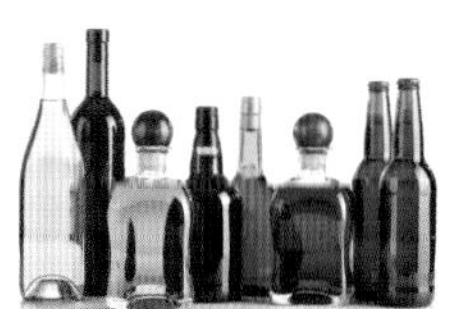

純アルコール量＝飲んだ量×アルコール度数（％）×アルコール比重（0.8）

胆石

❶適正エネルギー量をとる
❷脂肪やコレステロールを控える
❸食物繊維をたっぷりと

高脂肪の食品を避ける

胆石は、胆のうや胆管の中にできる石で、肝臓から分泌される胆汁により生成されます。近年、もっとも多いのは胆のう内のコレステロール結石で、食事の欧米化による脂肪摂取量の増加が関係していると考えられています。

一度できた胆石を食事で除去することはできないため、生成を予防し、腹痛などの発作を起こさないための食事を心がけることが重要です。

脂肪やコレステロールのとりすぎは胆石を生成する原因となってしまいます。また、脂肪を多量に摂取すると、胆のうの収縮が活発になり、発作を起こしやすくなってしまうので、どちらも注意が必要です。

食物繊維をしっかりとる

食物繊維には、体内のコレステロールの吸収を抑制し、対外へ排泄を促す働きがあり、胆石発作を誘発する便秘解消にも効果があります。ごぼうやれんこんなどの根菜類や切り干し大根、加熱することでたっぷり食べられる白菜などの野菜類、玄米などで積極的に摂取するようにしましょう。

また、暴飲暴食や不規則な食事をしていると、胆のうの収縮のリズムが乱れ、胆石発作を起こしやすくなります。高エネルギーの食事にならないように、主食は適量を守り、主菜と副菜は油脂を控えた調理法（煮る、蒸す、焼くなど）を活用しましょう。

食品選びのポイント

脂肪やコレステロールの少ない魚や肉を、煮る・蒸すなど油を使わない調理法で。野菜や果物もたっぷりと

主食

玄米やシリアル

玄米や胚芽精米、コーンフレーク、オートミールなどを利用して、食物繊維を積極的に摂取

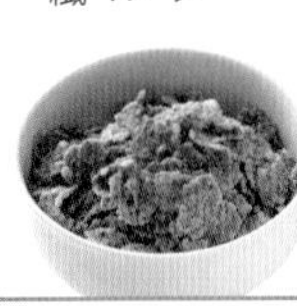

主菜

脂肪の少ない魚や肉

脂肪の少ない魚や肉を。鶏肉は皮を外して。コレステロールの多いウニやイクラは控える

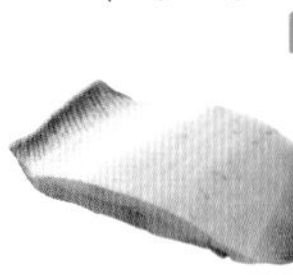

副菜

繊維が豊富な野菜

食物繊維が豊富な野菜や海藻を。繊維がやわらかく、加熱するとかさが減る白菜はおすすめ

その他

デザートには果物

食物繊維が豊富な、キウイフルーツやオレンジなどの果物を。フレッシュジュースにしても

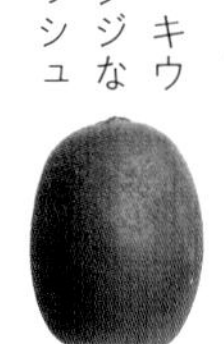

胃がん、大腸がん

1 栄養バランスのとれた食事を
2 高塩分や熱い飲食物は最小限に
3 野菜や果物を毎日豊富にとる

消化器系がんで近年目立つのは、肝臓がん、大腸がんの増加で、背景には食生活の欧米化による脂肪摂取量の増加、食物繊維摂取量の減少、運動不足などが指摘されています。かつて日本人に多かった胃がんによる死亡率は年々減ってきました。

消化器がんの発生や進行を抑える効果のある食品として注目されているのが野菜やきのこ、果物などの植物性食品。抗酸化作用や発がん抑制作用、免疫力アップなどの働きが期待されています。ただし、その科学的根拠の立証は難しく、「確実」「可能性あり」などと分けられているように予防効果がはっきりしないものもたくさんありますが、野菜や果物は食道がんのリスクをほぼ確実に下げることがわかっています。

がん予防は栄養バランスが重要

がんで亡くなる日本人の約半数が消化器がんによるもの。もっとも食物とかかわりの深いがんで、食道、胃、大腸（結腸と直腸）、肝臓、胆のう、すい臓などに発症します。なかでも多いのが大腸がんと胃がんです。

消化器がんに共通する食事予防法としては、細かいことにこだわりすぎず、がんを寄せつけない食事の基本をきちんと身につけることです。

その第一は、栄養バランスのとれた食事です。結果的にいろいろな食品をとることにつながり、発がんを抑える働きのあるビタミンA（β-カロテン）・C・Eや食物繊維、ポリフェノールなどを摂取できます。また、動物性脂肪のとりすぎを抑えることにもつながります。

食べすぎと運動不足は肥満の元凶ですが、肥満は大腸がんや肝臓がんの発症リスクを上げるといわれています。

塩分のとりすぎ、アルコール飲料の飲みすぎ、熱い飲食物を習慣的にとるのも問題です。飲酒によるリスクは、日本酒なら2日に1合程度がもっとも少なく、それ以上だと量とともに徐々に高まるとされています。

野菜と果物を毎日たっぷりとる

がんの予防には、原因となる食習慣を改善するとともにに、がんの発生や進行を抑える効果のある食品をとることが大切です。

その他のがん

バランスのよい食事でがん予防

消化器がんも、その他のがんも同様に、いつ、どの部位に発生するかは予知できません。そのため、日々の生活においてがんをはじめとするあらゆる生活習慣病にかからないよう、食事対策を万全に整えておくのが理想です。

発がんリスクを減らすためには、まず何より適量で栄養バランスのよい食習慣が大切です。これを維持することで免疫力を高め、標準体重をキープし、楽しい食事でストレスの解消を図りましょう。

たとえ、がん予防によいとされる栄養素であっても、サプリメントからではなく普通の食事からとることも重要です。食事なら過剰摂取による健康障害も心配無用のうえ、自然界で育った食品にはいろいろな成分が含まれているため、今はわからなくても、がん予防に効果のある未知の成分が入っている可能性もあるからです。

がんの発生にかかわる因子としては、喫煙、アルコール飲料の飲みすぎ、肥満、食塩・塩蔵食品、熱い飲食物などが挙げられます。

がんのリスクを下げる因子としては、運動、野菜や果物の摂取などがあります。

国立がん研究センターでは、日本人を対象にした研究結果から、科学的根拠に基づき、次のようながん予防法をまとめています。

科学的根拠に基づき現状において推奨できる日本人のためのがん予防法

喫煙
タバコは吸わない。他人のタバコの煙を避ける。

飲酒
飲むなら節度のある飲酒をする。

食事
偏らずバランスよくとる。
★塩蔵食品、食塩の摂取は最小限に。
★野菜や果物不足にならない。
★飲食物を熱い状態でとらない。

身体活動
日常生活を活動的に。

体形
体重を適正な範囲内に。

感染
肝炎ウイルス感染検査と適切な措置を。機会があればピロリ菌検査を。

食品選びのポイント

主食

栄養素の宝庫である胚芽や繊維分が残った穀類

白米や食パンより、玄米や胚芽精米、米粒麦（食べやすく加工した大麦）を混ぜて炊いたごはん、全粒粉のライ麦パンなどを。生活習慣病の予防にも役立つ

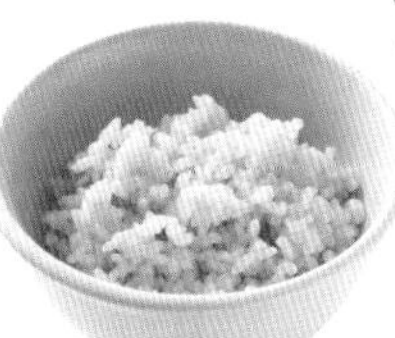

玄米ごはんには食物繊維がたっぷり含まれる

主菜

魚介、肉、卵、大豆製品をバランスよく

肉類は、食べすぎると動物性脂肪やエネルギー過剰になり、肥満や脂質異常症などにつながる。肉に偏らず魚介、卵、大豆製品など適量を守って

大豆・大豆製品など植物性たんぱく源もバランスよく

副菜

色、香りなどバラエティーに富んだ野菜料理

緑黄色野菜だけでなく、淡色野菜にもがんを防ぐ成分が含まれている。栄養素のほか、色素や香りの成分にも強い抗酸化作用がある

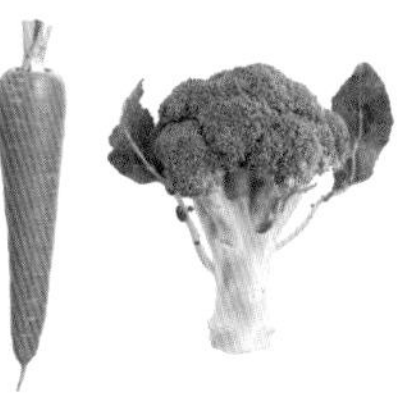

野菜には抗酸化成分が多く、抗がん作用が期待できる

その他

牛乳・乳製品、果物を食事か間食で

果物は、がん予防に役立つとされるビタミン類や食物繊維、そのほかの機能性成分の貴重な供給源。生で食べられるので、調理損失も少なくて効率よくとれる

牛乳をよく飲むなら低脂肪のものに

Check 「定期的な運動」と「禁煙」が効果的

太っている人ほどがんの発症率が高いという研究結果があります。運動の健康効果は、肥満予防だけではなく、便秘解消による発がん物質の排除、乳がんに関係するエストロゲンの過剰摂取の抑制、心肺能力を高め、肺がんにかかわる汚染された空気の排出など、がん細胞を育てる物質を抑制します。また、喫煙せずに運動をする人のがん死亡率を１とすると、喫煙して運動もする人は2.5倍、喫煙して運動しない人は５倍の発症率という報告もあります。

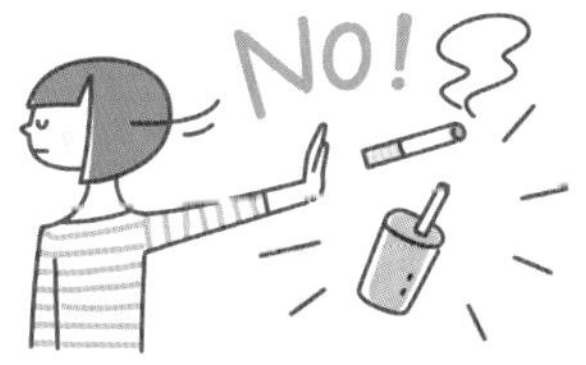

定期的な運動習慣と禁煙（受動喫煙も含む）で、がんを予防

高中性脂肪血症

❶ エネルギー量を適量に
❷ 炭水化物のとりすぎは控える
❸ お酒は上限を決めて控えめに

放置すると動脈硬化の原因に

正常な血中中性脂肪値は150㎎／dL未満とされています。この値を超えた場合、脂質異常症（高中性脂肪血症）と診断されます。血液検査をしない限り、とくに目立った症状もなく見つかりにくいことも多いですが、数値が過剰になると動脈硬化の危険も出てきます。

脂質そのものの摂取も原因ですが、中性脂肪をつくる大きな要因は炭水化物やアルコールのとりすぎです。大部分がエネルギーとなって使われますが、余分な炭水化物は中性脂肪となり脂肪組織に蓄積されます。また、過剰なアルコール摂取は肝臓で中性脂肪を合成するので、お酒を控えるとかなり数値が低下します。

食事と運動の両面から見直す

血中の中性脂肪値を下げるには、まずは生活習慣を見直すことが最優先です。炭水化物を含む代表的な食品は、ごはんやパン、いも類などのでんぷん、お菓子や飲みものに含まれる砂糖（ショ糖）、異性化糖（果糖を含む）など。とくに砂糖は1日50g以上とると中性脂肪値を上げてしまいます。お菓子などで気づかないうちに多く摂取していることも。また、果物には果糖が含まれていますが、ビタミンや抗酸化成分など健康維持に役立つ成分が豊富に含まれているので、適量摂取（1日200g）を心がければ問題ありません。清涼飲料水には果糖やブドウ糖が多く含まれているので、食事だけでなく、飲みものにも注意しましょう。

過剰なエネルギー摂取は中性脂肪の増加につながります。1日3回規則正しく、エネルギー控えめの食事を心がけ、定期的に適度な運動をすることがもっとも有効な防止策です。1日2食にしたり、食事の間隔をあけすぎたりすると中性脂肪の合成が活発になります。また、運動不足だと、摂取エネルギーを消費しきれなくなるうえ、血中中性脂肪や内臓脂肪を効率よく燃焼させる作用が低下する原因にも。食生活の改善とともに、ウォーキングやジョギング、自転車こぎ、水泳などの有酸素運動をゆっくり続けることで、全身の血行をよくして血圧を下げると、糖質の代謝がよくなります。1日30分以上、週2日以上のペースで続けられる運動習慣をつくりましょう。

食品選びのポイント

主食

精製度が低く食物繊維を含んだ穀類

玄米に豊富な栄養素も白米では炭水化物がほとんど。主食としてごはんを食べる場合は、便秘解消や吸収を抑える効果のある食物繊維が豊富なものを。胚芽つきなら万全

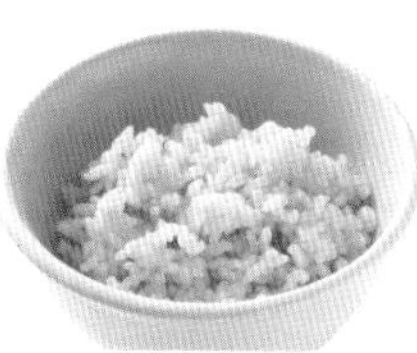
玄米には白米の6倍の食物繊維が含まれる

主菜

多価不飽和脂肪酸を多く含む青背魚を積極的に

アジやイワシ、サンマなどの青背魚に多く含まれる多価不飽和脂肪酸には、血中中性脂肪値を下げる働きがある

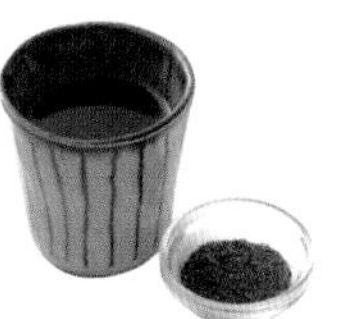
脂肪酸を落とさないよう刺身など生で食べるのが効率的

副菜

低エネルギーの野菜、きのこ、海藻をたっぷりと

野菜、きのこ、海藻は低エネルギーなので、たっぷり食べても安心。ビタミン、ミネラル、食物繊維もとれるので毎食1品添えたいもの

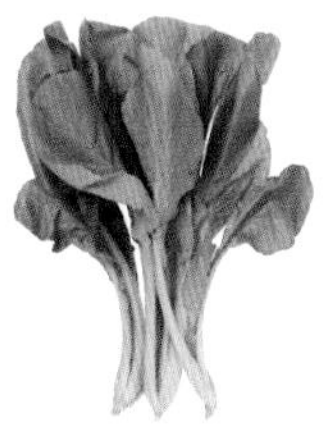
葉野菜はゆでてかさを減らしてたっぷり食べたい

その他

抗酸化パワーの源ポリフェノールを含むウーロン茶

ウーロン茶に含まれるポリフェノールには、血中中性脂肪の上昇を抑える作用が。清涼飲料水やアルコール飲料は控えめに

清涼飲料水は避け、飲みものはウーロン茶に切り替える

Check コレステロールと中性脂肪はどう違う？

中性脂肪とコレステロールは、血液の中にある脂質と混同されがちです。しかし、この2つはじつは体内での働きはまったく違うもの。中性脂肪は血液の流れにのって全身に運ばれ、エネルギー源になる一方で、コレステロールはホルモンや胆汁酸の材料となり、おもに細胞を構成する成分のひとつでエネルギー源にはなりません。

ただし、どちらも過剰になると脂質異常症につながるという共通点をもっています。

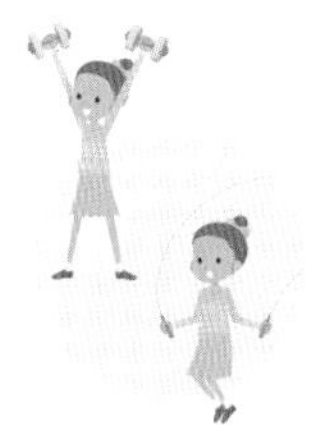
中性脂肪はエネルギー源として消費することで減らせる

高コレステロール血症

1. 動物性脂肪は控えめに
2. 食物繊維や抗酸化成分の多い食品を
3. 食べすぎ・塩分のとりすぎに注意

増えすぎると血管が狭くなる

コレステロールは脳や血液、筋肉など体内に広く存在し、細胞膜やホルモンなどの構成成分として不可欠です。

血中コレステロール値が高くなると健康に悪いのは、酸化したＬＤＬ（悪玉）コレステロールによって血管内膜の内側にコブがつくられて血管をふさぎ、血液の通り道を狭くするためです。血中にコレステロールが増えすぎた状態は、血中中性脂肪値が高い場合と同様に脂質異常症の一種であり、早急な食事の改善が必要となります。

脂質異常症を予防・コントロールするのは、動脈硬化（Ｐ１６８）や虚血性心疾患（Ｐ１７０）、脳卒中（Ｐ１７１）などの命にかかわる病気を防ぐことが最大の目的です。長期にわたって食生活を改善していくことがいちばんのポイントになります。

適量を守った食生活がポイント

血中コレステロール値を正常値まで下げるには、悪玉コレステロール（ＬＤＬ）を減らして善玉コレステロール（ＨＤＬ）を増やすことがカギになります。肉やバターなどの動物性脂肪を含む食品は、飽和脂肪酸が多く悪玉コレステロール（ＬＤＬ）を増やすので、数値の高い方は控えめにしましょう。低脂肪の鶏肉や脂身を除いた肉、青背魚、大豆製品などがおすすめです。

食物繊維や抗酸化成分の多い野菜類をうまく食事にとり入れることも、コレステロール値を下げるポイントです。こんにゃくや海藻類に含まれる水溶性食物繊維は、腸内のコレステロールを吸着し、体外に排出してくれます。

食べすぎを改め、摂取エネルギーを適量にすることも大切です。肥満の人は減量することで善玉コレステロール（ＨＤＬ）が増えます。

加えて、動脈硬化を防ぐために、1日の塩分の摂取量を減らすことも重要です。慣れないうちはうす味を味気ないものに感じるかもしれませんが、酸味や辛味、香りなどを補いくふうして調理すれば、塩分が少なくてもおいしい食事をとることができます。

食品選びのポイント

主食

食物繊維をたっぷりとれる穀類

食物繊維は玄米や全粒粉パンなど未精製の穀物に多く含まれます。大麦は水溶性、不溶性食物繊維の両方をバランスよく含むので、主食を麦入りごはんに替えるのも効果的

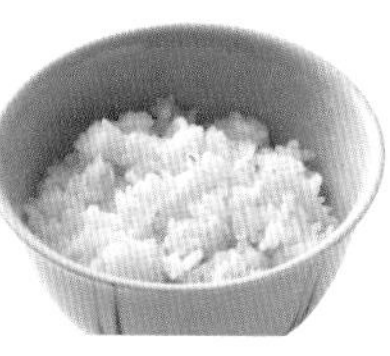

大麦の食物繊維は白米と比べると約25倍

主菜

青背魚か脂肪の少ないたんぱく質食品

肉なら脂肪の少ない鶏ささみやヒレ、または脂肪部分を除いて食べられる部位を選ぶ。DHAやEPAが豊富に含まれるアジやイワシなどの青背魚、大豆製品もおすすめ

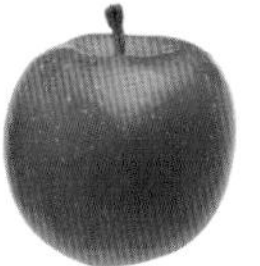

低脂肪で良質たんぱく源となる大豆製品を積極的に活用して

副菜

食物繊維の多い海藻類や抗酸化作用のある野菜

海藻類のヌメリ成分、食物繊維フコイダンなどにはコレステロールを排泄する働きが。また、抗酸化作用の強い緑黄色野菜などは過酸化脂質の生成を抑え、動脈硬化予防に

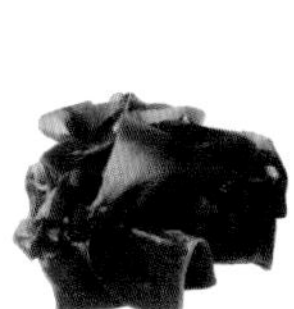

海藻類は低エネルギーなので積極的に活用したい

その他

水溶性食物繊維ペクチンを含む果物

果物も食物繊維の宝庫。りんごなどはよく洗って皮ごと食べることで食物繊維や抗酸化成分のポリフェノールを無駄なくとれる

食物繊維が豊富な果物は1日200gはとりたい

Check 低すぎるのも問題コレステロール値

血中コレステロール値が高いことが問題になっていますが、じつは低ければよいというものでもありません。コレステロール値が低い状態は低コレステロール血症と呼ばれます。かつて東北地方を中心に多発した脳出血は塩分の過剰摂取が原因と考えられていましたが、調査の結果、血中コレステロール値があまりに低かったり、激減したりすると脳出血のリスクが増えることがわかってきました。コレステロールも細胞を構成する材料の一部。少なすぎると血管の弾力が失われるなど弊害が出てしまいます。

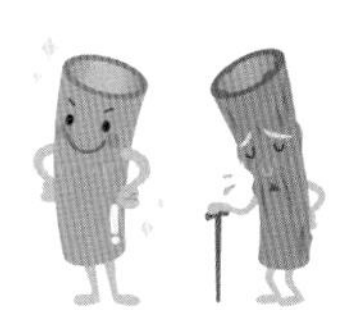

コレステロール値は高すぎると動脈硬化、低すぎると脳出血のリスクが高まる

高血圧

❶ バランスのとれた食事を心がける
❷ 塩分は1日6g以下を目安に
❸ 適正体重に合わせた減量を

気づかないうちに身体をむしばむ

高血圧と診断される人は推計で約4300万人ともいわれています。高血圧とは日常的に最高血圧が140㎜Hg以上、最低血圧が90㎜Hg以上の状態を指し、放置しておくと動脈硬化や脳卒中、心筋梗塞（こうそく）、心臓肥大など命にかかわる病気を引き起こす要因になります。

とくに目立った症状がなく病気が進行していくため「サイレントキラー」ともよばれており、血圧は高いほど、そして長期間に及ぶほど心臓や血管に負担を与え、脳卒中などを発症するリスクが高まります。

これを事前に防ぐためにも、血圧が高くなりすぎないようにコントロールすることが重要です。

正しい食事と減塩、減量で予防

血圧の上昇を抑えるには、食事全体を見直し、適度な運動を組み合わせ、アルコール飲料やタバコなどの嗜好品を制限する必要があります。

まずは栄養素の偏りをなくし、バランスのとれた食事を心がけます。最近の食生活では油脂や糖分を多くとってしまいがちです。朝・昼・夕の食事の中に1日に必要な栄養素を配分して、とくに果物や野菜が不足しないよう注意します。また、統計上肥満の人に高血圧が多いことがわかっています。自分の適正体重を知って、正しい食事でゆっくりと減量することが血圧の正常維持につながります。

また、塩分を減らすことも血圧降下に効果があります。塩分をとりすぎると血管の中の水分量を増やすことになり、それが血圧上昇につながります。現代の日本人の食塩摂取量は成人平均で1日男性10・9g、女性9・3gです。高血圧の重症化予防のためには、1日6g未満を目標に食事を組み立てましょう。みそやしょうゆなどの調味料はなるべく控え、だしや香辛料、香味野菜などを利用し、うす味に慣れることが大切です。

また、アルコールは血管を広げたり、ストレスを解消したりする効果があるので、適量（純アルコール量で1日約20g）の摂取なら問題ありません。ただし、つまみで塩分をとりすぎないよう注意が必要です。

なお、喫煙は血管を収縮させ、狭心症などの原因にもなるので禁煙するようにしましょう。

食品選びのポイント

主食

塩分ゼロのごはんがおすすめ

主食は塩分0gのごはんを基本にすると減塩しやすい。おにぎりや炊き込みごはんなどは避けよう。また、パンには食塩が含まれているので控えめに。めん類は汁を残す

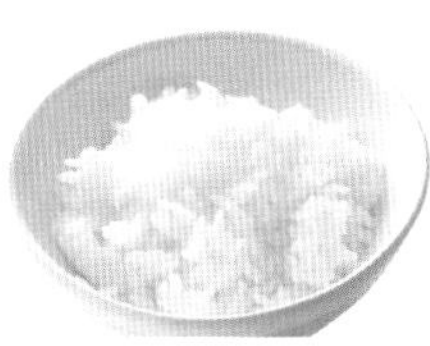

塩分ゼロの主食にうす味の主菜や副菜を組み合わせて

主菜

低脂肪の白身魚鶏肉、大豆製品をうす味調理で

白身魚はアミノ酸をバランスよく含んだ高たんぱくで低脂肪の動物性たんぱく質。このほか鶏ささみや鶏むね肉（皮なし）、大豆製品などもおすすめ

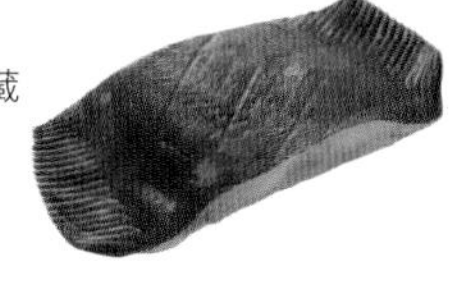

魚でも干物や塩蔵食品は控えたい

副菜

カリウムの多い野菜、海藻、きのこ、いも類を

カリウムにはナトリウム（塩分）を排泄する働きがあることから、カリウムを積極的にとる。野菜は1日350g以上を摂取することを目標に

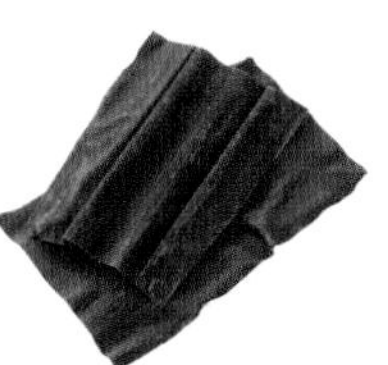

だしだけでなくこんぶ巻きや煮ものなどで積極的にとりたい

その他

塩分バランスを調整してくれる果物を

果物にもカリウムが豊富に含まれ1日に200gとるとよいとされている。とくにカリウムが多く含まれている果物はバナナやキウイフルーツ。ほかにも旬の果物をいろいろ楽しもう

バナナなどには食物繊維やカリウムがたっぷり含まれている

Check

血圧を下げるDASH食

「DASH食」はDietary Approaches to Stop Hypertension（高血圧を止める食事法）の略で、アメリカで研究された食事メニューです。DASH食は「果物・野菜・ナッツ・魚・鶏肉・全粒粉・低脂肪乳製品」を増やし、「牛肉・豚肉・砂糖や脂肪を含む菓子・砂糖入りのソフトドリンク」を減らすもの。普通食と一定期間食べ比べた結果、DASH食は最大で最高血圧が10㎜Hg下がりました。塩分を制限するとさらに血圧降下が期待できるといわれています。

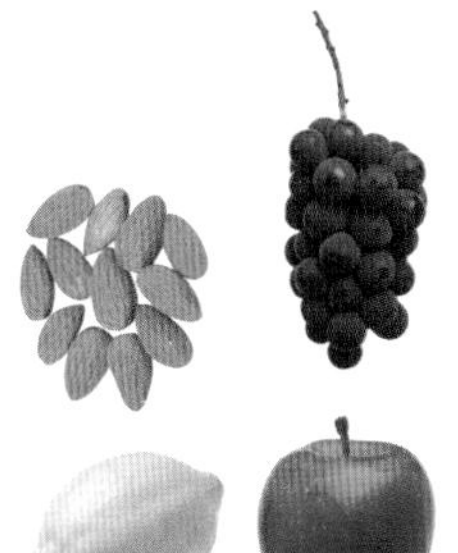

アメリカ生まれのDASH食が日本でもとり入れられている

動脈硬化

1. 抗酸化成分を積極的にとる
2. 脂肪やコレステロールを控える
3. さまざまな栄養素をバランスよく

さまざまな病気を引き起こす

　血管は、私たちの体内で糖分や酸素など生命活動に必要なものをとり込んで全身に運び、炭酸ガスや体内の老廃物など不要なものを運び出す道路のような働きを担っています。外膜、中膜、内膜から成り、血液と接している内膜の表面は内皮細胞という細胞の層に覆われています。内皮細胞は血液から必要なものだけを吸い上げる、フィルターのような役を果たしています。

　動脈硬化は動脈の壁が硬くなり、充分に機能しなくなること。フィルターである内皮細胞が傷つき、そこから内膜にコレステロールが入り込んで蓄積され、脂質が沈着し、血管が狭くなる状態です。

バランスのとれた食生活を

　動脈硬化を防ぐには、血中中性脂肪値や血中コレステロール値を下げる努力が必要です。動脈硬化はいったん進行するともとに戻らないといわれていましたが、食事や生活習慣を変えることで緩和・解消されることがわかってきました。

　まずは抗酸化作用のある食品を積極的にとること。動脈硬化には、コレステロールの酸化が大きくかかわっていると考えられています。そのため、β-カロテンやビタミンC・Eなどを含む食品を積極的にとることでコレステロールの酸化を抑えられます。

　次に脂肪やコレステロールの摂取量を控えます。牛肉や豚肉は脂肪の多い部位を避け、ヒレやももにし、鶏肉は皮に脂肪が多いので皮なしのものを選びます。魚には血中中性脂肪値を下げる不飽和脂肪酸が多く含まれています。また大豆たんぱく質にもコレステロール値を下げる作用が期待されています。また、日本人の場合は高血圧による動脈硬化が多いので、塩分のとりすぎにも注意が必要です。

　動脈硬化対策にもっとも有効なのは、食生活全体のバランスを整えることです。1日の適正なエネルギーを摂取し、炭水化物、たんぱく質、脂質のエネルギーバランスをそれぞれ総エネルギーに対して、50～65%、13～20%、20～30%の割合でとります。血中コレステロール値を下げる働きをする食物繊維を積極的にとることも効果的です。

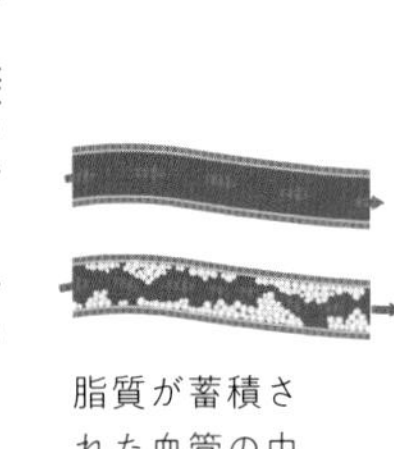

脂質が蓄積された血管の中はどんどん狭くなる

食品選びのポイント

主食

消化がよく栄養価も高い胚芽精米

胚芽精米や玄米などの精製度の低い穀類は、精白米に比べて食物繊維が多く含まれるため、動脈硬化の予防におすすめ

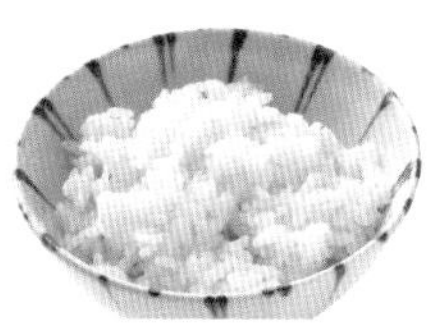

白米と味もほとんど変わらず栄養価も高い胚芽精米を

主菜

低脂肪の魚やヒレ肉、鶏ささみ

良質たんぱく質が豊富で低脂肪のヒレ肉やもも肉、鶏ささみ、皮なしの鶏むね肉、カレイやタラなどの白身魚、大豆製品などを選ぼう

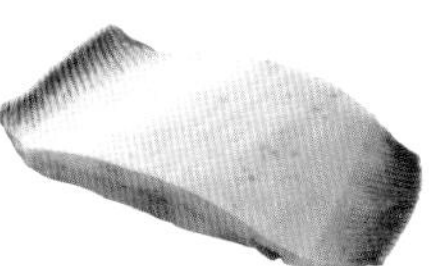

白身魚はやわらかいので、高齢者にも食べやすい

副菜

色とりどりの野菜を毎食とり入れる

β-カロテンやビタミンC・Eなどの「抗酸化ビタミン」が多く含まれる、ほうれん草、かぼちゃ、ブロッコリー、にんじんなど色の濃い野菜を多くとり入れて。食物繊維もたっぷりとれる

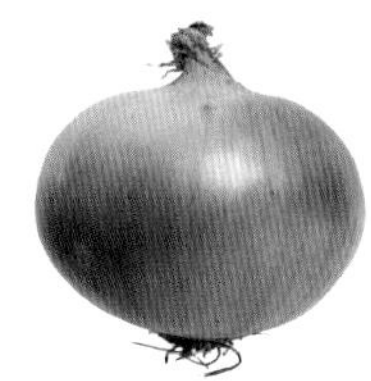

玉ねぎやにら、ねぎなどの特有の香り成分にも強い抗酸化力がある

その他

抗酸化作用をもつトマトジュースや野菜ジュースなど

トマトの赤い色素リコペンには強い抗酸化作用があり、抗酸化ビタミンであるβ-カロテン、ビタミンC・Eも豊富。低エネルギーなので野菜をとれないときにもおすすめ

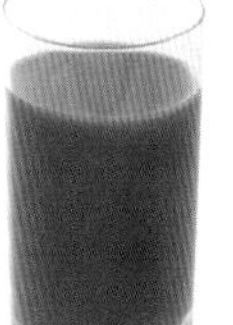

ナトリウムを体外に排出してくれるカリウムも豊富

Check

ストレスが多いと動脈硬化になりやすい!?

食生活が乱れている人と同様に、日常的にストレスの多い人も動脈硬化になりやすいとされています。精神的につねに緊張を強いられた状態にあると、血圧や血糖値が上がり、血管に負担をかけたり、ホルモン分泌も抑制されたりしてしまい、血中脂質も上がると考えられています。

ストレスにさらされたときの反応は人それぞれですが、負けず嫌いで責任感が強い努力家はストレスをためがちなので、とくに注意が必要です。

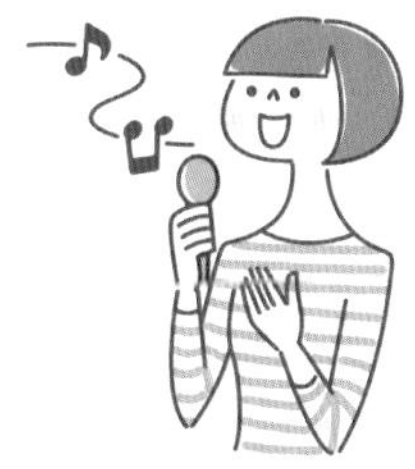

自分に合ったストレス解消法を見つけておくことも動脈硬化予防に

心臓病

① 適正エネルギーで肥満を防ぐ
② 脂質や塩分を控える
③ 食物繊維、抗酸化成分の多い食品を

心臓病の種類はさまざま

心臓病には多くの種類がありますが、食事を中心とする生活習慣の乱れが発症に大きく関係しているのは、「虚血性心疾患」と総称される狭心症や心筋梗塞（こうそく）などです。

狭心症は、一時的に心筋が酸欠状態になったとき胸が締めつけられるように痛むもの。心筋梗塞は心筋が窒息死してしまう状態で激しい胸痛が長く続きます。

どちらも動脈硬化（P168）などが原因で血液の流れが悪くなった場合に、発症のリスクが高まります。

生活習慣改善で予防できる

虚血性心疾患の危険因子は、生活習慣病やメタボリックシンドロームなどです。栄養バランスがとれていて、摂取エネルギーが適量の食生活を送ることがなによりも大切です。内臓脂肪型肥満があれば、食事コントロールをして改善することも必要です。

血圧が高めであれば、塩分を控えて1日6g未満にするのが理想的です。また、脂質異常症であれば、肉類などの飽和脂肪酸を多く含む食品を控えて、コレステロール摂取量を減らすなど、身体が抱えている問題に合わせて食生活を改善していくことが大切です。

またコレステロールの吸収を妨げる食物繊維や、血管の老化を防ぐ抗酸化成分の多い野菜・海藻類を充分摂取するように心がけましょう。

食品選びのポイント

繊維の多い野菜や海藻などを中心に、大豆製品や魚介類などの良質なたんぱく質を過不足なく

主食

胚芽精米や玄米中心に

胚芽部分にビタミンやミネラルを含んだ胚芽精米や食物繊維が豊富な玄米を主食に選んで

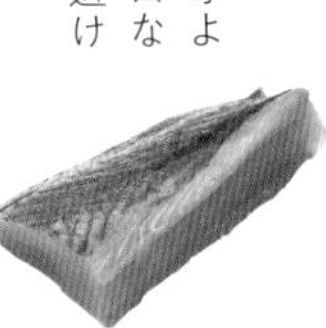

主菜

魚や肉は赤身を

カツオは、戻りガツオより初ガツオを、マグロなら脂質の多いトロは避けて赤身を

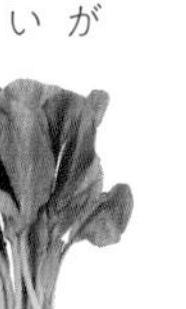

副菜

抗酸化ビタミン

抗酸化成分や食物繊維が多い野菜を。野菜に多いカリウムは余分な塩分を体外に排出する

その他

ごま

ごまに含まれる多価不飽和脂肪酸のリノール酸やセサミンなどの抗酸化作用が動脈硬化を抑制

脳卒中

①低脂肪でバランスのとれた食事を
②野菜を増やし、塩分を減らす
③水分補給を充分にする

脳出血と脳梗塞がある

脳の血管の詰まりや、破裂によって起こる脳卒中。日本人の死亡原因の第4位で、昔から発症数が多い病気です。

脳卒中には、血管が破れて起こる「脳出血」、脳の血管にコブ状の膨らみができそれが破裂して起こる「くも膜下出血」、脳の血管が詰まってしまう「脳梗塞」の3種類があり、いずれ食事を中心とする生活習慣が大きく関係しています。

以前は高血圧が原因の脳出血が多かったものの、食生活の欧米化や運動不足により、動脈硬化がおもな原因になる脳梗塞が多くを占めています。

低脂肪、低塩の食事を

脳卒中も食習慣の積み重ねで発症リスクを低くできる病気です。高脂肪・高エネルギーの食事より、野菜や良質たんぱく質を中心に、できるだけ塩分の少ない食事を心がけましょう。動脈硬化（P168）を予防する食事が効果的です。

血圧が高い人は1日6g未満の塩分摂取にし、カリウムを多く含む食品をとるようにします。肥満の人は減量が大切です。さらに、体内の水分が少ないと、血液が濃くなり血栓ができやすい状態になりがち。水分をきちんと補給することも重要です。食生活の改善に加え、適度な運動をすることで相乗効果が望めます。

食品選びのポイント

副菜にはカリウムの多い食品をとり入れて、主菜には不飽和脂肪酸が多いものを

主食
ごはんを基本に
塩分ゼロのごはんがおすすめ。栄養価の高い玄米ごはんや雑穀ごはんにしても

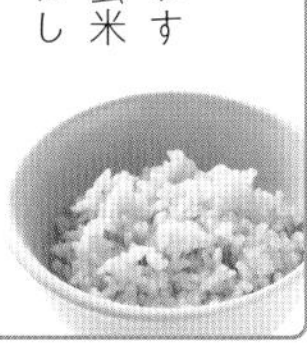

主菜
青背魚のDHA
アジ、サバ、サンマなどの青背魚には血栓防止効果のあるDHAやEPAも豊富

副菜
カリウムの多い食品
カリウムが豊富な野菜、きのこ、海藻、いも類を充分に。水溶性なので、みそ汁やスープにして

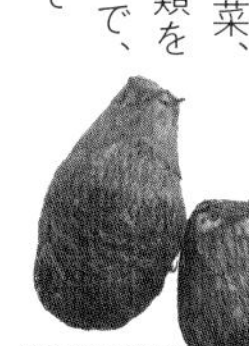

その他
香味野菜
しょうがやにんにく、ねぎは抗酸化作用があるだけではなく、減塩する場合の香りづけにも活躍

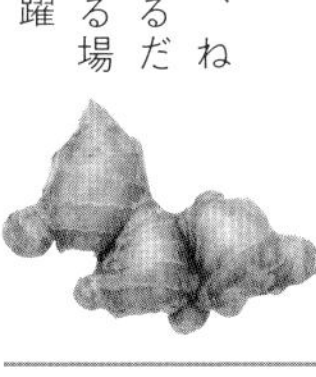

腎機能低下

❶ 塩分を制限する
❷ たんぱく質を制限する
❸ エネルギーは過不足なくとる

腎臓に負担をかけない食事を

腎機能が低下している場合は、塩分やたんぱく質など、腎臓に負担をかけるものを制限します。どの程度制限するかは、腎機能低下の程度や腎臓病のタイプなどによって異なります。初期の場合はそれほど厳しくありませんが、専門医の指示のもと、食事療法が必要になります。

塩分をとりすぎると、むくみや高血圧を助長し、高血圧がさらに腎臓を傷める悪循環をもたらします。

たんぱく質を多くとると、腎臓のろ過装置（糸球体）に打撃を与えたり腎臓に負担をかけたりします。とはいえ、たんぱく質は体細胞の再生に不可欠なため、制限内で良質のたんぱく質をとるようにします。

エネルギーは過不足なく

摂取エネルギーが不足すると、体たんぱく質がエネルギー源として使われ、窒素化合物を排泄し、腎臓に負担をかけます。

一方、摂取エネルギーが多くなりすぎると慢性肝臓病（ＣＫＤ）の引き金になるので、適量とることが大切です。

腎機能が低下すると尿のろ過量が減り、水分や老廃物、電解質が排出されにくくなります。その結果、むくみや高血圧症、尿毒症、高カリウム血症を起こしやすくなります。ただし、カリウムの補給が必要な病態もあるため、必ず医師の指示に従って食事管理しましょう。

食品選びのポイント

鮮度のよい材料を使い、素材の味を生かした調理法を心がけて。塩分不足はうま味や酸味でカバー

主食

ごはんなどの穀類

ごはん、パンにもたんぱく質が含まれているので、制限が厳しいときには注意を

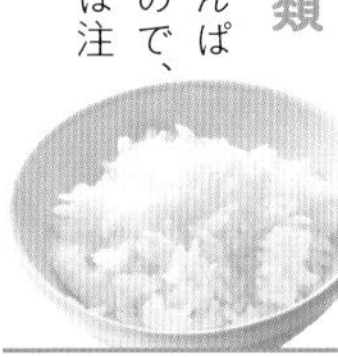

主菜

低たんぱく質食品

豆腐、厚揚げ、納豆などの大豆製品を。たんぱく質の多い卵、赤身肉や魚は量を減らして

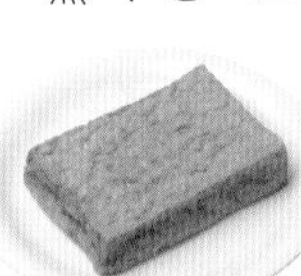

副菜

野菜はゆでて

カリウムの制限がある場合は、ゆでこぼすとカリウムを減らせる。塩分の多い漬けものは控えて

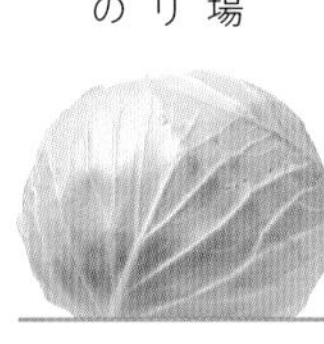

その他

だしや酸味をきかせて

低塩料理にはこんぶなどのだしのうま味や、レモンやゆずなどの酸味で味にアクセントをつけて

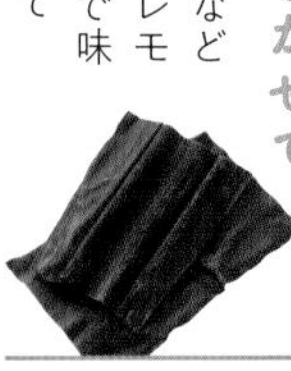

貧血

❶鉄の多い食品をしっかりとる
❷たんぱく質やビタミンCもとる
❸1日3食、栄養バランスに注意

鉄の摂取量を充足

貧血は、血液中のヘモグロビンの減少によって起こります。そのほとんどが、ヘモグロビンの材料である鉄の不足が原因の鉄欠乏性貧血で、女性に多くみられます。

鉄はサプリメントでも補給できますが、日ごろから鉄を多く含む食事を心がけ、貧血を予防することが大切です。鉄はミネラルのなかでも吸収されにくいといわれていますが、レバーや魚類など動物性の食品に含まれるヘム鉄は、緑黄色野菜などに多い非ヘム鉄よりも体内への吸収率が10～30%と高く効率的です。

また、鉄とともに、ヘモグロビンをつくるのに必要なたんぱく質の充分な摂取が必要です。

鉄の吸収を高める食べ合わせ

貧血を緩和・解消するには、鉄やたんぱく質だけではなく、これらの吸収を高める栄養素を同時に補給することも重要です。ビタミンCには、鉄の吸収をよくしてヘモグロビンの合成を助ける働きがあります。ビタミンCを多く含む野菜や果物をいっしょにとると効果的です。

やせていたり、ダイエットで食事の量が少なかったり、朝食を抜いたりしていると、鉄など必要な栄養素が不足しがちなので注意しましょう。

鉄欠乏性貧血のほかにも、赤血球をつくるビタミンB_{12}や葉酸の不足が原因の「巨赤芽球性貧血(きょせきがきゅうせいひんけつ)」、赤血球が普通より早くこわされて不足する「溶血性貧血」などがあります。

食品選びのポイント

吸収率が高いヘム鉄を多く含む動物性食品を、緑黄色野菜と組み合わせて

主食

玄米ごはん

玄米などの未精製のもの、そばなどには、比較的多く鉄が含まれる

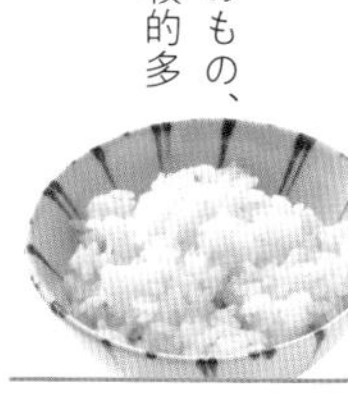

主菜

レバーや赤身肉、魚介

レバーなどのにおいが気になる食品は、にんにくなどの香味野菜と組み合わせて

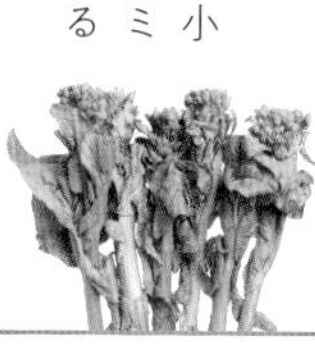

副菜

青菜類

菜の花、ほうれん草、小松菜などには鉄もビタミンCも多く含まれているので効果的

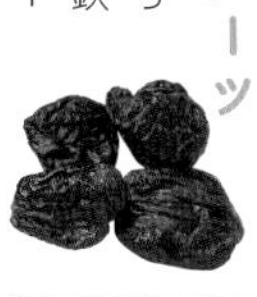

その他

果物やドライフルーツ

ビタミンCが豊富ないちごやみかん、レモン、鉄分の豊富なドライプルーン、干しぶどうなど

食物アレルギー

1. アレルゲンを避ける
2. 代替食品で栄養不足をカバー
3. 加工食品の見えない原料に注意

原因の特定が先決

食物アレルギーの原因となる食品（アレルゲン）は牛乳、卵、大豆などが代表的で、このほか、米やそば、小麦、エビ、カニなどさまざまです。

アレルゲンとして疑わしいからと気になる食品を避けていると、必要な栄養素が不足してしまうおそれがあります。症状が出たときは、アレルギー専門外来を受診してアレルゲンを特定し、そのうえでその食品や、それを含む加工食品を食べないようにすることが重要です。

消化吸収の未熟な乳幼児に多くみられますが、成長するにつれて消化機能が発達し、たんぱく質を細かい分子に分解できるようになり、症状が出なくなる人もいます。

代食品をしっかりとる

アレルゲンを除去した食事をとる場合、たとえば卵が原因なら鶏肉、牛乳が原因なら牛肉というように、関連した食品にも注意が必要です。マヨネーズやアイスクリームなど、原因となる材料が含まれていそうな加工食品も表示を参考にしながら注意し、材料が不明瞭な食品は避けたほうが賢明でしょう。

また、卵が原因なら、同じ食品群から豚肉や牛肉を代替品として選ぶなど、たんぱく質などの必要な栄養素が不足しないようにくふうすることも大切です。

なお、鮮度の落ちた魚によるヒスタミン食中毒や牛乳による乳糖不耐性は、食物アレルギーではありません。

食品選びのポイント

原因となる食品を除去し、同じ食品群から代替食品を選んでバランスよく

主食

消化のよいおかゆ

卵や牛乳が原因ならパンは避ける。発作時は胃腸に負担の少ないおかゆなどを数回に分けて

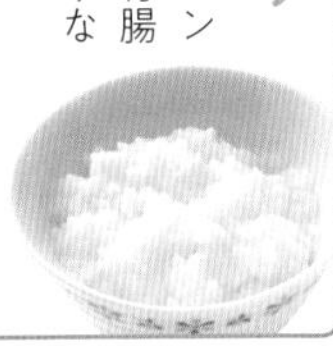

主菜

代替食品を利用

卵アレルギーなら鶏肉、牛乳アレルギーなら牛肉も避ける。同じ食品群から代替食品を利用して

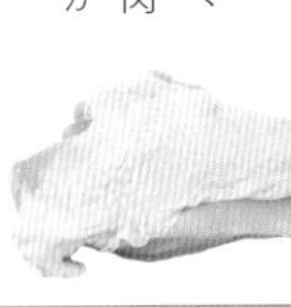

副菜

野菜や海藻

かぼちゃなどの緑黄色野菜や、いも類、海藻類をたっぷりとって、ビタミン・ミネラルを補給

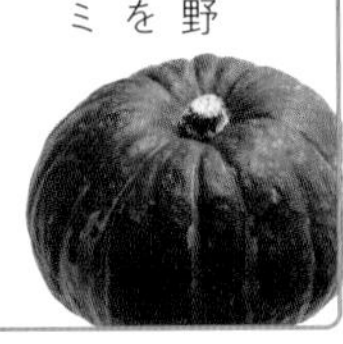

その他

単一原料の食物油

調理には調合油は避け、単一原料のしそ油や綿実油などを

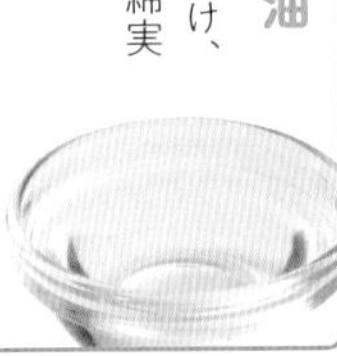

5章

正しく知って適切にとる！
栄養素早引き事典

数多くある「栄養素」の
体内での働きや
効果的なとり方をチェック。
私たちの身体に欠かせない栄養素について
よく知っておきましょう。

栄養素は助け合って作用している

炭水化物、たんぱく質、ビタミン類……。身体に必要な栄養素は多種多様です。各栄養素にはそれぞれ役割があり互いに作用し合って初めて「栄養」として働きます。

ヒトはひとつの栄養素だけでは生きられない

栄養素は現在、知られているだけでも約50種類あります。まだ働きが解明されていない成分も多数あると考えられるため、実際はそれ以上になるでしょう。多種類の栄養素が機能を発揮し、効率よく利用されるしくみがヒトの身体には備わっています。これは、裏を返せばヒトはひとつの栄養素だけでは生きていけないということにほかなりません。

たとえば、炭水化物がエネルギーに変わるにはビタミンB群などが必要で、ビタミンB群が活性化するには各種のアミノ酸やミネラルが必要……というように、栄養素を利用するにはほかの栄養素の働きが不可欠です。よく、ヒトはひとりでは生きられないといいますが、栄養素もひとつだけでは機能できません。実際、サプリメントから単独で栄養素を得ようとすると、食品からとるより吸収・利用されにくい場合もあります。

組み合わせて食べることで栄養素のバランスが整う

それぞれの栄養素のよい点を最大限に引き出すためには、多種類の栄養素をバランスよく摂取することが重要です。そのためには食品を組み合わせて食べることがいちばんの早道。ひとつの食品には多くの栄養素が含まれるので、組み合わせる食品の数を増やせば増やすほど、一度に多種類の栄養素をとれます。食事のバランスをとることは効率のよい栄養素の摂取に直結しているのです。

せっかくとったよい栄養成分もひとつだけではきちんと働いてくれない！　だから、いろいろな栄養素が一度にとれるバランス食が大切

食品によって含まれる栄養素は異なる

	炭水化物	たんぱく質	脂質	ビタミン	ミネラル	食物繊維	フィトケミカル
穀類	◎	△	×	△	△	△	△
肉・魚	×	◎	△	△	△	×	×
牛乳・乳製品	×	◎	△	△	△	×	×
豆・豆製品	△	△	×	△	△	◎	◎
野菜・果物	△	×	×	◎	◎	◎	◎
きのこ・海藻	×	×	×	△	◎	◎	◎

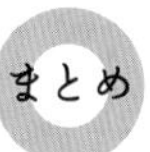

◎…多い　△…あまり含まれない。食品や成分によっては多い　×…少ない

まとめ　いろいろな食品を組み合わせて食べると、いろいろな栄養素をバランスよくとることができる

Column

よく耳にするフィトケミカルとは？

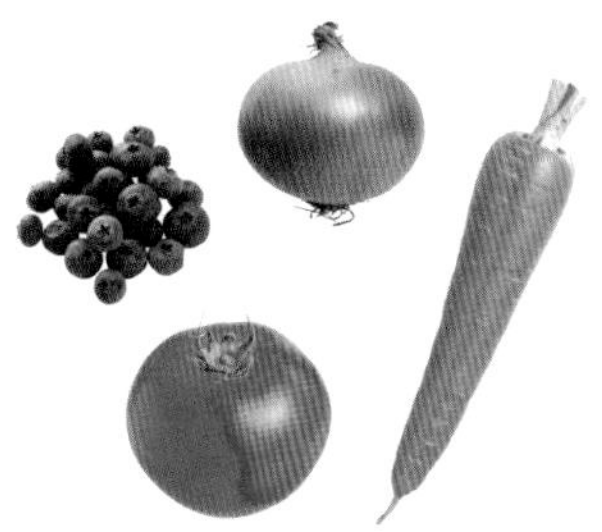

食品には、炭水化物、たんぱく質、脂質、ビタミン、ミネラルの５大栄養素のほかにも、生体調整機能をもつさまざまな成分が含まれています（P242 ～ 250）。おもに植物性食品に含まれる色素や香り、アクの成分などの化学物質はフィトケミカル、またはファイトケミカルと呼ばれます。体内で、抗酸化作用、免疫力向上、体内浄化といった働きをします。まだ５大栄養素のように代謝のしくみや摂取基準が明らかではありませんが、ヒトによる介入実験や動物実験などで健康効果が確認されており、近年注目が集まっています。

たんぱく質

筋肉や臓器、皮膚など、身体の主成分として重要な栄養素です。酵素やホルモンの材料にもなります。

どんな栄養素？

アミノ酸の結合体

たんぱく質はアミノ酸が多数結合した高分子化合物です。アミノ酸の種類や並び方によって異なる構造（約10万種あるといわれる）になり、それらが集まって身体を形成します。これらはすべて遺伝子の情報に従ってつくられています。

合成と分解を繰り返す

体内のたんぱく質は合成と分解を繰り返しています。分解されるとアミノ酸になり、アミノ酸は再利用されて必要なたんぱく質に生まれ変わり、古い組織が新しくつくり替えられます。一部は排泄されるため、不足分は食品からとる必要があります。

〈1日の摂取基準〉

年齢	推奨量（g） 男	推奨量（g） 女
0～5（か月）	10※	10※
6～8（か月）	15※	15※
9～11（か月）	25※	25※
1～2（歳）	20	20
3～5	25	25
6～7	30	30
8～9	40	40
10～11	45	50
12～14	60	55
15～17	65	55
18～29	65	50
30～49	65	50
50～64	65	50
65～74	60	50
75以上	60	50

※は目安量。
妊婦中期は +5、後期は +25、授乳婦は +20。

多く含まれる食品は？

〈たんぱく質を多く含むおもな食品〉
（100g中）

肉類
鶏ささみ…23.9g
鶏胸肉（皮なし）…23.3g
豚ヒレ肉…22.2g
牛もも赤身肉…21.9g

チーズ
パルメザンチーズ…44.0g
プロセスチーズ…22.7g

魚介類
黒マグロ赤身…26.4g
初ガツオ…25.8g
戻りガツオ…25.0g
マカジキ…23.1g
紅ザケ…22.5g

大豆製品
生湯葉…21.8g
納豆…16.5g

穀類
マカロニ・スパゲッティ…12.9g
そば（生）…9.8g

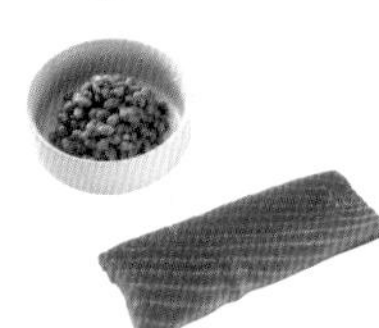

脂質が少ないものが良質

たんぱく質は、肉や魚介、乳製品、卵など、おもに動物性の食品に含まれています。ただし、動物性の食品は同時に脂質も含んでおり、脂質が多ければたんぱく質の含有量が少なくなります。脂質が少なくてアミノ酸スコア（Ｐ１８１）のよいものが、良質なたんぱく質を含む食品といえます。

貴重な植物性たんぱく質

大豆は別名「畑の肉」ともいわれ、植物性食品の中ではたんぱく質を豊富に含んでいます。大豆や油で揚げない大豆製品は、脂質をそれほどとらずたんぱく質を摂取できるという点においても貴重なたんぱく源です。

なお、穀類にもたんぱく質が含まれており、米や小麦、そばなどからとることができます。

体内での働きは？

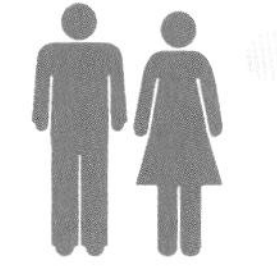

たんぱく質の働き

- 身体の組織を構築する
- 酵素やホルモンの材料になる
- エネルギー源になる

欠乏症

免疫力が低下して病気への抵抗力が弱くなります。高齢者の場合はサルコペニアやフレイルにつながります。

過剰症

とりすぎた分は尿中に排泄されるため、腎臓に負担がかかります。カルシウムの排泄を促すため、骨が弱くなります。

人体そのものになる

筋肉や臓器など、身体を構成する細胞の主成分がたんぱく質です。子どもの成長にはとくに欠かせない栄養素で、不足すると成長障害を起こします。身体の機能を調節する酵素やホルモン、免疫抗体などの材料にもなり、生命活動を円滑にする重要な働きがあります。

物質運搬や情報伝達にも

全身に酸素を運ぶヘモグロビン、網膜で光を認識するロドプシン、鉄を貯蔵するフェリチンなどもたんぱく質の一種です。たんぱく質は身体のあらゆるところに存在し、物質の運搬や情報の伝達、栄養素の貯蔵などにもかかわっています。

効率アップの食べ方は？

ビタミンB群を忘れずに

たんぱく質の代謝にはビタミンB群が欠かせません。ビタミンB群が不足していると、たんぱく質を摂取しても体内でうまく利用されません。なかでもビタミンB_6はたんぱく質とのかかわりが深く、たんぱく質の分解や合成に不可欠です。ビタミンB_6はマグロやカツオ、にんにく、ピスタチオなどに豊富です。

適度な運動が大切

激しい運動をする人はたんぱく質の分解が促進されるため、食品からの摂取量を増やす必要があります。

一方、運動不足が続くことでもたんぱく質の利用効率が悪くなり、必要量が増します。適度な運動はたんぱく質の利用効率を高めるため、とくに成長期には運動が大切だとされています。

Column

プロテインとは？

プロテイン（protein）とはギリシャ語の「第一のもの」が語源で、英語でいう「たんぱく質」ですが、日本ではプロテインサプリメントをさす言葉としても使われています。プロテインサプリメントは、おもにスポーツをする人向けに、たんぱく質だけを効率よく摂取するために開発されたもので、筋肉を大きくする効果があるとされています。筋肉を発達させるとはいえ、筋肉増強剤などとは違って食品として位置づけられています。
しかし、単にサプリメントを摂取しただけでは効果は望めません。たんぱく質の利用効率を高めるビタミンなどをいっしょに摂取し、しっかりトレーニングを行うことが大切です。

アミノ酸の種類と働き

たんぱく質を構成する最小サイズの成分がアミノ酸。それぞれ独自の働きがあります。

アミノ酸とは？

たんぱく質の構成成分

アミノ酸は、炭素、水素、酸素、窒素などが結合し、アミノ基とカルボキシル基をもつ化合物です。たんぱく質の構成成分で、自然界には数百種類存在するといわれています。現在、ヒトのたんぱく質になるアミノ酸として認められているのはわずか20種類。そのうち体内で充分に合成されない9種類は必須アミノ酸といわれ、食事からとる必要があります。

独自の働きに注目が集まる

アミノ酸は、たんぱく質になるだけでなく、疲労回復や成長促進など、それぞれ独自の働きが期待されており、サプリメントやドリンク剤、化粧品などに使用されているものもあります。

アミノ酸は通常の食事をとっていれば不足しません。特定のアミノ酸ばかりを過剰に摂取し続けると、免疫力や肝機能が低下することがあるので注意が必要です。

ヒトのたんぱく質を構成するアミノ酸

必須アミノ酸	
イソロイシン	神経の働きを助けたり、筋肉を強化したりします
ロイシン	肝臓の機能を高めたり、筋肉を強化したりします
リシン	成長を促し、組織の修復に必要です。抗体などの材料にもなります
メチオニン	解毒作用や抗腫瘍作用があります
フェニルアラニン	ドーパミンなどの材料になり、血圧を上昇させます
トレオニン（スレオニン）	成長に欠かせないアミノ酸です
トリプトファン	神経伝達物質になります。鎮痛作用があり、免疫力を高めます
バリン	成長を促したり、筋肉を強化したりします
ヒスチジン	とくに幼児の発達に必要で、神経機能を補助します

非必須アミノ酸	
グリシン	ヘモグロビンの材料になり、解毒作用もあります
アラニン	肝臓のエネルギー源になります
セリン	生体膜の材料になるリン脂質などの材料になります
アスパラギン酸	エネルギー代謝を促すため、疲労回復効果があります
アスパラギン	アスパラギン酸から合成され、新陳代謝をさかんにするといわれています
グルタミン酸	脳や神経の働きを助け、疲労回復効果もあります
グルタミン	胃腸や筋肉の機能を保ち、体脂肪の代謝を促します
アルギニン	成長ホルモンを合成し、体脂肪の代謝を促します
システイン	メラニン色素の産生を抑える働きがあります
チロシン	アドレナリンやドーパミンなどの神経伝達物質の材料になります
プロリン	グルタミン酸から合成される、コラーゲンの主要成分です

たんぱく質の「質」を決定するアミノ酸スコア

食品のたんぱく質の「質」の決め手となるのが、その食品のたんぱく質を構成する必須アミノ酸の種類とその量です。必須アミノ酸は現在9種類あり、これがすべて適切な割合で含まれていないと、体内での利用効率が悪くなります。

食品のたんぱく質のアミノ酸組成を、理想的な組成と比較してたんぱく質の栄養価値を算定したものが「アミノ酸スコア」です。肉や魚、卵はほとんどが100で満点です。

ただし、スコアが悪くても、不足しているアミノ酸を含む食品をいっしょに食べれば、利用効率は上昇します。

おもな食品のアミノ酸スコア

食品名	スコア	第一制限アミノ酸※
精白米	93	リシン
薄力粉	56	リシン
大豆	100	
アジ	100	
サケ	100	
サンマ	100	
マグロ	100	
アサリ	100	
牛サーロイン	100	
豚ロース	100	
卵	100	
牛乳	100	

※基準値より少ないアミノ酸の中で、もっとも割合が小さいアミノ酸。
資料：2007年　FAO/WHO/UNU

Column

ペプチドとはアミノ酸とたんぱく質の中間物質

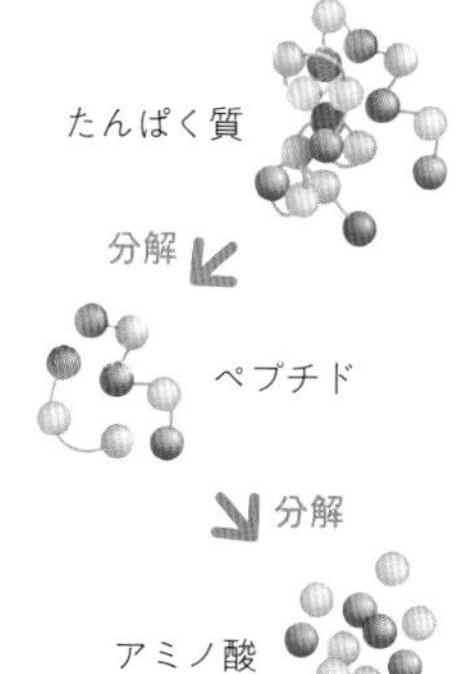

2分子以上のアミノ酸がペプチド結合でつながったものをペプチドと呼ぶ

たんぱく質はアミノ酸が数百個鎖状に結合した高分子化合物です。アミノ酸が数個～百個程度結合した物質は「ペプチド」といい、独自の働きをもつものがあるため、たんぱく質とは区別されています。その例のひとつがホルモンの一種であるインスリンです。インスリンは、血液中の糖を細胞にとり込むときに必要な成分で、アミノ酸が結合したペプチドです。

脂質

高エネルギーで、効率のよいエネルギー源となります。細胞膜など身体の構成成分にもなります。

どんな栄養素？

水に溶けない有機化合物

脂質は、脂肪酸とグリセロールが結合した高分子化合物です。非常に多くの種類があり、栄養学上では体内で利用されるかどうかが重要です。

体内では、多くが中性脂肪として存在します。コレステロールも脂質の一種です。

非常に高エネルギー

脂質は１gで約９キロカロリーというエネルギーをもちます。少量でも大きなエネルギー源になり、水に溶けないため、体内での貯蔵エネルギーにも適しています。脂質というと悪者扱いされがちですが、貴重なエネルギー源なのです。

〈１日の摂取基準〉

年齢	目標量（％エネルギー） 男	女
0～5（か月）	50※	50※
6～11（か月）	40※	40※
1～2（歳）	20～30	20～30
3～5	20～30	20～30
6～7	20～30	20～30
8～9	20～30	20～30
10～11	20～30	20～30
12～14	20～30	20～30
15～17	20～30	20～30
18～29	20～30	20～30
30～49	20～30	20～30
50～64	20～30	20～30
65～74	20～30	20～30
75以上	20～30	20～30

１日の摂取エネルギーに占める脂質の割合の目標量。※は目安量。

多く含まれる食品は？

〈脂質を多く含むおもな食品〉
（100g 中）

油脂製品、調味料
植物油…100g
マーガリン…83.1g
バター…81.0g
マヨネーズ…76.0g

乳製品
生クリーム（乳脂肪）…43.0g
クリームチーズ…33.0g

肉類
豚肩ロース脂身…70.7g
鶏皮…51.6g
和牛ばら肉（脂身つき）…50.0g
豚ばら肉（脂身つき）…35.4g

魚介類
サバ開き干し…28.5g
サンマ…25.6g

種実類
くるみ…68.8g
煎りごま…54.2g
アーモンド…51.8g

植物油は100％脂質

油脂製品は、その名のとおり脂質が多く、植物油はごま油やオリーブ油などの種類にかかわらず、すべて脂質が１００％です。マーガリンやバターは約80％が、マヨネーズは約75％が脂質です。また種実類は、油がしぼりとれるほど脂質が多く、マカダミアナッツやくるみなどはとくに豊富です。

乳製品、肉類、魚介類にも

乳製品では、成分が凝縮された生クリームやチーズなどに多く含まれます。

肉は脂身や皮に多く、脂身の多い部位ほどたっぷり含まれ、ソーセージなどの加工品にも豊富です。魚介類では、トロなどのあぶらがのったものに多く、サバやサンマなどの青背魚にも多い傾向があります。

体内での働きは？

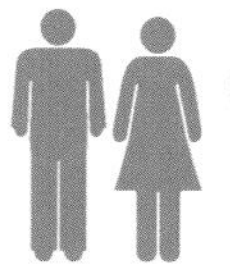

脂質の働き

- エネルギー源になる
- 貯蔵エネルギーになる
- 脂溶性ビタミンの吸収促進
- 体温の保持

欠乏症

エネルギー不足になり、脂溶性ビタミンの吸収が悪くなります。肌荒れや便秘などを起こしやすくなり、女性の場合は月経不順になることもあります。

過剰症

体脂肪が蓄積して肥満につながります。血中脂質のバランスが悪くなり、動脈硬化をはじめ血管疾患などの生活習慣病のリスクが高まります。

効率のよいエネルギー源に

脂質は、少量でも多くのエネルギーを得ることができる効率のよいエネルギー源です。使われなかったエネルギーは多くが中性脂肪（体脂肪）となって貯蔵されます。体脂肪は体温を維持したり、クッション役になって内臓を守ったりもします。

細胞膜やホルモンの材料に

脂質は、脂溶性ビタミンの体内への吸収を助けたり、必須脂肪酸（P185）の供給源になったりします。また、脂質の一種であるコレステロール（P186～187）は細胞膜やホルモンなどの材料になるという働きがあります。

効率アップの食べ方は？

とりすぎに注意

飽食の時代といわれるように、食生活が豊かになり、食事の欧米化が進んだことなどから、私たち日本人は脂質をとりすぎていることが多く、注意が必要です。脂質のとりすぎが続くと肥満になり、さまざまな生活習慣病の原因になりかねません。

食事摂取基準では、脂質からとるエネルギーは20～30％にすることが目標づけられています。

油を使った料理を減らす

主菜はから揚げ、副菜は野菜炒めとサラダ、主食はチャーハンといった組み合わせの献立は、調理や調味に油を使った料理ばかりです。これでは脂質の適量をあっという間にオーバーしてしまいます。

主食は普通のごはんにし、油を使った料理は1食で1品程度にして、ノンオイルの献立も積極的にとり入れましょう。

含有量の少ない材料を

あぶらがのった肉や魚はコクがあっておいしいですが、脂質のとりすぎを控えたいときは、肉なら脂身の少ない赤身肉を選ぶとよいでしょう。魚の切り身でも腹側よりも背側のほうが脂質が少なめです。

また、マヨネーズやドレッシング、牛乳なども脂質を控えた低脂肪タイプを選ぶとよいでしょう。

〈同じ食材でも脂質量が違う〉（100g中の脂質量）

初ガツオ…0.5g	戻りガツオ…6.2g
天然マダイ…5.8g	養殖マダイ…9.4g
マグロ赤身…1.4g	マグロトロ…27.5g
牛もも肉赤身…4.9g	牛もも肉脂身つき…13.3g
豚ロース肉赤身…5.6g	豚ロース肉脂身つき…19.2g

脂肪酸の種類と働き

脂肪酸は脂質を構成する成分。構造の違いによっていくつかのタイプに分かれます。

脂肪酸とは？

脂質を構成する成分

脂肪酸は、脂質を構成する成分の一種で、多くの種類があります。エネルギーとして利用されるだけでなく、それぞれに特有の働きがあります。含まれる脂肪酸の種類や量は食品ごとに異なります。そのため、同じ脂質でも食品によって脂質の形状や体内での働きなどが違います。たとえば、肉の脂は白い固体で植物油は透明な液体ですが、これは含まれる脂肪酸が違うからです。

飽和と不飽和とがある

脂肪酸は構造の違いから、飽和脂肪酸と不飽和脂肪酸に分類できます。さらに不飽和脂肪酸は一価と多価に、多価不飽和脂肪酸はn-6系、n-3系などに分類されます。

分類ごとに特有の働きがあり、とくに不飽和脂肪酸には血中脂質のバランスを整える作用をもつものもあるため、健康によいと注目されています。

飽和脂肪酸

肉や乳製品などの脂肪に多い脂肪酸です。構造上は鎖状に結合した炭素が水素で飽和していて二重結合をもちません。エネルギーとして使われ、中性脂肪やコレステロールなどの原料になるため、とりすぎると血液中の脂質のバランスを悪くすると考えられています。

〈飽和脂肪酸の構造〉

パルミチン酸（炭素数16：二重結合0）の場合

$$H-\underset{H}{\overset{H}{C}}-\underset{H}{\overset{H}{C}}-\underset{H}{\overset{H}{C}}-\underset{H}{\overset{H}{C}}-\underset{H}{\overset{H}{C}}-\underset{H}{\overset{H}{C}}-\underset{H}{\overset{H}{C}}-\underset{H}{\overset{H}{C}}-\underset{H}{\overset{H}{C}}-\underset{H}{\overset{H}{C}}-\underset{H}{\overset{H}{C}}-\underset{H}{\overset{H}{C}}-\underset{H}{\overset{H}{C}}-\underset{H}{\overset{H}{C}}-\underset{H}{\overset{H}{C}}-C(=O)OH$$

〈おもな種類とその特徴〉

種類	特徴
酪酸	牛乳やバター、チーズなどに含まれる乳製品に特有の脂肪酸です
パルミチン酸	ラードや牛脂などに多く、血中脂質を増やします
ステアリン酸	ラードや牛脂などに多く、酸化しにくい特徴があります

〈1日の摂取基準〉

年齢	目標量（%エネルギー） 男	女
18～29（歳）	7以下	7以下
30～49	7以下	7以下
50～64	7以下	7以下
65～74	7以下	7以下
75以上	7以下	7以下

1日の摂取エネルギーに占める飽和脂肪酸の割合の目標量。

不飽和脂肪酸

植物油や魚の脂肪に多い脂肪酸で、エネルギーとして使われるほかに、種類によってさまざまな働きがあります。構造上は炭素が二重結合している部分があるものです。二重結合が 1 か所なら一価不飽和脂肪酸、2 か所以上なら多価不飽和脂肪酸に分類され、二重結合のある場所によって n-6 系と n-3 系などがあります。

〈おもな種類と特徴〉

種類		構造	特徴
一価不飽和脂肪酸		オレイン酸 （炭素数 18：二重結合 1）の場合 H-C-C-C-C-C-C-C-C=C-C-C-C-C-C-C-C-C-C(=O)OH	オレイン酸 オリーブ油やキャノーラ油などに多く、血中コレステロールを減らします
			パルミトレイン酸 マカダミアナッツに多く、魚にも含まれます。肌の潤いを維持するといわれています
多価不飽和脂肪酸	n-6 系	リノール酸 （炭素数 18：二重結合 2）の場合 ①②③④⑤⑥ H-C-C-C-C-C-C=C-C-C=C-C-C-C-C-C-C-C-C(=O)OH	リノール酸 ごま油やひまわり油に多く、血中コレステロールを減らします。とりすぎるとアレルギーの原因になることがあります
			アラキドン酸 肝油やレバーに多く、腸の活動を促し、血中コレステロールを減らします。とりすぎるとアレルギーを起こすことがあります
	n-3 系	α-リノレン酸 （炭素数 18：二重結合 3）の場合 ①②③ H-C-C-C=C-C-C=C-C-C=C-C-C-C-C-C-C-C-C(=O)OH	α-リノレン酸 しそ油や亜麻仁油に多く、血中中性脂肪を減らす効果などがあります
			イコサペンタエン酸（EPA） 青背魚に多く、抗血栓作用があり、血中脂質のバランスを整えます
			ドコサヘキサエン酸（DHA） 青背魚に多く、血中脂質のバランスを整えるなどの効果があります

〈n-6 系脂肪酸の 1 日の摂取基準〉

年齢	目安量（g/日）男	目安量（g/日）女
18～29（歳）	11	8
30～49	10	8
50～64	10	8
65～74	9	8
75以上	8	7

〈n-3 系脂肪酸の 1 日の摂取基準〉

年齢	目安量（g/日）男	目安量（g/日）女
18～29（歳）	2.0	1.6
30～49	2.0	1.6
50～64	2.2	1.9
65～74	2.2	2.0
75以上	2.1	1.8

Column

トランス脂肪酸とは？

トランス脂肪酸とは、構造中にトランス型の二重結合をもつ不飽和脂肪酸の総称です。マーガリンやショートニングなどの加工油脂や、それらを使った食品などに含まれています。悪玉といわれる LDL コレステロールを増加させる作用があるといわれ、多量にとり続けた場合には、動脈硬化などによる虚血性心疾患のリスクを高めるといわれています。

必須脂肪酸とは？

脂肪酸の中にはヒトの体内では合成できないものがあります。それが必須脂肪酸で、リノール酸、α-リノレン酸の 2 種が該当します。これらは食品からとらなくてはなりません。ただし普通の食事をしている限り、不足することはまずありません。

コレステロール

脂質の一種で、エネルギーにはなりません。細胞膜を構成したり、ホルモンなどの材料になったりします。

どんな栄養素？

体内でも合成される

コレステロールは脂質の一種です。悪者のイメージがありますが、重要な働きをもつ必要不可欠な成分です。体内でも合成され、1日に体重1kgあたり12～13mgが産生されています。体重50kgの人なら600～650mgと考えられます。

食品からは4～6割吸収

摂取した食品から吸収されるコレステロールの量は40～60%で、体内合成量の1/3～1/7にすぎません。

食品からコレステロールを多く摂取すれば体内での合成量が減り、逆に摂取量が減れば合成量が増え、つねに一定量が供給されるよう調整されています。

このように、食事から摂取したコレステロール量が直接血中総コレステロール値に反映されるわけではありません。ただし、高コレステロール血症の人は血中LDLコレステロール値の増加につながる可能性があるので、摂取制限が必要とされています。

※『食事摂取基準（2020年版）』ではコレステロールの摂取基準が示されていませんが、脂質異常症の重症化予防のためには200mg/日未満にすることが望ましいとされています。

多く含まれる食品は？

〈コレステロールを多く含むおもな食品〉
（100g中、※は10g中）

卵
卵黄…1200mg
全卵…370mg

卵加工品
シュークリーム…200mg
卵豆腐…190mg

乳製品
生クリーム（乳脂肪）…64mg
クリームチーズ…99mg

肉類
鶏レバー…370mg
豚レバー…250mg
鶏手羽…110mg

魚介類
ヤリイカ…320mg
ウニ…290mg
ワカサギ…210mg
車エビ…170mg

魚介加工品
ウナギのかば焼き…230mg
スジコ※…51mg

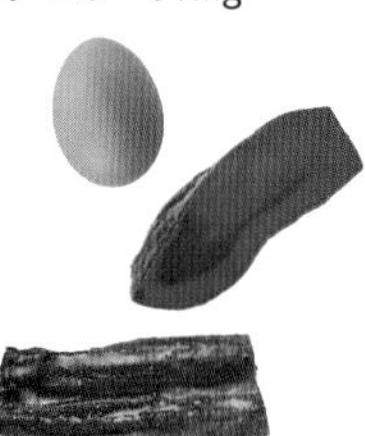

卵黄やレバーに豊富

コレステロールは動物の細胞膜を構成するので、魚介や肉、卵、乳製品などの動物性の食品に多く含まれます。細胞の構成に必要な成分のため、鶏卵の卵黄や魚卵（イクラやタラコなど）にとくに多く含まれます。また、肝臓や小腸で合成されるため、レバーなどの内臓や内臓ごと食べる小魚にも多く含まれます。

加工食品にも

コレステロールが多い卵は加工食品の材料によく使われるため、マヨネーズやスポンジケーキなどの卵黄を使用した加工食品にもコレステロールが多いものがあります。乳脂肪を含む生クリームにも多いため、卵黄とクリームを両方使った洋菓子はコレステロールがたっぷりというわけです。

効率アップの食べ方は？

肉類の食べすぎに注意

飽和脂肪酸をとりすぎると、血中LDLコレステロール値が上昇するなど、血液中の脂質のバランスが崩れます。肉類に偏った食べ方をして、野菜はほとんど食べないでいるとコレステロールをとりすぎてしまいます。肉類は食べすぎず、適量を心がけることが大切です。

食物繊維といっしょに

食物繊維は腸内でコレステロールをからめとって排泄させるため、コレステロールの吸収を妨げる作用があります。とくに水溶性食物繊維にその作用が強いとみられています。コレステロールのとりすぎ予防には、食物繊維が豊富な野菜やいも、豆、海藻、きのこなどを同時に食べるのが有効です。

調理用の油をじょうずに選ぶ

n-6系脂肪酸には血中コレステロール値の上昇を抑える作用があるとされます。炒めものや揚げものなど、調理用の油にこうした作用のあるものを選ぶとよいでしょう。代表的なn-6系脂肪酸はリノール酸で、高リノール酸タイプのサフラワー油やひまわり油などに豊富です。

コレステロールを下げる成分をとる

タウリンや大豆たんぱく質には、血中コレステロール値を低下させる作用が期待されています。タウリンはアミノ酸の一種で、イカやエビ、タコ、貝などに豊富です。大豆たんぱく質は大豆・大豆製品に含まれます。これらの食品をとり入れるとよいでしょう。

体内での働きは？

コレステロールの働き

- 細胞膜を構成する
- ホルモンの材料になる
- 胆汁酸の材料になる
- ビタミンD前駆体の材料になる

身体の構成成分になる

コレステロールのもっとも重要な働きは、細胞膜を構成すること。また、身体の機能を調整するさまざまなホルモン、消化を促進する胆汁酸、皮膚に存在するビタミンD前駆体（日光に当たるとビタミンDになる）の材料にもなります。

Column

コレステロールの善玉、悪玉とは？

コレステロールは血液によって全身の細胞へ運ばれます。しかし、コレステロールは脂質のため、そのままでは血液には溶けません。そこで、たんぱく質と結合し、水に溶けやすい形になって血液中に存在しています。この成分をリポたんぱく質といいますが、コレステロールだけでなく、中性脂肪やリン脂質などのほかの脂質成分とも結合しています。

リポたんぱく質はどの脂質がどれだけ結合しているかで比重が異なり、比重の違いでＬＤＬやＨＤＬなどに分類されます。ＬＤＬは細胞にコレステロールを供給し、ＨＤＬは回収する働きが強いため、ＬＤＬは悪玉、ＨＤＬは善玉のコレステロールといわれています。

炭水化物

エネルギー源になるいわゆる糖質と消化されにくい食物繊維（P192）とがあります。

どんな栄養素？

糖質と食物繊維がある

化学式では $C_mH_{2n}O_n$ であらわされる化合物で、炭素（C）に水（H_2O）が結合しているようにみえます。多くの種類があり、栄養上とくに重要なのは、エネルギー源になるいわゆる糖質と、さまざまな生理機能がある食物繊維です。

植物によってつくられる

炭水化物は、一般的な食生活であれば、もっとも摂取量が多い栄養素です。ヒトの体内では合成することができず、食事でとるしかありません。炭水化物は植物が光合成でつくり出すものであり、ヒトや多くの動物のエネルギー源になります。

〈1日の摂取基準〉

年齢	目標量（％エネルギー）男	女
0～5（か月）	—	—
6～11（か月）	—	—
1～2（歳）	50～65	50～65
3～5	50～65	50～65
6～7	50～65	50～65
8～9	50～65	50～65
10～11	50～65	50～65
12～14	50～65	50～65
15～17	50～65	50～65
18～29	50～65	50～65
30～49	50～65	50～65
50～64	50～65	50～65
65～74	50～65	50～65
75以上	50～65	50～65

1日の摂取エネルギーに占める炭水化物の割合の目標量。

多く含まれる食品は？

〈炭水化物を多く含むおもな食品〉
(100g中)

穀類
コーンフレーク…83.6g
精白米…77.6g
うどん（乾めん）…71.9g

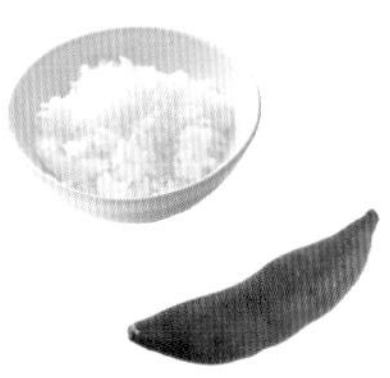

いも、豆類
ゆで小豆缶詰…49.2g
さつまいも…31.9g
ゆでひよこ豆…27.4g

野菜類
かぼちゃ…20.6g
とうもろこし…16.8g

果物類
バナナ…22.5g
マンゴー…16.9g
柿（渋抜き）…16.9g
ぶどう…15.7g

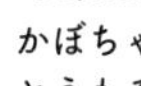

主要な供給源は穀類

炭水化物の供給源としてもっとも重視されるのは穀類です。穀類は主食として食べるごはんやパン、めんなどの主原料であり、主食は献立の中の要になる料理で、通常の食事ではもっとも摂取量が多くなります。

かぼちゃやとうもろこし、グリーンピースなどの一部の野菜やいも類などにも豊富です。

砂糖は炭水化物100％

食品の中でもっとも炭水化物の含有量が多いのは砂糖です。グラニュー糖は100％が炭水化物で、砂糖の使用量が多いもの（菓子類やジュースなどの飲料品など）も炭水化物が豊富だということになります。

果物の甘味のもとである果糖、ブドウ糖、ショ糖なども炭水化物の一種です。

体内での働きは？

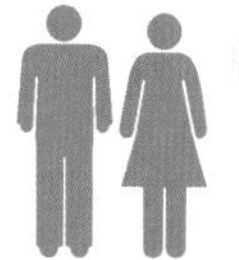

炭水化物（いわゆる糖質）の働き

- エネルギー源
- 貯蔵エネルギーになる
- 核酸や糖たんぱく質の構成成分

欠乏症

エネルギー不足になり、疲労感や脱力感に見舞われ、長く続くと体重が減少します。脳や神経系にエネルギーが補給されず、ひどい場合は意識を失うこともあります。

過剰症

使われなかった余分なエネルギーは最終的に中性脂肪になって蓄積されるため、これが過剰になると肥満になります。肥満はさまざまな生活習慣病の温床だといわれています。

効率のよいエネルギー源

炭水化物の中でもいわゆる糖質は、消化・吸収に優れ、利用されやすいエネルギー源です。1gで約4キロカロリーのエネルギーになり、生命活動のために欠かせない栄養素ですが、とりすぎると体内で脂肪となって蓄積され、肥満を招きます。

組織の構成成分になる

脳のように体内の一部の組織では、ブドウ糖しかエネルギーとして使うことができず、こうした組織のエネルギー源になります。また、グリコーゲンという貯蔵エネルギーの成分になり、糖たんぱく質や核酸の成分になって組織を構成します。

効率アップの食べ方は？

ビタミンB群をいっしょに

炭水化物からエネルギーを得るには、ビタミンB_1などのビタミンB群が必要です。穀類の場合、ビタミンB群は胚芽や外皮に多く、精白されたものにはほとんど含まれません。

ごはんなら精白米に玄米を混ぜて炊いたり、胚芽精米ごはんにすると、効率よくエネルギーが補給できます。

毎食規則正しく適量を

炭水化物をとりすぎると、体内でエネルギーとして利用されず、貯蔵エネルギーになって身体に蓄積されます。貯蔵エネルギーの多くは中性脂肪となり、これが過剰に蓄積されると肥満を招きます。

これを防ぐには、自分の身体や活動量に見合ったエネルギーぶんの炭水化物を、毎食規則正しくとることが有効です。

Column

アルコール飲料は太る？ 太らない？

アルコールは糖が発酵することででき、エネルギーは1g約7kcalと推定されています。アルコールの代謝は、個人の能力や身体状況によって異なり、正確なエネルギー量はわかっていません。

お酒のアルコールは太らないといわれています。アルコールが代謝の過程で熱を発することにエネルギーを費やすためなどと理由づけされていますが、真偽は定かではありません。お酒を飲んで太るのは、お酒のエネルギーだけが原因でなく、いっしょに食べる料理が脂っこくて高エネルギーだったり、食事時間が長くなって食べる量が多くなったりということが影響しているのは間違いないでしょう。

炭水化物の分類

炭水化物にはじつに多くの種類があり生理的、化学的な特徴によって分類できます。

どのように分類する？

生理的特徴による分類

炭水化物には多くの種類があり、地球上でもっとも量が多い有機化合物といわれています。

ヒトの栄養素として生理学的に考えた場合は、消化できてエネルギーとして有効利用できる消化性炭水化物（いわゆる糖質）と、消化・吸収できずにエネルギーとして利用されにくい難消化性炭水化物（食物繊維）の2つに分類されます。

化学的特徴による分類

炭水化物の最小単位は「単糖」です。炭水化物は左ページのように単糖がいくつ結合しているかという構造の違いによって分類することもできます。単糖が2個結合したものが「二糖類」、単糖が3～9個結合したものが「少糖類（少糖はオリゴ糖ともいう。オリゴは少数を意味するギリシャ語 oligos に由来する）」、単糖が10個以上結合したものが「多糖類」などと分類されます。

生理的特徴による分類

炭水化物

いわゆる糖質

消化性炭水化物

- ヒトの体内で消化・吸収でき、エネルギーとして利用できます
- 1gあたり約4kcalのエネルギーになります

食物繊維

難消化性炭水化物

- ヒトの体内ではほとんど消化できず、一部が腸内細菌の働きで発酵分解されます
- 分解されるときにエネルギーが産生されますが、エネルギー量は一定ではなく、1gあたり0～2kcal程度と考えられています

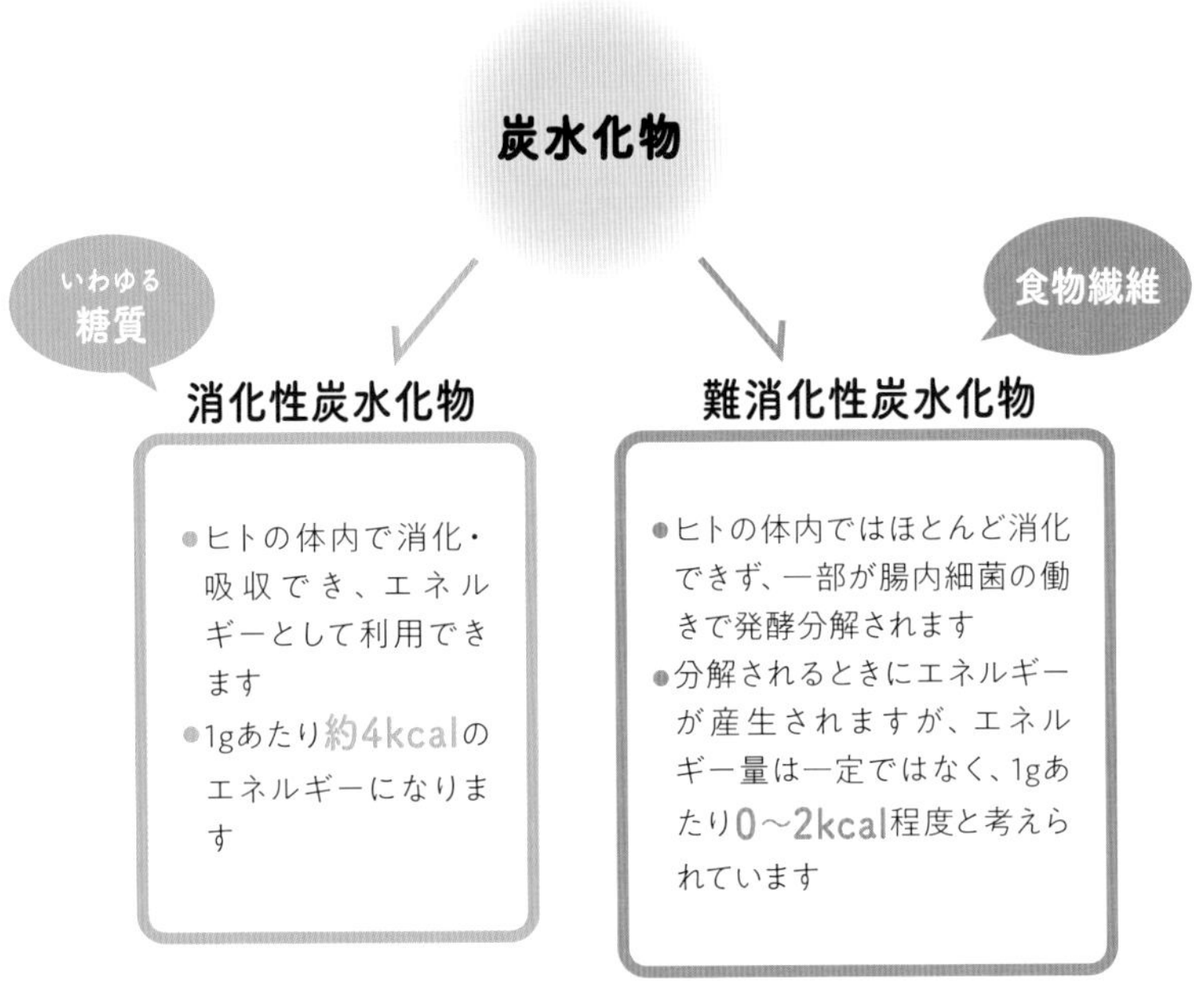

化学的特徴による分類

炭水化物

糖類

1つの糖、または2つの糖からなる糖質のこと。
甘味があり、水に溶けやすい。

単糖類

1つの糖で存在している最小単位の糖

ブドウ糖（グルコース）

穀類や果物に多く、ヒトの血液にも血糖として約0.1%含まれます

果糖（フルクトース）

果物や果汁、はちみつに多く、砂糖の1.5倍という強い甘味が特徴です

ガラクトース

ブドウ糖と結びついて乳糖になります。乳に含まれ、植物には含まれません

二糖類

単糖が2つ結合している糖

ショ糖（スクロース）

別名は砂糖。ブドウ糖と果糖が結合したもので、てんさいやさとうきびに豊富です

乳糖（ラクトース）

ブドウ糖とガラクトースが結合したものです。母乳には5～7%、牛乳には約4%含まれます

麦芽糖（マルトース）

ブドウ糖が2個結合したものです。麦芽や水あめに豊富に含まれています

少糖類

単糖が3～9個結合しているもの。オリゴ糖ともいう。
甘味があり、水に溶けやすい。体内に吸収されにくい。

マルトオリゴ糖

単糖のブドウ糖を含むオリゴ糖です

その他のオリゴ糖

ブドウ糖以外の単糖類を含むオリゴ糖です

多糖類

多くの単糖が結合したもの。
甘味はなく、水に溶けないものが多い。

でんぷん

ブドウ糖が多数結合した植物性の貯蔵多糖類

アミロース

ブドウ糖が長い鎖状に結合しているでんぷんのこと

アミロペクチン

ブドウ糖が結合しているのはアミロースと同じですが、複雑に枝分かれしており、形状が異なります

非でんぷん性多糖類

植物の細胞壁などを構成する構造多糖類。
いわゆる食物繊維

セルロース

植物の細胞壁に存在しており、人の消化酵素では消化できません。繊維素ともいわれます

ヘミセルロース

植物の細胞壁にある多糖類の中で、セルロース、ペクチン以外のものです。消化できません

ペクチン

植物の細胞壁に存在するコロイド性の多糖類。果物に多く、砂糖や酸を加えるとゼリー状に

食物繊維

ヒトの消化酵素では消化されない炭水化物で第六の栄養素ともいわれ、さまざまな作用があります。

どんな栄養素？

植物などの細胞壁を構成

食物繊維はおもに植物の細胞壁を構成する成分で、水に溶けるかどうかで、水溶性と不溶性とに分類されます。

食物繊維はヒトの消化酵素では消化されない成分です。しかし、腸内菌の働きで一部が発酵、分解されることがわかってきました。分解の過程で、水素やメタンガス、短鎖脂肪酸が発生しますが、この短鎖脂肪酸には1gで0～2キロカロリーのエネルギーが生成されるとみられます。

食物繊維というと、エネルギーはないと思われがちですが、エネルギーゼロではありません。

〈1日の摂取基準〉

年齢	目標量（g） 男	女
0～5（か月）	—	—
6～11（か月）	—	—
1～2（歳）	—	—
3～5	8以上	8以上
6～7	10以上	10以上
8～9	11以上	11以上
10～11	13以上	13以上
12～14	17以上	17以上
15～17	19以上	18以上
18～29	21以上	18以上
30～49	21以上	18以上
50～64	21以上	18以上
65～74	20以上	17以上
75以上	20以上	17以上

多く含まれる食品は？

〈食物繊維を多く含むおもな食品〉
(100g 中、※は10g 中)

穀類
押麦…12.2g
ライ麦パン…5.6g
そば(乾めん)…3.7g

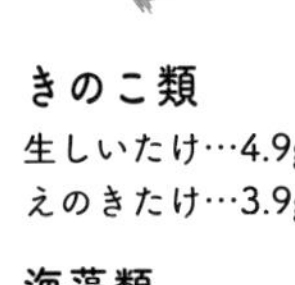

野菜類
グリーンピース…7.7g
モロヘイヤ…5.9g
ごぼう…5.7g

豆類
ゆでいんげん豆…13.6g
ゆでひよこ豆…11.6g
おから…11.5g

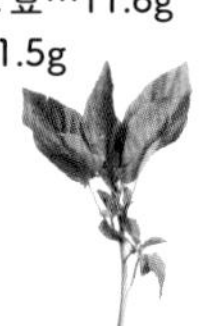

きのこ類
生しいたけ…4.9g
えのきたけ…3.9g

海藻類
角寒天※…7.4g
干しひじき※…5.2g
刻みこんぶ※…3.9g
カットわかめ※…3.9g
焼きのり※…3.6g

植物性の食品に含まれる

食物繊維は多くが植物の細胞壁の成分で（キチンなど一部は甲殻類の殻などにも存在している）、ほとんどの植物性の食品に含まれます。とくに豊富なのは穀類、豆類、きのこ類、海藻類です。野菜ではモロヘイヤやオクラなどのネバネバ成分をもっているものや、ごぼうなどの根菜に多く含まれます。

穀類は外皮部分に多い

穀類の食物繊維は、外皮の部分に多くあるため、精白米などにはあまり含まれていません。米の場合は玄米がもっとも豊富で、精白米の含有量0・5gに対し、玄米は3・0g（100g中）です。そばの場合も、実を丸ごと挽いた全層粉は4・3gですが、実の表面を除いて挽いた内層粉は1・8gです。

効率アップの食べ方は？

野菜などをしっかり食べる

現代の食生活で食物繊維は不足しがちな成分です。野菜不足だったり、ダイエットをして食事量を減らしたりすると、なおさら目標量に達しにくくなります。

食物繊維が豊富な、野菜、きのこ、海藻、豆、いもなどを毎食欠かさずに食べることが目標量クリアへの近道です。

玄米や雑穀を利用するととりやすい

ごはんなどの主食はもっとも食べる量が多い食品で、主食に食物繊維が豊富だと効率よく摂取できます。白飯にはそれほど多くは含まれないので、ごはんは玄米や胚芽精米、雑穀などを混ぜて炊くとよいでしょう。パンはライ麦パン、そばは田舎そばなど、色の濃いものは比較的食物繊維が豊富です。

Column

食物繊維・オリゴ糖のじょうずな利用法

オリゴ糖は単糖が３～９個結合したもので、少糖ともいいます（P190～191）。オリゴ糖の中には消化されにくいものがあります。エネルギーになりにくいため、ダイエット用の甘味料などに利用されています。血糖値のコントロールやむし歯予防などの効果もあり、腸内の善玉菌を増やして腸内環境をよくするといわれています。ただし、とりすぎるとおなかがゆるくなったり、ミネラルやビタミンなど、必要な栄養素の吸収が抑制されたりすることもあります。とりすぎには注意が必要です。

体内での働きは？

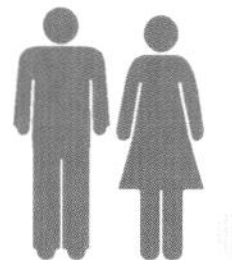

水溶性食物繊維の働き

・消化速度の抑制
・血糖値の急上昇防止
・コレステロールの吸収抑制
・便秘の予防

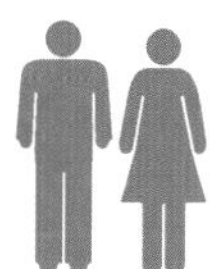

不溶性食物繊維の働き

・腸の蠕動（ぜんどう）運動の促進
・腸内環境の整備
・食事の満足感の向上
・有害物質の排泄

排便をスムーズにする

食物繊維は便のかさを増やしたり、腸を刺激して蠕動運動を活発にし、便の排泄を促したりスムーズにさせたりする効果が認められています。腸内の環境を整えて、大腸がんなどの腸の病気を予防する効果があると考えられています。

生活習慣病を予防する

食物繊維は、血糖値の急上昇を防いだり、コレステロールの吸収を抑制したりと、糖尿病や脂質異常症など、生活習慣病の予防効果があるとみられます。また、食事の腹もちをよくすることから、肥満を防ぐ効果もあるといわれています。

ミネラルの種類と働き

身体の構成成分になったり、機能を調整したりする単一の元素からなる栄養素で、無機質ともいいます。食事摂取基準が示されているものは13種類あります。

どんな栄養素？

化合物ではない微量栄養素

人体を元素レベルでみると、炭素、水素、酸素、窒素が約96％以上を占めています。この4つの元素を主要元素といいます。栄養素としてのミネラルはそれ以外の元素をさし、単一の元素であるのが特徴です。身体の構成成分になったり、酵素や補酵素の成分になるなど、それぞれに身体の働きを正常にしたり、維持したりする機能があります。体内では合成できないため、食品からとる必要があります。

適量の摂取が難しいものもある

ミネラルは適量の幅が狭く、過剰症や欠乏症を起こしやすいものがあるため、上限量や目標量が示されているものもあります。日本人の場合は、カルシウムや亜鉛は不足しやすく、ナトリウムやリンはとりすぎる傾向があります。生活習慣病の原因にもなるので、過不足なくとることが大切です。

多量ミネラル

カルシウム(Ca)　（P200）

骨や歯の主成分です。多くの身体の機能の調節にかかわり、神経伝達や筋肉の収縮を正常に保つ働きなどがあります。

骨や歯などの骨格の構成成分になったり、身体の細胞の内外に存在していたりと、体内に比較的たくさん存在している重要なミネラルです。摂取基準は示されていませんが、塩素（P213）とイオウ（P214）も多量ミネラルに分類されます。

マグネシウム(Mg)　（P202）

じょうぶな骨や歯の形成に必要です。カルシウムとバランスをとって、血圧や筋肉の働きが正常になるよう調節します。

ナトリウム(Na)　（P196）

カリウムとともにバランスをとって、体内の水分量を調節します。筋肉の興奮を抑える働きなどもあります。

リン(P)　（P203）

カルシウムと結合して骨や歯の主成分になります。エネルギー代謝にかかわったり、細胞膜の構成成分になったりもします。

カリウム(K)　（P198）

ナトリウムとバランスをとって、体内の水分量を調節します。また、心臓をはじめとした筋肉の働きを正常に保ちます。

微量ミネラル

体内にはごくわずかしか存在しませんが、エネルギーの産生や新陳代謝促進など、体内で行われるさまざまな化学反応に不可欠な栄養素です。摂取基準は示されていないものの、コバルト（P215）もヒトに不可欠な微量ミネラルだと考えられています。

鉄（Fe）（P204）
ヘモグロビンやミオグロビンの成分で、血液によって酸素を全身の細胞に運び、筋肉内に酸素をとり込む働きがあります。

亜鉛（Zn）（P206）
遺伝子やたんぱく質の合成といった、体内での代謝を促す酵素やホルモンの構成成分になります。成長に欠かせません。

銅（Cu）（P207）
鉄がヘモグロビンに合成されるときに必要な酵素など、多くの酵素の構成成分です。活性酸素を除去する働きもあります。

マンガン（Mn）（P208）
骨、炭水化物、脂質などの代謝にかかわる酵素の構成成分として不可欠です。酵素の活性化にも働くと考えられています。

ヨウ素（I）（P209）
甲状腺ホルモンの構成成分です。このホルモンは発育や基礎代謝の促進に深くかかわっており、重要な働きがあります。

セレン（Se）（P210）
活性酸素を分解する抗酸化作用があると考えられています。また、甲状腺ホルモンの活性化にも働きます。

クロム（Cr）（P211）
炭水化物や脂質の代謝に関与します。インスリンの利用効率が高まる働きがあり、糖尿病予防効果が期待されています。

モリブデン（Mo）（P212）
おもに尿酸の代謝にかかわる酵素の構成成分であり、体内の老廃物を適切に排泄するために重要だと考えられています。

Column
超微量ミネラルとは?

ミネラルには、ここで紹介したもの以外にも、体内にごくわずかに存在し、機能維持や向上に役立つものがあることがわかってきました。多くは酵素やたんぱく質を構成する成分として利用されています。こうしたミネラルは大量にとると、中毒症を起こすこともあるため、摂取には充分な注意が必要です。

〈おもな超微量ミネラルと作用〉

フッ素（F）	フッ化カルシウムとして骨や歯の表面に存在し、虫歯予防に効果があります
バナジウム（V）	インスリンと同様の働きが期待されています。脂質の代謝にもかかわるといわれています
ケイ素（Si）	骨や腱、血管などにあるコラーゲンなどの結合組織を強化するといわれています
ニッケル（Ni）	尿素を分解する酵素に存在しています。鉄の吸収を助けるなどの働きが知られています

ミネラル

ナトリウム

体内の水分量やミネラルバランスなどを調節します。とりすぎが心配されているミネラルです。

どんな栄養素？

日本人は過剰摂取

ナトリウムはおもに体内の細胞外液に陽イオン（Na^+）として存在しています。１日の必要量は食塩に換算すると２g程度。

日本人は塩分のとりすぎが指摘されており、食事摂取基準の目標量に近づくためには、毎日の減塩対策が必要です。

食塩相当量で示される

ナトリウムは、多くが塩素と結合した食塩の形で摂取されます。食品中の含有量も食塩相当量として示されることが多く、１日の摂取基準も食塩で目標量が定められています。ナトリウムから食塩相当量を算出するには以下のように行います。

食塩相当量の計算方法

食塩相当量(g)＝ナトリウム(g)×2.54

〈１日の摂取基準〉

年齢	目標量（g） 男	目標量（g） 女
0～5（か月）	0.3※	0.3※
6～11（か月）	1.5※	1.5※
1～2（歳）	3.0未満	3.0未満
3～5	3.5未満	3.5未満
6～7	4.5未満	4.5未満
8～9	5.0未満	5.0未満
10～11	6.0未満	6.0未満
12～14	7.0未満	6.5未満
15～17	7.5未満	6.5未満
18～29	7.5未満	6.5未満
30～49	7.5未満	6.5未満
50～64	7.5未満	6.5未満
65～74	7.5未満	6.5未満
75以上	7.5未満	6.5未満

数値は食塩相当量。※は目安量。
高血圧および慢性腎臓病の重症化予防のためには6.0g/日未満（男女）。

多く含まれる食品は？

〈ナトリウムを多く含むおもな食品〉
（食塩相当量。100g中、※は10g中）

調味料
食塩※…9.9g
固形コンソメ※…4.3g
顆粒風味調味料※…4.1g
豆板醤※…1.8g
薄口しょうゆ※…1.6g

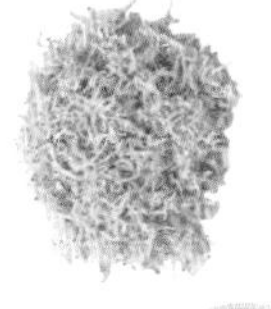

肉・魚介加工品
さきイカ…6.9g
シラス干し…6.6g
ウルメイワシ丸干し…5.8g
生ハム（長期熟成）…5.6g
ビーフジャーキー…4.8g

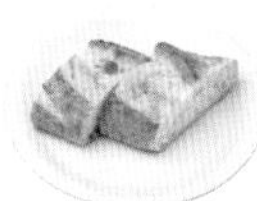

めん・パン
カップめん…7.1g
フランスパン…1.6g

調味料や加工食品に多い

ナトリウムはほとんどが食塩として摂取されており、食塩には当然ナトリウムが豊富です。しょうゆやみそなどの調味料にも多く含まれ、調味料をたっぷり使用してつくる塩蔵品をはじめとした保存食、加工食品にも多く含まれます。

自然の食品そのものには、それほど多くは含まれません。

めんやパンに注意

主食になる穀類は食べる量が多く、含まれる塩分がわずかでも、摂取量は多くなってしまいます。とくにめんやパンは、それ自体に塩分が加えられていることが多く、めんに合わせるスープやつゆ、パンに塗るバターなどにも塩分が含まれているため、どうしても高塩分になりがちです。

体内での働きは？

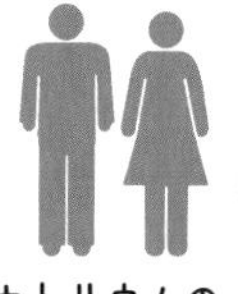

ナトリウムの働き

- 細胞の浸透圧の維持
- 体液量の調整
- 体液の pH の調整
- 筋肉の弛緩作用

欠乏症

血圧が低下して倦怠感や疲労感を起こします。筋力の低下やけいれん、食欲減退を起こすこともあります。一般的な食事をしていれば不足することはありません。

過剰症

むくみや腎機能障害を起こし、胃がんのリスクも高まります。長期的に続くと高血圧症を起こし、動脈硬化などの血管疾患にかかりやすくなります。

体内の水分量を調整

ナトリウムは、カリウムとともにバランスをとって、細胞内外の水分量を調節し、体内に適切な水分を保持します。また、神経系を正常に維持したり、心臓や筋肉の機能を保つ働きもあります。

欠乏することはほとんどありませんが、大量の汗をかいたり、ひどい下痢をしたりすると、不足する場合もあります。

効率アップの食べ方は？

食事は薄味に

ナトリウムのとりすぎを防ぐためには、塩分を含む調味料の使用量を減らすことがもっとも効果的です。料理は薄味に調理して、食卓で使用するしょうゆやソース、ドレッシングの量も控えめにしましょう。

漬けものや塩ザケなどの塩蔵品も食べる頻度を減らし、一度にたくさん食べないようにしたいものです。

〈薄味を補うおいしいくふう〉

- だしをきかせてうま味を味わう
- 酢やかんきつの酸味で薄味をカバー
- 新鮮な材料を使って素材の味をいかす

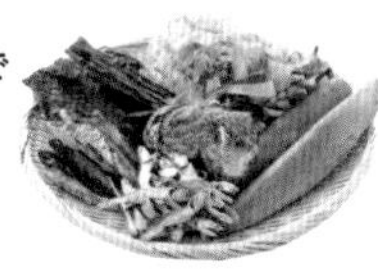

カリウムをとる

カリウムには余分なナトリウムの排泄を促す作用があります。カリウムを多く含むのは野菜やいも、大豆、果物などです。これらの食品をしっかり食べるとよいでしょう（P198）。

また、これらの食品には食物繊維も豊富に含まれます。食物繊維にはミネラルの吸収を妨げる作用が期待できるため、一石二鳥です。

外食や中食を減らす

保存性を高める目的などから、一般的に、外食や中食（なかしょく）では塩分が多めとなっています。外食が多い人ほどナトリウムの摂取量が多くなりやすいので、できるだけ利用する回数や機会を減らしたいものです。

同様に、冷凍食品などの加工食品についても塩分が高いものが多いので、利用を控えるのが無難です。

ミネラル

カリウム

細胞内の水分量を調節し筋肉の働きをコントロールしたり、血圧を下げたりします。

どんな栄養素？

動植物の細胞内液に存在

カリウムは、体内では陽イオン（K^+）としておもに細胞内液に存在し、細胞内の水分量を適切に維持しています。植物の細胞内にも存在し、ヒトと同様、細胞維持に働きます。植物の生育に欠かせないミネラルで、肥料の成分としても不可欠です。

日本人は重視したい成分

カリウムはナトリウムとバランスをとり合う関係にあり、ナトリウムが過剰になるとこれを排泄する作用があります。

日本人の場合は、食塩としてナトリウムをとりすぎる傾向があるため、カリウムの摂取が重視されています。

〈1日の摂取基準〉

年齢	目安量(mg) 男	女
0～5（か月）	400	400
6～11（か月）	700	700
1～2（歳）	900	900
3～5	1,000	1,000
6～7	1,300	1,200
8～9	1,500	1,500
10～11	1,800	1,800
12～14	2,300	1,900
15～17	2,700	2,000
18～29	2,500	2,000
30～49	2,500	2,000
50～64	2,500	2,000
65～74	2,500	2,000
75以上	2,500	2,000

※目標量は15歳以上で男性3,000以上、女性2,600以上。

多く含まれる食品は？

〈カリウムを多く含むおもな食品〉
(100g中、※は10g中)

野菜類
ほうれん草…690mg
切り三つ葉…640mg
枝豆…590mg
にら…510mg
小松菜…500mg

いも
里いも…640mg
やまといも…590mg
さつまいも…480mg

果物類
アボカド…590mg
バナナ…360mg
メロン…340mg

海藻類
刻みこんぶ※…820mg
干しひじき※…640mg

大豆・大豆製品
納豆…660mg
ゆで大豆…530mg

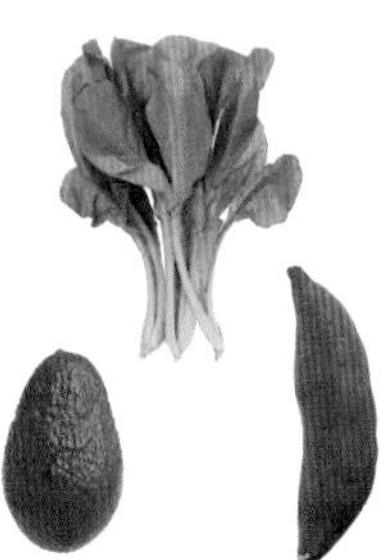

幅広い食品に含まれる

ほとんどの食品にはナトリウムよりもカリウムが多く、味つけなしで食べると、カリウムはとれてもナトリウムのとりすぎにはなりません。

なかでも多く含まれるのは果物や野菜、いも、大豆、海藻などです。野菜や果物を毎日しっかり食べていれば不足の心配はありません。

成分が凝縮される乾物

干し柿や干しあんずなどのドライフルーツや、のりやひじきなどの海藻の乾物は、水分をとばして成分が凝縮されているため、カリウムが効率的に摂取できます。

また、大豆製品の中では納豆に多く、大豆をとるよりも摂取しやすくおすすめです。

体内での働きは？

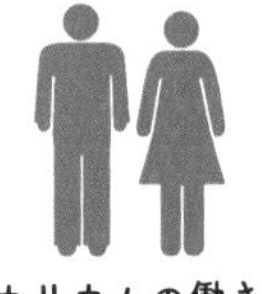

カリウムの働き

- 細胞の浸透圧の維持
- 体液の pH を調整
- 血圧上昇の抑制
- 筋肉の収縮、弛緩

欠乏症

普通の食事で欠乏することはほとんどありませんが、不足すると血圧が高くなりやすくなります。筋肉にエネルギーが補給されず、筋力の低下や不整脈が起こりやすくなります。

過剰症

多くとりすぎても排泄されるので心配ありません。腎機能が低下して排泄がうまくいかないと、胃腸障害や不整脈などの高カリウム血症になることがあります。

細胞内外の水分量を調節

細胞壁にはカリウムとナトリウムのバランスによって働くポンプの機能が備わっています。この機能によって細胞内外の水分量を調節しており、どちらかが多すぎたり少なすぎたりすると、働きに支障をきたします。

そのほか、カリウムには筋肉の収縮を正常に行ったり、血圧を下げる作用があるとして高血圧予防に有効とされています。

効率アップの食べ方は？

生で食べて効率よく摂取

カリウムは多くの食品に含まれるため、通常の食事で不足する心配はほとんどありません。しかし、ゆでるなどの調理過程で損失されやすく、思っているほどはとれていません。

ゆでても損失量が少ない根菜や豆類、いも類、あるいは生で食べられる果物などは、調理損失が影響しないので、効率よくカリウムを摂取できます。

〈「ゆでる」ことによるカリウム量の残存率〉

アスパラガス…92％	さやいんげん…98％
枝豆…80％	にんじん…77％
かぼちゃ…94％	ブロッコリー…55％
小松菜…25％	ほうれん草…50％

資料：『食品成分表 2015　資料編』女子栄養大学出版部

煮ものは煮汁ごと

野菜やいもなどの煮ものは、煮汁にカリウムが溶け出ていると考えられるので、煮汁ごと食べたいものです。ただし、同時に調味料に含まれる塩分（ナトリウム）もとることになるので、健康のためには、うす味で調味することが重要です。

利尿作用のあるものに注意

カリウムはおもに尿で体外に排泄されます。そのため、利尿作用の強いお茶やコーヒー、ビールなどのアルコール飲料をとりすぎると、カリウムも排泄されやすくなってしまいます。

健康な人ならカリウムが欠乏する心配はありませんが、大量に汗をかいたときや、長期間にわたって利尿剤を使用している人、慢性的に下痢の症状がある人などは、カリウム不足に注意したいものです。

ミネラル

カルシウム

骨や歯を形成し、血液などにも一定濃度が含まれます。筋肉や神経の働きを正常に保ちます。

どんな栄養素?

人体にもっとも多いミネラル

カルシウムは人体にもっとも多く存在するミネラルで、体重の1～2%を占めています。そのうちの99%がリンやマグネシウムなどとともに骨格や歯を形成しており、残りの1%は血液中や細胞中など、体内に広く存在しています。

骨はカルシウムの貯蔵庫

骨はカルシウムの吸収と形成を繰り返しており、カルシウムを貯蔵する機能もあります。血液中のカルシウム濃度は一定に保たれ、濃度が下がると骨から溶出し、濃度が高くなると骨に沈着します。溶出量が多くなると、骨粗しょう症を招きます。

〈1日の摂取基準〉

年齢	推奨量(mg) 男	推奨量(mg) 女
0～5(か月)	200※	200※
6～11(か月)	250※	250※
1～2(歳)	450	400
3～5	600	550
6～7	600	550
8～9	650	750
10～11	700	750
12～14	1,000	800
15～17	800	650
18～29	800	650
30～49	750	650
50～64	750	650
65～74	750	650
75以上	700	600

※は目安量。18歳以上の耐容上限量は2,500。

多く含まれる食品は?

〈カルシウムを多く含むおもな食品〉
(100g中、※は10g中)

乳製品
低脂肪牛乳…130mg
ヨーグルト…120mg
普通牛乳…110mg

大豆製品
がんもどき…270mg
生揚げ…240mg
もめん豆腐…93mg

魚介類
ワカサギ…450mg
アユ(養殖)…250mg
ハマグリ…130mg

魚介加工品
干しエビ※…710mg
シラス干し※…52mg

野菜類
モロヘイヤ…260mg
小松菜…170mg
切り干し大根※…50mg

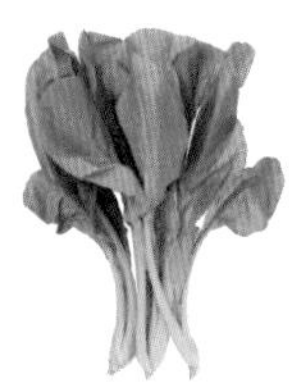

乳製品や小魚に多い

カルシウムは、おもに動物性の食品に含まれ、とくに牛乳やチーズ、ヨーグルトなどの乳製品に豊富です。また、骨を含めて丸ごと食べられるワカサギやドジョウ、イワシ丸干しなどの小魚にも豊富です。煮干しや桜エビ、シラス干しなどにも多く含まれます。貝類ではハマグリに比較的豊富です。

青菜や大豆製品にも

植物性の食品では、青菜類に多く含まれます。とくにモロヘイヤや大根の葉などには豊富です。大豆製品にも多く、生揚げやもめん豆腐はよい供給源となります。

乾物は成分が凝縮されているため、豊富に含まれます。切り干し大根やひじき、こんぶ、高野豆腐などに多く含まれます。

体内での働きは？

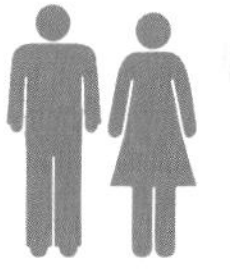

カルシウムの働き

・骨格や歯の形成
・体内の情報伝達
・筋肉の収縮・弛緩の調整
・ホルモンや酵素を活性化

欠乏症

慢性的に不足すると、骨量が減り、骨軟化症や骨粗しょう症を起こし、子どもの場合は骨や歯の形成不全の要因になります。

過剰症

通常とりすぎることはありません。サプリメントなどでとりすぎると高カルシウム血症を起こして、腎臓や血管に障害が出ます。尿路結石を起こすこともあります。

骨や歯をじょうぶにする

カルシウムは、ほとんどがヒドロキシアパタイトとなって骨や歯の主成分になります。子どもの成長、発育に欠かせない栄養素で、高齢者でも骨粗しょう症を防ぐ意味で重要なミネラル。意識してとりたい成分です。

情報の伝達を担う

カルシウムは血液や細胞などに存在して、細胞の内外に起きる濃度の差によって情報を伝達しています。この働きによって、筋肉の収縮と弛緩を調整したり、ホルモンや酵素を活性化させたり、神経伝達物質を放出させたりしています。

効率アップの食べ方は？

吸収率が条件で変わる

カルシウムは体内に吸収されにくい栄養素のひとつです。同時にどんな栄養素を摂取するか、喫煙するかしないか、身体がどれだけ必要としているかなど、さまざまな要素によって吸収率が左右されます。食品によっても吸収率が異なりますが、吸収率が高まる食べ合わせや、吸収率の高い食品を選ぶと効率よく摂取することができます。

〈食品によるカルシウム吸収率の違い〉

・牛乳→約**40%**
・小魚→約**30%**
・野菜※→約**20%**

※シュウ酸が多い野菜の場合。

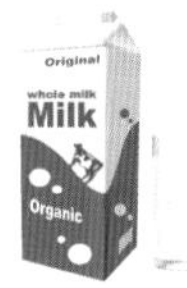

乳製品は吸収率がよい

カルシウムが体内でもっとも吸収されやすい食品は、牛乳やチーズなどの乳製品です。乳製品はカルシウムが豊富なうえに、吸収を促進させるカゼインホスホペプチド（たんぱく質の一種。P248）が同時に含まれており、カルシウム自体も吸収されやすい形態になっているためではないかとされています。

ビタミンDをいっしょに

ビタミンDは、カルシウムの吸収に必要なたんぱく質の合成をさかんにするだけでなく、カルシウムが骨に沈着するのを促す働きがあるため、カルシウムと同時にとると、たいへん効果的といわれています。

ビタミンDを含む食品はあまり多くなく、サケやサンマなどの魚介類やきのこ類などに豊富です。

ミネラル

マグネシウム

骨格を形成するほか
さまざまな生理機能に必須のミネラルです。

どんな栄養素？

約60％が骨に貯蔵

人体では、マグネシウムは半分以上が骨に存在しています。血液中のマグネシウムが減少すると骨からとり出されます。カルシウムとかかわりが深く、ともに働いて筋肉の働きを調整します。心臓が正常に動くのもこの働きによります。

エネルギー産生に関与

マグネシウムは植物がもつクロロフィルの構成成分です。植物は光合成でエネルギーを得ており、光合成が行われるのがクロロフィルです。マグネシウムがなければ植物も、植物を食べている動物も、エネルギーを得ることができません。

〈１日の摂取基準〉

年齢	推奨量(mg) 男	推奨量(mg) 女
0～5（か月）	20※	20※
6～11（か月）	60※	60※
1～2（歳）	70	70
3～5	100	100
6～7	130	130
8～9	170	160
10～11	210	220
12～14	290	290
15～17	360	310
18～29	340	270
30～49	370	290
50～64	370	290
65～74	350	280
75以上	320	260

※は目安量。妊婦は +40。
通常の食品からの摂取の場合、耐容上限量は設定しない。通常の食品以外からの摂取量の耐容上限量は、成人の場合 350mg／日、小児では 5mg／kg体重／日とする。

効率アップの食べ方は？

精白していない穀類を

穀類、種実、大豆、海藻など、さまざまな食品に含まれます。穀類の場合は、精白していない玄米やライ麦パンなどのほうが豊富です。また、魚介に多いため、魚を主菜にするとマグネシウムが豊富な献立になります。

〈マグネシウムを多く含むおもな食品〉
(100g 中、※は 10g 中)

穀類
玄米…110mg
そば(乾めん)…100mg

海藻類
乾燥わかめ※…110mg
刻みこんぶ※…72mg

魚介類
マイワシ丸干し…100mg
アサリ…100mg

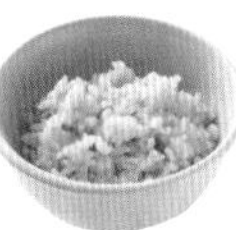

体内での働きは？

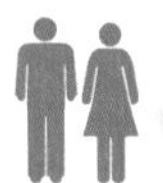

- 酵素反応を促進
- 筋肉を収縮・神経を鎮静
- 骨格を形成

マグネシウムの働き

多くの化学反応を支える

マグネシウムは全身の細胞で代謝や生合成を促す補酵素の成分になります。関与する酵素反応は３００種ともいわれ、エネルギーの産生やたんぱく質の合成、神経伝達などの多くの生命活動に重要な役割を果たします。

欠乏症
- 通常はみられない
- 心疾患のリスクが高まる
- 神経の異常が起こることがある

過剰症
- 通常はみられない
- 筋力や血圧が低下する
- 下痢、吐き気を起こすことがある

ミネラル

リン

骨や歯、細胞の材料になりエネルギー代謝に関与します。

どんな栄養素？

すべての細胞に存在

体内ではカルシウムに次いで多く含まれるミネラルで、85%がカルシウムと結合して骨格を形成しています。残りのものはたんぱく質や脂質などと結合して細胞膜や核酸の成分に使われており、すべての細胞に存在しています。

エネルギーを蓄える成分

ヒトのエネルギーになるのは炭水化物、脂質、たんぱく質です。これらからエネルギーを得るために、ATP（アデノシン三リン酸）という化合物が生成されます。リンはこの成分を構成しており、エネルギー代謝に必須の成分です。

〈1日の摂取基準〉

年齢	目安量（mg） 男	女
0～5（か月）	120	120
6～11（か月）	260	260
1～2（歳）	500	500
3～5	700	700
6～7	900	800
8～9	1,000	1,000
10～11	1,100	1,000
12～14	1,200	1,000
15～17	1,200	900
18～29	1,000	800
30～49	1,000	800
50～64	1,000	800
65～74	1,000	800
75以上	1,000	800

18歳以上の耐容上限量は3,000。

効率アップの食べ方は？

加工食品をセーブ

肉や魚、乳製品、穀類など、幅広い食品に含まれ、不足することはほとんどありません。

食品添加物のリン酸化塩に含まれる成分のため、加工食品を多くとる人ほどとりすぎる傾向があり、注意が必要です。

〈リンを多く含むおもな食品〉
（100g中）

穀類
玄米…290mg
そば（乾めん）…230mg

肉・肉加工品
豚レバー…340mg
ボンレスハム…340mg
鶏レバー…300mg

魚・魚加工品
マイワシ丸干し…570mg
キンメダイ…490mg
シシャモ生干し…430mg

体内での働きは？

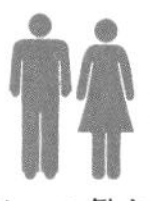
リンの働き

- 骨格を形成
- 細胞の成長・分化
- 神経の機能保全
- エネルギー代謝

骨や細胞の成分になる

カルシウムと結合して骨格を形成します。脂質と結合したリン脂質は細胞膜の主成分であり、リン脂質が分解されてできる脂肪酸は神経伝達に重要な成分です。エネルギーを蓄積するATPの構成もしています。

欠乏症
- 通常はみられない
- 骨軟化症が起こることがある

過剰症
- 甲状腺機能の亢進
- 骨密度が低下するおそれがある
- 腎機能が低下する

ミネラル

鉄

赤血球中のヘモグロビンの構成成分として重要で全身に酸素を供給します。

どんな栄養素？

おもに血液や筋肉に存在

鉄は体内に4～5g含まれ、たんぱく質と結合して存在します。このうち約70%が血液中や筋肉中にあって、これらは機能鉄といわれます。

残りは肝臓や脾臓、骨髄にあり、機能鉄が不足すると使われるため、貯蔵鉄といわれます。

女性は不足しやすい

月経のある女性は鉄が損失されやすいので、必要量が大きくなります。鉄不足は貧血を招きますが、20～40代女性のうち40%以上が鉄欠乏性貧血であるといわれています。また妊娠時は鉄の需要が増え、女性にはとくに重要な栄養素です。

〈1日の摂取基準〉

年齢	推奨量(mg) 男	推奨量(mg) 女	耐容上限量(mg) 男	耐容上限量(mg) 女
0～5（か月）	0.5※	0.5※	—	—
6～11（か月）	5.0	4.5	—	—
1～2（歳）	4.5	4.5	25	20
3～5	5.5	5.5	25	25
6～7	5.5	5.5	30	30
8～9	7.0	7.5	35	35
10～11	8.5	8.5/12.0	35	35
12～14	10.0	8.5/12.0	40	40
15～17	10.0	7.0/10.5	50	40
18～29	7.5	6.5/10.5	50	40
30～49	7.5	6.5/10.5	55	40
50～64	7.5	6.5/11.0	50	40
65～74	7.5	6.0	50	40
75以上	7.0	6.0	50	40

※は目安量。女性の数値は月経なし／月経あり。
妊婦初期は＋2.5、中期・末期は＋9.5、
授乳婦は＋2.5。

多く含まれる食品は？

〈鉄を多く含むおもな食品〉
(100g 中、※は 10g 中)

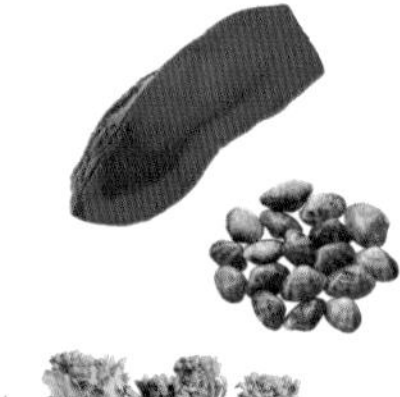

肉・肉加工品
豚レバー…13.0mg
鶏レバー…9.0mg
牛もも赤身肉…2.7mg

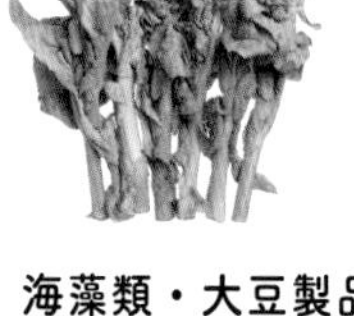

貝類
シジミ…8.3mg
赤貝…5.0mg
アサリ…3.8mg

野菜類
大根の葉…3.1mg
菜の花…2.9mg
小松菜…2.8mg
枝豆…2.7mg

海藻類・大豆製品
青のり※…7.7mg
生湯葉…3.6mg
納豆…3.3mg
生揚げ…2.6mg

レバーや貝にたっぷり

鉄を含むのはおもに動物性の食品です。なかでも、鉄が貯蔵されている肝臓（レバー）にはひときわ多く含まれます。また、赤身の肉にも豊富です。魚介類では貝に多く、シジミやアサリなど、身近なものに豊富なので、ふだんの食事に利用しやすいでしょう。赤身のカツオやマグロにも豊富です。

海藻や青菜にも含まれる

鉄は、のりなどの一部の海藻には非常に多く含まれ、これらの乾燥品の場合は少量でもたっぷり摂取できます。

大根の葉や小松菜などの青菜類にも多く含まれます。青菜には鉄の吸収を高めるビタミンCも含まれています。また、納豆や湯葉などの大豆製品にも豊富です。

効率アップの食べ方は？

鉄は吸収されにくい

鉄は、数多くあるミネラルの中でもとりわけ吸収されにくい栄養素です。食事から摂取した鉄の体内吸収率は15％程度と考えられています。

ただし、この吸収率は、食品の種類や食品の量、どれだけ身体が必要としているかなどの条件によって大きく異なるとみられ、あくまでも推定値にすぎません。

ヘム鉄の吸収率が高い

動物性食品に含まれる鉄はヘム鉄という比較的吸収されやすい形になっています。ヘム鉄が入った食品は特定保健用食品（トクホ）になっているものがあり、「鉄の補給が必要な貧血ぎみの人に最適」などと表示されています。

一方、植物性食品に含まれる鉄は、非ヘム鉄です。ヘム鉄に比べ吸収率が落ちます。

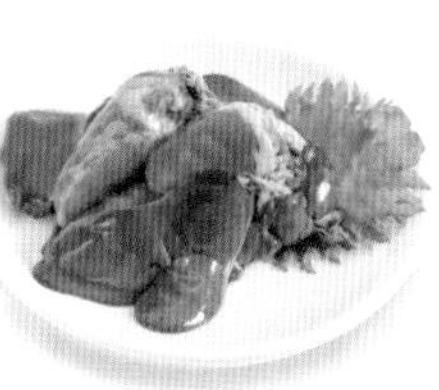

ヘム鉄は動物性の食品に多く、非ヘム鉄は植物性の食品に多い

ビタミンCで吸収促進

ビタミンCには鉄を吸収しやすい形にし、ヘモグロビンの合成を促す作用があります。鉄を効率よく補給したい場合はビタミンCを含む食品（P２４０）とともにとりましょう。

また、鉄のフライパンやなべで調理すると料理に鉄が溶け出て、貴重な鉄の補給源になるといわれています。

体内での働きは？

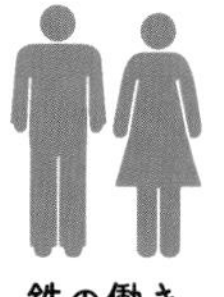

鉄の働き

- 酸素の供給
- 二酸化炭素の回収
- エネルギーの産生
- 酵素の材料

欠乏症

鉄欠乏性貧血になります。酸素が全身に供給されず、疲れやすくなったり、持久力がなくなったりします。頭痛や動悸、息切れ、食欲不振などの症状があらわれることもあります。

過剰症

吸収率が低いため、通常の食事で発症することはありません。サプリメントなどで過剰にとり続けると、嘔吐などの胃腸症状を起こしたり、鉄沈着症を起こしたりします。

全身に酸素を供給

鉄は酸素の運搬に重要な働きを担います。たんぱく質と結合し、赤血球中のヘモグロビンなどになって存在し、肺で酸素をとり込んで全身の細胞に供給します。さらに、細胞から二酸化炭素を回収し、肺へ運搬して体外に排出させます。

またエネルギー産生に重要なATPの生成に関与するほか、酵素の成分としても重要です。

ミネラル

亜鉛

多くの補酵素の成分になり新陳代謝に欠かせない栄養素です。

どんな栄養素？

たんぱく質と結合している

亜鉛は体内に約2g存在し、おもに骨格筋や骨、皮膚、肝臓、脳、腎臓などにあり、多くがたんぱく質と結合しています。

亜鉛は腸で吸収されますが、吸収率は約30％といわれています。鉄や銅などの摂取量によっても吸収率は変わります。

亜鉛不足で味覚障害に

味覚は舌にある味蕾(みらい)という器官が担っており、亜鉛は味蕾の新陳代謝に関与するため、亜鉛不足だと味が正常に感じられなくなります。加工食品に頼った食事をしたり極端なダイエットで食事量を減らしたりすると、亜鉛が不足しやすくなります。

〈1日の摂取基準〉

年齢	推奨量(mg) 男	推奨量(mg) 女
0～5（か月）	2※	2※
6～11（か月）	3※	3※
1～2（歳）	3	3
3～5	4	3
6～7	5	4
8～9	6	5
10～11	7	6
12～14	10	8
15～17	12	8
18～29	11	8
30～49	11	8
50～64	11	8
65～74	11	8
75以上	10	8

※は目安量。妊婦は +2、授乳婦は +4。18 歳以上の耐容上限量は男性 40 ～ 45、女性 30 ～ 35。

効率アップの食べ方は？

加工食品のとりすぎに注意

亜鉛はたんぱく質を含む食品に含まれ、魚介類や肉類に豊富です。植物性食品の中では大豆や種実類に多く含まれます。加工食品は亜鉛の吸収を妨げる添加物が使われることがあるため、量を控えて。

〈亜鉛を多く含むおもな食品〉（100g 中）

魚介類
カキ…14.0mg
タラバガニ（ゆで）…4.2mg
アサリ水煮缶…3.4mg

肉類
豚レバー…6.9mg
牛肩ロース赤身肉…5.7mg
牛もも赤身肉…5.1mg

大豆製品
油揚げ…2.5mg
納豆…1.9mg

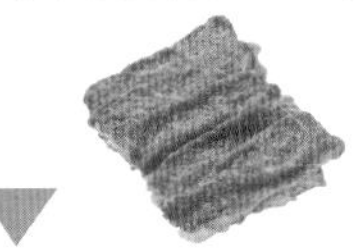

体内での働きは？

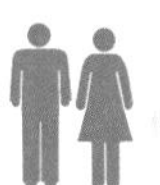

亜鉛の働き

- 細胞の新生を促進
- 成長促進
- 性機能の発達、維持
- 味覚の維持

補酵素として代謝に関与

亜鉛は、さまざまな酵素の働きを促す補酵素の成分になります。細胞が新しくなるとき、たんぱく質が合成されるときに働き、成長や傷の修復などに不可欠。味覚を守り、インスリンの合成にも必要です。

欠乏症
- 成長障害
- 味覚異常
- 皮膚炎
- 生殖機能の低下

過剰症
- 通常はみられない
- 銅や鉄の吸収を阻害
- 貧血や胃の不快感など

ミネラル

銅

酵素の成分になって鉄の利用を促進します。成長を助け、貧血を予防します。

どんな栄養素？

毒性の低いミネラル

体内には約100mgの銅が存在し、約65%が骨や筋肉に、約10%が肝臓にあり、ほとんどがたんぱく質と結合しています。

銅は、金属ミネラルの中でも毒性が低く、仮に過剰にとっても、おもに便として排泄されます。

通常は不足しない

現在、日本人は1日平均1・1〜1・2mgの銅を摂取しています。広く食品に含まれることから、通常不足することはありませんが、先天的な銅の代謝異常による欠乏症が知られています（メンケス病。症状は発育遅延など）。

〈1日の摂取基準〉

年齢	推奨量（mg）男	推奨量（mg）女
0〜5（か月）	0.3※	0.3※
6〜11（か月）	0.3※	0.3※
1〜2（歳）	0.3	0.3
3〜5	0.4	0.3
6〜7	0.4	0.4
8〜9	0.5	0.5
10〜11	0.6	0.6
12〜14	0.8	0.8
15〜17	0.9	0.7
18〜29	0.9	0.7
30〜49	0.9	0.7
50〜64	0.9	0.7
65〜74	0.9	0.7
75以上	0.8	0.7

※は目安量。妊婦は +0.1、授乳婦は +0.6。18 歳以上の耐容上限量は 7。

効率アップの食べ方は？

亜鉛やビタミンCに注意

銅はレバー、イカやカキなどの魚介類にとくに多く、種実類にも豊富に含まれます。

ただし、亜鉛やビタミンCを大量にとると銅の吸収が妨げられるため、サプリメントを利用する場合は注意しましょう。

〈銅を多く含むおもな食品〉（100g 中）

肉類
牛レバー…5.30mg
豚レバー…0.99mg

種実類
くるみ…1.21mg
ピスタチオ…1.15mg

魚介類
ホタルイカ…3.42mg
カキ…1.04mg

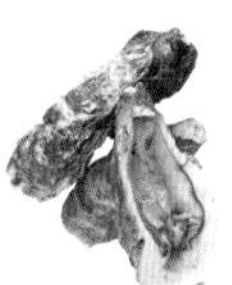

体内での働きは？

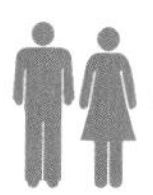

銅の働き

- 酵素の材料になる
- 鉄の利用を促進
- 活性酸素の除去
- 神経伝達物質の産生

鉄の利用を促進する

銅は約10種類の酵素の材料になることが知られています。これらの酵素は、鉄がヘモグロビンに合成されるのを助けたり、エネルギーの生成を促したり、活性酸素を除去したりと、多くの機能に関与しています。

欠乏症
- 通常はみられない
- 貧血や成長障害
- コレステロールや糖代謝の異常
- メンケス病（先天的な銅代謝異常）

過剰症
- 通常はみられない
- ウイルソン病（遺伝性疾患）

ミネラル

マンガン

酵素の成分になって、骨の成長に関与したり抗酸化作用を発揮したりします。

どんな栄養素？

吸収率は鉄と反比例

マンガンは、成人の体内に10～20mg存在し、各組織にまんべんなく存在しています。

食事からの吸収率は1～5％とみられています。鉄と似た経路で体内に吸収、利用されるため、食事に鉄の含有量が多いとマンガン吸収率は下がります。

生育した場所で量が変わる

マンガンはおもに植物性食品に含まれ、動物性食品にはあまり含まれません。植物は、土壌からマンガンを吸収しているため、その食品が生育した土地にどれだけマンガンが含まれるかによって、食品中の含有量が左右されるといわれています。

〈1日の摂取基準〉

年齢	目安量（mg）男	目安量（mg）女
0～5（か月）	0.01	0.01
6～11（か月）	0.5	0.5
1～2（歳）	1.5	1.5
3～5	1.5	1.5
6～7	2.0	2.0
8～9	2.5	2.5
10～11	3.0	3.0
12～14	4.0	4.0
15～17	4.5	3.5
18～29	4.0	3.5
30～49	4.0	3.5
50～64	4.0	3.5
65～74	4.0	3.5
75以上	4.0	3.5

18歳以上の耐容上限量は11。

効率アップの食べ方は？

植物性食品をまんべんなく

マンガンは、野菜、豆、穀類、種実類、海藻など、植物性食品に広く含まれるため、こうした食品を食べていれば不足することはありません。とくに多いのは緑茶の茶葉ですが、お茶にすると、そうたくさんはとれません。

〈マンガンを多く含むおもな食品〉

（100g中）

野菜類

モロヘイヤ…1.32mg

枝豆…0.71mg

種実類

くるみ…3.44mg

くり…3.27mg

豆・大豆製品

油揚げ…1.55mg

ゆでひよこ豆…1.10mg

生揚げ…0.85mg

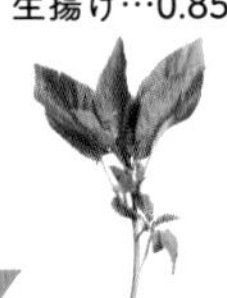

体内での働きは？

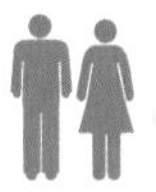

マンガンの働き

- 酵素の成分になる
- 骨の形成を促進
- 炭水化物や脂質の代謝に関与
- 抗酸化作用

多くの酵素の成分になる

マンガンは骨の形成を促す酵素や炭水化物や脂質などの代謝に関与する酵素の成分になります。また、スーパーオキシドジスムターゼなどの抗酸化作用のある酵素の成分としても不可欠です。

欠乏症
- 通常はみられない
- 骨の代謝異常のおそれがある

過剰症
- 通常はみられない
- 慢性中毒に中枢神経の障害がある

ミネラル

ヨウ素

甲状腺ホルモンの主成分になり発育や代謝を促します。

どんな栄養素？

多くが甲状腺に存在

体内には約15㎎のヨウ素があり、70～80％が甲状腺に存在しています。甲状腺はのどの下方にある、蝶に似た形の器官です。摂取されたヨウ素はほとんどが吸収されて甲状腺にとり込まれ、最終的には90％が尿中に排泄されます。

日本人は摂取量が多い

日本人の1日の平均ヨウ素摂取量は1～3㎎と推定され、世界的に見ても突出した量です。ヨウ素は海産物に多く、海藻や魚介類をよく食べているためだと考えられています。

世界では大陸の内陸部にヨウ素不足がよくみられます。

〈1日の摂取基準〉

年齢	推奨量（μg）男	推奨量（μg）女	耐容上限量（μg）
0～5（か月）	100※	100※	250
6～11（か月）	130※	130※	250
1～2（歳）	50	50	300
3～5	60	60	400
6～7	75	75	550
8～9	90	90	700
10～11	110	110	900
12～14	140	140	2,000
15～17	140	140	3,000
18～29	130	130	3,000
30～49	130	130	3,000
50～64	130	130	3,000
65～74	130	130	3,000
75以上	130	130	3,000

※は目安量。妊婦は +110、授乳婦は +140。
妊婦・授乳婦の耐容上限量は 2,000。

効率アップの食べ方は？

海藻や魚介類から

ヨウ素は海水に多いため、海産物全般に豊富に含まれています。魚、海藻、貝などを食べていれば、不足することはまずありません。海藻などを大量に食べ続けると、ごくまれに過剰症になることがあります。

〈ヨウ素を多く含むおもな食品〉
（100g 中、※は 10g 中）

海藻類
干しひじき※…4500μg
塩蔵わかめ（塩抜き）…810μg

貝類
カキ…67μg
アサリ…55μg

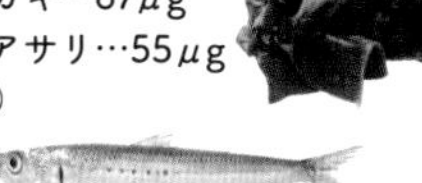

魚介類
カツオ…25μg
マイワシ…24μg

体内での働きは？

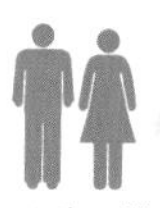

ヨウ素の働き

・甲状腺ホルモンの材料になる
・発育を促す
・新陳代謝を促す

成長や活動を活発にする

甲状腺ホルモンの構成成分になります。甲状腺ホルモンは、交感神経を刺激して各種の代謝を促す作用があり、新陳代謝、子どもの発育などに関与します。呼吸や心臓、神経の活動を高める働きもあります。

欠乏症
・日本人の場合はまれ
・甲状腺肥大や甲状腺浮腫

過剰症
・甲状腺肥大や甲状腺浮腫
・日本人の場合は過剰摂取の影響を受けにくい

ミネラル

セレン

抗酸化作用のある酵素の成分として注目されています。

どんな栄養素？

たんぱく質と結合

体内ではセレンが結合したたんぱく質が25種類発見されており、抗酸化システムや甲状腺ホルモン代謝に関与しています。

吸収されやすいミネラルで、食事からとったセレンは、腸で90％以上が吸収されると推定されています。

土壌中の含有量が影響

セレンは魚介類に多く、植物性食品や畜産物にも含まれます。マンガンなどと同様、土壌や飼料に含まれる量が食品中の含有量を左右します。セレン濃度が低い中国の北東部から南西部の地域では、セレンの欠乏症（克山病（こくざんびょう））が報告されています。

〈1日の摂取基準〉

年齢	推奨量（μg）男	推奨量（μg）女	耐容上限量（μg）男	耐容上限量（μg）女
0〜5（か月）	15※	15※	—	—
6〜11（か月）	15※	15※	—	—
1〜2（歳）	10	10	100	100
3〜5	15	10	100	100
6〜7	15	15	150	150
8〜9	20	20	200	200
10〜11	25	25	250	250
12〜14	30	30	350	300
15〜17	35	25	400	350
18〜29	30	25	450	350
30〜49	30	25	450	350
50〜64	30	25	450	350
65〜74	30	25	450	350
75以上	30	25	400	350

※は目安量。妊婦は +5、授乳婦は +20。

効率アップの食べ方は？

魚介類に多く含まれる

セレンはおもに動物性食品に含まれます。カニやマグロ、カツオなどの魚介類にとくに多く、レバーなどの肉類にも豊富です。

日本人は1日平均約１００㎍のセレンを摂取しているため、通常は不足しません。

〈セレンを多く含むおもな食品〉（100g 中）

魚介類
マグロ…110μg
カツオ…100μg
ズワイガニ…97μg

肉類
豚レバー…67μg
鶏レバー…60μg

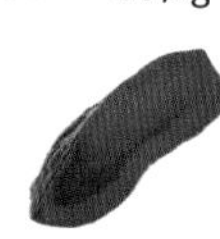

体内での働きは？

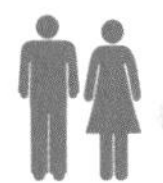

セレンの働き

・酵素の成分になる
・抗酸化作用
・甲状腺ホルモンの代謝に関与

活性酸素を分解する

セレンは、抗酸化作用がある酵素の構成成分で、活性酸素を分解します。世界的にみると摂取量が少ない地域では、心筋症、皮膚の異常、子どもの骨軟化症などがあり、身体の機能を守る働きがほかにもあるとみられます。

欠乏症
・通常はみられない
・下肢の筋肉痛
・心筋症（克山病（こくざんびょう））
・皮膚の異常

過剰症
・脱毛、爪の変形
・胃腸障害、神経系異常

ミネラル

クロム

インスリンの働きを助ける成分の材料となって糖の代謝を促します。

どんな栄養素？

栄養素は3価クロム

通常は毒性の低い3価クロムとして存在し、栄養素として働くのも3価クロムです。人工的につくられた6価（めっきに使われ、強い酸化作用がある）や4価（発がん性が指摘される）もありますが、毒性が強く、栄養素としての働きはありません。

吸収率がきわめて低い

クロムは、体内にはごくわずかにしか存在しませんが、重要な働きがあり、ヒトには必須のミネラルです。

吸収率が非常に低く、摂取してもほとんどが尿へと排泄されます。食事から吸収されるのは1％程度と見積もられています。

〈1日の摂取基準〉

年齢	目安量（μg）男	目安量（μg）女
0～5（か月）	0.8	0.8
6～11（か月）	1.0	1.0
1～2（歳）	—	—
3～5	—	—
6～7	—	—
8～9	—	—
10～11	—	—
12～14	—	—
15～17	—	—
18～29	10	10
30～49	10	10
50～64	10	10
65～74	10	10
75以上	10	10

18歳以上の耐容上限量は500。

効率アップの食べ方は？

広く食品に含まれる

クロムが特別多く含まれる食品はありません。微量ながらもいろいろな食品に含まれ、通常の食事をしていれば不足することはありません。仮にたくさんとったとしても、吸収が悪いため、とりすぎることもありません。

〈クロムを多く含むおもな食品〉（100g中）

穀類
生そば…3μg
コーンフレーク…3μg

魚介類
アサリ…4μg
カキ…3μg

肉類
鶏手羽先…2μg

そのほか
水菜…3μg

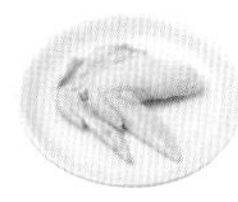

体内での働きは？

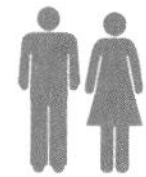
クロムの働き

- インスリンを活性化させる成分の材料になる
- 糖尿病予防
- 脂質の代謝を促す

糖代謝をサポートする

糖をエネルギーに変えるにはインスリンの働きが必要で、クロムはインスリンの働きを促す成分の材料になります。クロムがないと糖の代謝異常（糖尿病）が起こりやすくなります。また脂質の代謝にも関与しています。

欠乏症
- 通常は起こらない
- 耐糖能の低下、糖尿病
- 体重の減少

過剰症
- 通常は起こらない
- 胃腸障害、腎臓や肝臓への障害などの危険性

ミネラル

モリブデン

各種の酵素の補酵素の成分になり尿酸の代謝に関与します。

どんな栄養素？

窒素の代謝に重要

窒素やイオウの利用にかかわるミネラルで、ほとんどの動植物に存在し、ヒトの体内にもわずかに存在します。窒素は地球上の空気の約80％を占め、アミノ酸やたんぱく質にも含まれる主要元素ですが、モリブデンはこの窒素の代謝に欠かせません。

吸収されやすい

モリブデンは吸収されやすく、日本人女性を対象とした研究では93％という結果があります。多くは尿に排泄され、毒性は小さいとみられます。日本人はモリブデンを１日平均２２５μg摂取しているとみられ、欠乏症や過剰症の報告はありません。

〈１日の摂取基準〉

年齢	推奨量（μg）男	推奨量（μg）女
0～5（か月）	2※	2※
6～11（か月）	5※	5※
1～2（歳）	10	10
3～5	10	10
6～7	15	15
8～9	20	15
10～11	20	20
12～14	25	25
15～17	30	25
18～29	30	25
30～49	30	25
50～64	30	25
65～74	30	25
75以上	25	25

※は目安量。授乳婦は +3。
18歳以上の耐容上限量は男性600、女性500。

効率アップの食べ方は？

大豆に多く含まれる

モリブデンは大豆に豊富で、納豆やきな粉などの大豆製品にも多く含まれます。肉類ではレバーなどに多く含まれます。穀類や野菜など、幅広い食品に含まれ、通常の食生活では不足やとりすぎの心配はありません。

〈モリブデンを多く含むおもな食品〉
（100g 中）

大豆製品
納豆…290μg
ゆで大豆…77μg

肉類
鶏レバー…82μg

穀類
精白米…69μg

豆野菜
枝豆…240μg
そら豆…150μg

体内での働きは？

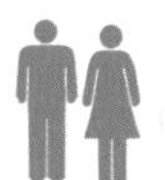

モリブデンの働き

・補酵素の成分になる
・尿酸の生成を促す

尿酸を生成する

キサンチンオキシダーゼなどの酵素の補酵素として働き、アミノ酸の最終代謝物質である尿酸の産生を促します。代謝の過程では身体に害のある物質もできますが、これを無害なものに変えるためにモリブデンが必要です。

欠乏症
・通常はみられない
・尿や血液中の尿酸の減少

過剰症
・通常はみられない
・血中尿酸値の上昇

ミネラル

塩素

体液の浸透圧を調整し、消化液の成分にもなります。

どんな栄養素？

食塩として摂取

塩素はナトリウムと結合して食塩になります。通常体内へは、食塩として摂取されています。

成人の体内にはおよそ85gの塩素が存在しています。おもに陰イオン（Cl^-）の形で、細胞外液に存在しています。

吸収率がきわめて低い

塩素は、単体では非常に酸化力の強い、毒性の強い成分です。漂白剤などに利用され、酸性の洗剤などを混ぜると塩素ガスが発生します。

塩素ガスは人体に有害で、大量に吸うと呼吸不全から死に至ることもあり、危険です。

多く含まれる食品は？

食塩入りの食品に含まれる

塩素は食塩の成分です。食塩が入った加工食品に含まれます。しょうゆやみそなどの調味料、漬けものなどの塩蔵品にたくさん含まれます。

水道水の殺菌にも使用されており、水道水からも摂取しています。

〈塩素を多く含むおもな食品〉

調味料
食塩、しょうゆ、豆板醤、みそなど

菓子類
塩せんべい、スナック菓子など

塩蔵品
漬けもの、塩ザケや魚の干物など

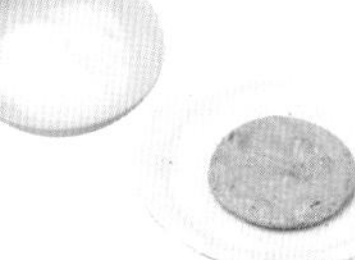

体内での働きは？

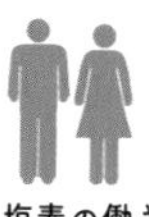

・体液の浸透圧の維持
・体液のpHの維持
・胃液の成分になる

体液の浸透圧を維持

塩素は細胞外液に存在する主要な陰イオンで、細胞内にも簡単に出入りして、体液の浸透圧を維持しています。体液のpHの調整にも働いています。

また、塩酸になって胃液に分泌され、消化に重要な働きをします。

欠乏症	・通常は起こらない
過剰症	・通常は起こらない ・塩素ガスを吸った場合、呼吸不全など

効率アップの食べ方は？

とりすぎに注意

日本人は、塩分をとりすぎており、とくにナトリウムの摂取量を減らすことが望まれています。塩素のとりすぎはナトリウムのとりすぎに直結するため、塩素が多い食事は問題です。

高塩分の食事を避け、適塩の食事を心がけましょう。

ミネラル

イオウ

含硫アミノ酸の成分として身体の組織になり ビタミンなどの成分にもなっています。

どんな栄養素？

含硫アミノ酸を構成

イオウ（硫黄）はイオウ化合物となって、いろいろな形で体内に存在しています。もっとも重要なのは含硫アミノ酸で、メチオニン、シスチン、システインの3種があります。

含硫アミノ酸の1日の平均必要量は体重1kgあたり15mgと推定されています（日本人の食事摂取基準2020年版）。

ビタミン類の構成成分

イオウはビタミンB_1やビオチンなどのビタミン類にも含まれ、身体の機能を調整するために必要です。また、ケラチンやタウリンなどにも含まれます。

多く含まれる食品は？

動物性食品に多い

イオウはアミノ酸に含まれることが多いため、たんぱく質を含む肉や魚、卵、牛乳などに豊富で、大豆のたんぱく質にも含まれます。

玉ねぎやにんにくなどの成分アリシンにはイオウが含まれるのでイオウ化合物と呼ばれます。

〈イオウを多く含むおもな食品〉

肉類	野菜類
卵、牛乳	玉ねぎ、にんにく、ねぎなど
大豆	

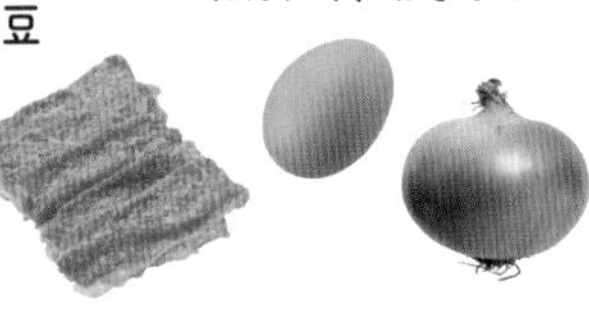

体内での働きは？

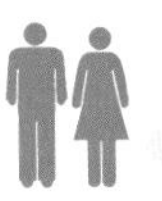

イオウの働き

- 含硫アミノ酸の成分になる
- 健康な皮膚や爪をつくる
- ビタミンの成分になる

たんぱく質として身体の組織になる

イオウは含硫アミノ酸の成分としてたんぱく質を構成し、身体の組織になります。とくに皮膚や爪、髪などに多く、軟骨や腱の成分にもなります。

ビタミンの成分になり、炭水化物や脂質などの代謝に関与します。

欠乏症
- 通常は起こらない
- 仮に不足すると皮膚や爪の異常、成長不良、関節炎など

過剰症
- 通常は起こらない

効率アップの食べ方は？

たんぱく質をしっかりと

イオウはたんぱく質に含まれるため、たんぱく質をしっかり摂取していれば不足することはありません。

ただし、動物性食品をまったくとらない菜食主義の場合は不足するおそれがあります。大豆、ねぎ、にんにくなどを摂取するとよいでしょう。

ミネラル

コバルト

ビタミンB_{12}の構成成分として必要性が認められています。

どんな栄養素？

ビタミンB_{12}に必須のミネラル

コバルトは、古くからガラスや陶磁器を青く彩色する鉱石として知られていますが、栄養素として認められるようになったのは比較的最近のことです。

成人の体内には約2mg存在しているとみられ、ビタミンB_{12}の構成成分として必須の成分です。

ビタミンB_{12}の物質名はコバラミンといいますが、これはコバルトに由来しています。

近年コバルトは、ビタミンB_{12}としての働きしか知られておらず、単体での作用はないとされています。しかし今後の研究でそれ以外の作用についても解明されるかもしれません。

効率アップの食べ方は？

動物性食品から摂取

コバルトは、作用などがビタミンB_{12}に準じています。

コバルトの供給源として有効な食品は肉や魚介などの動物性食品のため、厳格な菜食主義者の場合は不足するおそれがあります。しかし、納豆ともやしからは例外的にコバルトが摂取できます。

多く含まれる食品は？

動物性食品に含まれる

ビタミンB_{12}を含む食品に含まれ、とくに豊富なのは貝やレバーです。サンマなどの魚にも含まれます。青菜などの野菜にも含まれますが、コバルト単体では吸収されても作用しないと考えられ、供給源にはなりません。

〈コバルトを多く含むおもな食品〉

貝類
肉類（レバー）
乳製品
納豆、もやし

体内での働きは？

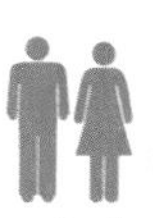

コバルトの働き

- ビタミンB_{12}の成分になる
- 悪性貧血の予防、緩和

ビタミンB_{12}の働きに重なる

コバルトは、鉄を充分に摂取しても貧血が改善しないことから必要性が認められたミネラルです。ビタミンB_{12}の成分として、赤血球やヘモグロビンの生成時に鉄の吸収を促します。脂質やアミノ酸の代謝にも関与します。

欠乏症
- 通常は起こらない
- 悪性貧血

過剰症
- 通常は起こらない
- 一時的に大量に摂取すると嘔吐や発疹、聴覚障害など

ビタミンの種類と働き

身体の機能を調節したり、維持したりするために不可欠な有機化合物。現在13種類が認められています。

どんな栄養素？

不足すると欠乏症になる

体内では合成できなかったり、できても量が足りない微量栄養素がビタミンです。必ず食品からとらなければならず、不足すると欠乏症が起こるのが大きな特徴です。ミネラルと違うのは有機化合物である点。エネルギーの産生などといった、体内で行われるさまざまな化学反応をサポートして、身体の機能を正常に働かせたり、維持したりします。

脂溶性と水溶性がある

13種のビタミンは、4つの脂溶性と9つの水溶性に分類されます。ビタミンというと、とにかくたっぷりとるのがよいと思いがちですが、脂溶性ビタミンは身体に蓄積されるため、大量にとると過剰症を起こすことがあります。食事でとるぶんには心配ありませんが、サプリメントなどで摂取する場合は、必要量をオーバーしやすいため、注意が必要です。

脂溶性ビタミン

脂質のように、身体に蓄積されるため、過剰症を起こすことがあります。油脂といっしょに食べると吸収率が高まり、効率よく摂取できます。

ビタミンA （P218）

皮膚や粘膜を健康にし、網膜色素の成分にもなります。β－カロテンは抗がん作用も期待されています。

ビタミンD （P220）

カルシウムの吸収を促進します。また、血中のカルシウム濃度を調整します。

ビタミンE （P222）

強い抗酸化作用があり、紫外線などから身体を守ります。赤血球を保護する働きもあります。

ビタミンK （P224）

出血時の血液凝固に必要な成分です。カルシウムの結合を促す働きもあります。

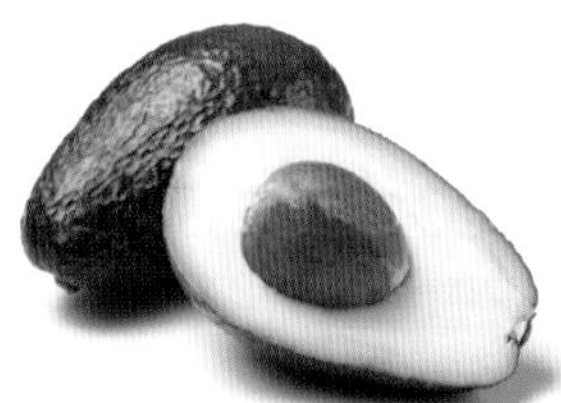

水溶性ビタミン

ビタミンB群とビタミンCとがあり、多くは補酵素として働きます。
体内で使われないと排泄されるため、毎食とるのが望ましい栄養素です。

ビタミンB_1 （P226）

炭水化物の代謝を促す補酵素として働きます。また、神経機能を正常に保ちます。

ビタミンB_2 （P228）

炭水化物、脂質、たんぱく質の代謝を促します。過酸化脂質の消去を助ける働きもあります。

ナイアシン （P230）

炭水化物、脂質、たんぱく質の代謝にかかわります。ビタミンB群の一種です。

ビタミンB_6 （P232）

たんぱく質の代謝を助ける成分です。神経伝達物質の合成にも欠かせません。

ビタミンB_{12} （P234）

体内のさまざまな化学反応にかかわる成分で、赤血球をつくり出す働きに関与します。

葉酸 （P236）

赤血球や核酸の合成に関与し、とくに妊娠の可能性がある女性に重要です。ビタミンB群の一種です。

パントテン酸 （P238）

炭水化物、脂質、たんぱく質の代謝にかかわります。ビタミンB群の一種です。

ビオチン （P239）

炭水化物、脂質、たんぱく質の代謝にかかわります。ビタミンB群の一種です。

ビタミンC （P240）

皮膚、血管、筋肉、骨などを強化する働きがあります。抗酸化成分としても重要です。

Column

ビタミン様物質とは？

ビタミンと同様、体内に微量に存在する有機化合物で、身体の機能を維持する働きがあります。ビタミンと違うのは、体内で合成されるなどして、欠乏症が起こらないという点です。欠乏症がなくても、こうした成分をしっかりとると、健康維持に役立つと考えられています。

〈おもなビタミン様物質と働き〉

イノシトール	脂質の代謝にかかわり、脂肪肝などを予防するといわれています
コエンザイムQ	「ユビキノン」ともいわれ、抗酸化作用などが期待されています
コリン	細胞膜を構成するレシチンなどの成分。脂肪肝を予防するとされています
ビタミンP	フラボノイド類の一種で抗酸化作用が期待されています
ビタミンU	「キャベジン」ともいわれ、胃・十二指腸潰瘍(かいよう)の予防・治療に有効とされています

5章 正しく知って適切にとる！ 栄養素早引き事典

ビタミン

ビタミンA

皮膚や目などの健康を守り感染症を予防する働きをします。

どんな栄養素?

レチノールやカロテン類

ビタミンAは脂溶性ビタミンのひとつです。

体内でビタミンAとして働く成分としては約50種類が知られています。代表的なものが、動物性の食品に含まれるレチノールと、植物性の食品に含まれるα、βなどのカロテン類です。

利用効率が異なる

レチノールは70～90%が吸収され、利用効率が高い成分です。β-カロテンは必要に応じて体内でレチノールに変換されてビタミンAとして働きます。吸収率とレチノールへの変換率を反映させると、利用率はレチノールの12分の1とされています。

〈1日の摂取基準〉

年齢	推奨量(μgRAE) 男	推奨量(μgRAE) 女	耐容上限量(μg RAE)
0～5(か月)	300※	300※	600
6～11(か月)	400※	400※	600
1～2(歳)	400	350	600
3～5	450	500	700/850
6～7	400	400	950/1,200
8～9	500	500	1,200/1,500
10～11	600	600	1,500/1,900
12～14	800	700	2,100/2,500
15～17	900	650	2,500/2,800
18～29	850	650	2,700
30～49	900	700	2,700
50～64	900	700	2,700
65～74	850	700	2,700
75以上	800	650	2,700

※は目安量。妊婦後期は +80、授乳婦は +450。
耐容上限量は男性 / 女性。

多く含まれる食品は?

〈ビタミンAを多く含むおもな食品〉
(レチノール活性当量。100g 中、※は 10g 中)

肉類
鶏レバー…14000μg
豚レバー…13000μg
牛レバー…1100μg

魚・魚加工品
ウナギのかば焼き…1500μg
アナゴ…500μg

卵
ウズラ卵…350μg
鶏卵…210μg

野菜類
モロヘイヤ…840μg
にんじん…720μg
春菊…380μg

果物類
あんず…120μg
温州みかん…92μg

海藻
焼きのり※…230μg
青のり※…170μg

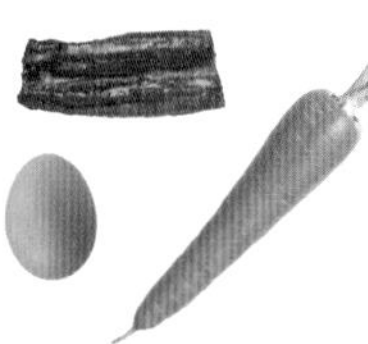

レバーはケタ違いの含有量

ビタミンAは、動物性の食品にはおもにレチノールとして含まれます。レチノールは肝臓に貯蔵されるため、レバーにはとくに豊富です。ほかに、ウナギやアナゴなどの魚介類、卵黄などにも多く含まれます。

緑黄色野菜や海藻にも

植物性の食品にはカロテン類として含まれ、野菜や果物などに幅広く含まれます。カロテンは色素成分でもあるため、色の濃い野菜に多く、青菜やにんじん、かぼちゃなどの緑黄色野菜に豊富です。

カロテン類は海藻類にも豊富です。乾燥品を利用することの多い海藻類は、少量で多く摂取できる効率のよい食品です。

体内での働きは？

ビタミンAの働き

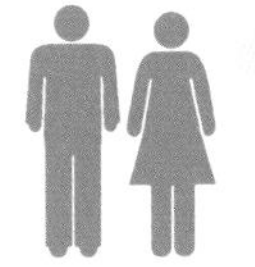

- 視覚の正常化
- 皮膚の健康維持
- 粘膜の健康維持
- 抗がん作用

欠乏症

暗いところで視力がきかなくなる夜盲症になります。粘膜や皮膚が乾燥し、細菌などに感染しやすくなります。子どもの場合は成長障害になることがあります。

過剰症

体内に蓄積されるため、頭痛や吐き気などの症状が出ることがあります。妊娠初期にとりすぎると胎児に影響があらわれることがあります。

視覚反応を正常に保つ

ビタミンAは、目の網膜で光や色に反応して視覚の情報を伝えるたんぱく質の成分になります。視覚や目の健康を守る重要な働きがあります。

皮膚や粘膜を健康にする

外界と接する皮膚や粘膜にある細胞の形成に必要で、粘膜の乾燥や細菌の感染を防ぐ作用があります。細胞を正常に分化させることから、子どもの成長にも欠かせません。また、β-カロテンには抗酸化作用があり、老化やがん予防の効果が期待されています。

効率アップの食べ方は？

肉、魚、野菜をバランスよく

肉類や魚介類に含まれるレチノールは、体内で効率よく利用されます。一方、野菜などに含まれるカロテン類はビタミンAとしての利用効率は少し劣っても、抗酸化作用などの独自の作用をもちます。

どちらかに偏ることなく、両方をバランスよくとるのがおすすめです。

ビタミンAを含む、
肉、魚介、野菜などを
バランスよく！

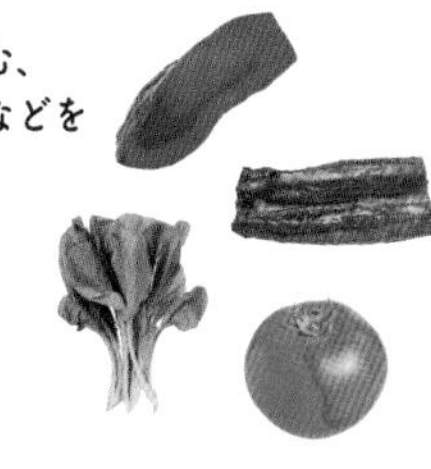

油脂といっしょに

カロテン類は体内に吸収されにくい成分です。いっしょに調理される食品、調理法、摂取する人の栄養状態などによって吸収率が大きく変わり、3％以下～96％ともいわれています。

カロテン類は脂溶性で、油に溶けると吸収がよくなるため、炒めものにしたりドレッシングをかけたりして、油といっしょに食べるくふうを。

サプリメントの利用に注意

レチノールは脂溶性で、脂質に溶けて体内に蓄積されるため、とりすぎると過剰症を起こすことがあります。食事でとるぶんには心配ありませんが、サプリメントを利用する場合は注意しましょう。カロテン類も過剰にとると体内に蓄積されますが、食品から摂取した場合の健康障害は報告されていません。

ビタミン

ビタミンD

カルシウムの代謝に関与し骨や歯の形成に欠かせません。

どんな栄養素？

2つの成分がある

ビタミンDは脂溶性ビタミンのひとつです。D_2（成分名・エルゴカルシフェロール）とD_3（同・コレカルシフェロール）の、2つの成分が認められています。

どちらも体内での作用に違いはなく、効力もほぼ同等です。

体内でも合成される

ビタミンDは、皮膚にあるコレステロールの一種が紫外線に当たることで合成されます。

しかし、高齢者は合成されにくいことなどから、食事で摂取しなければ必要量をまかなえないため、ビタミンと認定されています。

〈1日の摂取基準〉

年齢	目安量（μg） 男	目安量（μg） 女	耐容上限量（μg）
0～5（か月）	5.0	5.0	25
6～11（か月）	5.0	5.0	25
1～2（歳）	3.0	3.5	20
3～5	3.5	4.0	30
6～7	4.5	5.0	30
8～9	5.0	6.0	40
10～11	6.5	8.0	60
12～14	8.0	9.5	80
15～17	9.0	8.5	90
18～29	8.5	8.5	100
30～49	8.5	8.5	100
50～64	8.5	8.5	100
65～74	8.5	8.5	100
75以上	8.5	8.5	100

多く含まれる食品は？

〈ビタミンDを多く含むおもな食品〉
(100g中、※は10g中)

きのこ類
干しきくらげ※…8.5μg
まいたけ…4.9μg
干ししいたけ※…1.7μg

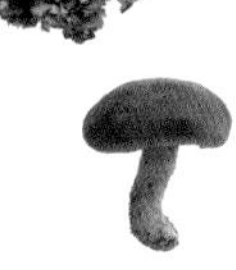

魚・魚加工品
マイワシ丸干し…50.0μg
イクラ…44.0μg
黒カジキ…38.0μg
紅ザケ…33.0μg
スモークサーモン…28.0μg
ニシン…22.0μg
サンマ…16.0μg
シラス干し※…6.1μg

供給源は限られる

ビタミンDを含む食品はそれほど多くありません。穀類や野菜は含んでおらず、肉類にもわずかな量しか含まれません。供給源になるのは、魚介類、もしくはきくらげをはじめとしたきのこ類に限られます。

魚介類は幅広く含む

ビタミンDは、きのこ類の中では、きくらげにもっとも多く含まれます。ほかのきのこにも含まれますが、きくらげほどの量はありません。

魚介類には多くの種類に豊富で、サケ、マスなどにはとくに多く含まれます。加工品にも含まれ、スモークサーモンにも豊富です。シラス干しやタタミイワシなどのイワシの加工品にも多く含まれます。

効率アップの食べ方は？

きのこ類は日光に当ててから

きのこ類に含まれるビタミンDは、エルゴステロールというビタミンD前駆体が紫外線に当たることでできます。

干しきのこは、乾燥して成分が凝縮されているだけでなく、こうした効果のため、生のままのきのこよりもビタミンDを豊富に含んでいると考えられます。

しかし、近年は天日干しでつくられる干しきのこは少なくなっています。干しきのこからビタミンDを摂取するなら、食べる前にいったん日光に当てて成分を増やしてから調理すると効果的です。

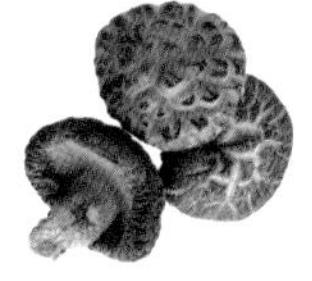

Column

冬こそ食品からしっかり摂取

ビタミンDは、皮膚にある7-デヒドロコレステロールという成分が紫外線に当たることで合成されます。そのため、紫外線の多い春から夏のほうが、秋から冬の期間よりも体内のビタミンD濃度が高まります。日光に当たりにくい冬の期間や、日中ほとんど外出しない人や寝たきりの人などは、ビタミンDが不足しやすくなるため、食品からしっかり摂取する必要があります。

体内での働きは？

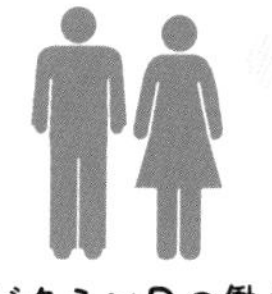

ビタミンDの働き

- カルシウムやリンの吸収促進
- 骨や歯の成長促進
- 血中カルシウム濃度の調整

欠乏症

骨量が減り、骨軟化症や骨粗しょう症を起こしやすくなります。子どもの場合はくる病や成長障害が起こります。

過剰症

嘔吐や倦怠感をともなう高カルシウム血症、腎障害などがあります。乳児の場合、成長が遅れることもあります。

骨の形成と成長を促す

ビタミンDは、カルシウムやリンの吸収に必要なたんぱく質の合成をさかんにすることで、体内でカルシウムの吸収を助けます。

また、カルシウムの骨への沈着をサポートする作用もあり、じょうぶな骨や歯をつくります。

血中カルシウム濃度を保つ

カルシウムは血液中に一定濃度存在し、筋肉活動を正常に保つなどの機能調整をしています。ビタミンDはこの濃度調整にも働きます。

血液中のカルシウム濃度が下がるとビタミンDが活性化して、カルシウムの吸収能力を高めます。

ビタミン

ビタミンE

細胞膜の酸化を抑えて有害な過酸化脂質から細胞を守ります。

どんな栄養素?

8つの成分がある

ビタミンEは脂溶性ビタミンの一種です。

ビタミンEとして働く成分は8種類あります。大きく分類するとトコフェロールとトコトリエノールとがあり、構造の違いによってそれぞれα、β、γ、δの4つがあります。

作用が強いのはα-トコフェロール

α-トコフェロールは8種のビタミンEの中でもっとも生理活性作用が強く、体内に存在するのも90%がこの成分です。食品からの摂取量ももっとも多く、食事摂取基準でもα-トコフェロールを指標としています。

〈1日の摂取基準〉

年齢	目安量(mg) 男	目安量(mg) 女	耐容上限量(mg)
0～5(か月)	3.0	3.0	—
6～11(か月)	4.0	4.0	—
1～2(歳)	3.0	3.0	150
3～5	4.0	4.0	200
6～7	5.0	5.0	300
8～9	5.0	5.0	350
10～11	5.5	5.5	450
12～14	6.5	6.0	650/600
15～17	7.0	5.5	750/650
18～29	6.0	5.0	850/650
30～49	6.0	5.5	900/700
50～64	7.0	6.0	850/700
65～74	7.0	6.5	850/650
75以上	6.5	6.5	750/650

妊婦は6.5、授乳婦は7.0。耐容上限量は男性／女性。

多く含まれる食品は?

〈ビタミンEを多く含むおもな食品〉
(α-トコフェロール量。100g中)

油脂類
ひまわり油…39.0mg
綿実油…28.0mg
サフラワー油…27.0mg

野菜類
モロヘイヤ…6.5mg
かぼちゃ…4.9mg
赤ピーマン…4.3mg

種実類
アーモンド…30.0mg
ピーナッツ…11.0mg

魚・魚加工品
イクラ…9.1mg
ツナオイル漬け缶詰…8.3mg
からし明太子…6.5mg
アユ(養殖)…5.0mg
ウナギのかば焼き…4.9mg
ハマチ…4.6mg

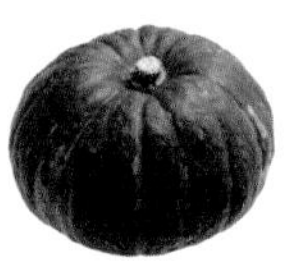

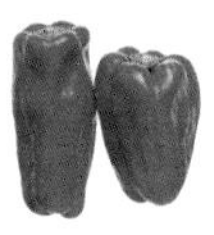

植物油や種実類に豊富

ビタミンEをもっとも豊富に含む食品は油脂類や種実類です。油脂類の中では植物油に多く、ひまわり油がもっとも含有量が多くなっています。マーガリンにも比較的多く含まれます。

また、野菜にも豊富で、モロヘイヤや大根の葉、菜の花などの青菜類、かぼちゃや赤ピーマンなど緑黄色野菜に比較的多い傾向があります。

魚介類は幅広く含む

魚介類もビタミンEの供給源になります。イクラやタラコなどの魚卵類、カニやエビ、ウニ、ウナギのかば焼き、カジキ、サーモン、ハマチなどに多く含まれます。

また、植物油を使用したツナのオイル漬けなどにも多く含まれます。

効率アップの食べ方は？

共存成分の酸化防止に

抗酸化成分のひとつです。ビタミンEは酸素と結合しやすく酸化されやすいため、ほかの成分の酸化を防ぎます。

ビタミンEを含む食品を保存する場合は、光に当てないよう冷暗所に置き、なるべく空気に触れないようにしっかりと封をするとよいでしょう。また、封を切ったら早めに食べ切ることも有効です。

できるだけ新しいものを

植物油にはビタミンEが豊富に含まれ、油の酸化を防止しています。しかし時間がたつと、ビタミンE自体が酸化されてしまい、ビタミンEが本来もつ抗酸化作用の働きは期待できなくなってしまいます。

植物油は鮮度にこだわり、小さめのボトルを購入するなどして、長く保存せずに早めに使い切るようにしましょう。

ほかの抗酸化成分をいっしょに

ビタミンCやβ－カロテンなど、ほかの抗酸化成分とともに摂取すると、抗酸化作用がより強固になります。

これらの成分を同時に含む、青菜などの緑黄色野菜は酸化を防ぐ効果の高い食品といえます。

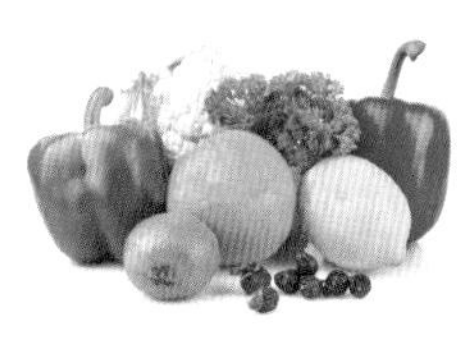

ビタミンEは、ほかの抗酸化成分（ビタミンC、β－カロテン）と摂取すると効果がアップ！

体内での働きは？

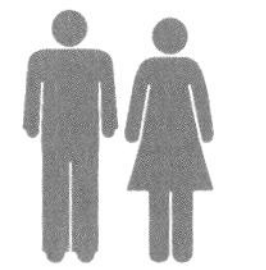

ビタミンEの働き

- 抗酸化作用
- 細胞膜の正常維持、細胞の老化予防
- 血行改善

欠乏症

赤血球膜が弱くなり、溶血性貧血を起こすことがあります。

過剰症

発症しにくいビタミンですが、出血しやすくなるという報告があります。

抗酸化作用をもつ

ビタミンEは、おもに細胞膜に存在しています。細胞膜には多価不飽和脂肪酸も含まれますが、不飽和脂肪酸は酸化されやすく、過酸化脂質になると細胞を破壊してしまいます。ビタミンEも酸化されやすい成分で、脂肪酸が酸化される前に酸化されることで過酸化脂質の生成を防ぎ、細胞を守っています。

血行をよくする

ビタミンEには末梢血管を拡張させて血行をよくする作用もあります。血行障害によって起こる肩こりや冷え性などを改善します。

ビタミン

ビタミンK

出血を止める「止血ビタミン」です。骨格の形成にも関与します。

どんな栄養素？

フィロキノンとメナキノン類

ビタミンKとして働く成分には、植物性食品に含まれるフィロキノン（K_1）とメナキノン類があります。

メナキノン類には、動物性食品に含まれるメナキノン-4（K_2）と納豆に含まれるメナキノン-7があります。

体内でも合成される

K_2は体内でも腸内菌によって合成されますが、必要量の半分程度しかつくることができないため、食品から摂取する必要があります。

腸内菌が少ない新生児は欠乏症予防のためにビタミンKのシロップを飲ませます。

〈1日の摂取基準〉

年齢	目安量（μg） 男	女
0～5（か月）	4	4
6～11（か月）	7	7
1～2（歳）	50	60
3～5	60	70
6～7	80	90
8～9	90	110
10～11	110	140
12～14	140	170
15～17	160	150
18～29	150	150
30～49	150	150
50～64	150	150
65～74	150	150
75以上	150	150

多く含まれる食品は？

〈ビタミンKを多く含むおもな食品〉
（100g 中、※は 10g 中）

大豆製品
納豆…600μg
油揚げ…67μg

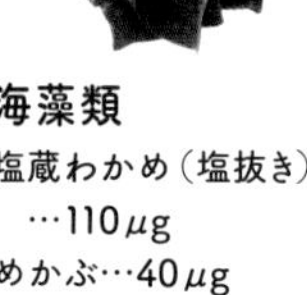

野菜類
モロヘイヤ…640μg
つるむらさき…350μg
かぶの葉…340μg
トウミョウ…280μg
ほうれん草…270μg
春菊…250μg

海藻類
塩蔵わかめ（塩抜き）…110μg
めかぶ…40μg
干しひじき※…58μg
焼きのり※…39μg

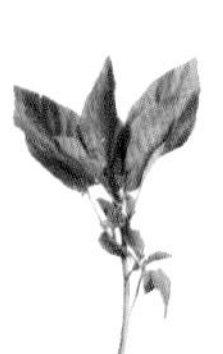

肉類
鶏手羽…42μg
鶏もも肉（皮つき）…29μg

納豆がおすすめ

メナキノン類は微生物によって合成される成分のため、動物性食品や発酵食品に含まれるビタミンKはメナキノン類です。納豆やチーズといった発酵食品に多く含まれます。

納豆に含まれるのはメナキノン-7という納豆に特有の成分で、非常に含有量が多く、優秀な供給源です。

野菜や海藻にも多い

フィロキノンは植物性食品に含まれます。葉緑素によって合成される成分のため、緑色の野菜や海藻類に多く含まれます。とくに豊富なのはモロヘイヤや春菊です。かぶや大根の葉にも多いので、葉の部分も利用しましょう。茶葉にも豊富ですが、お茶には浸出しないため、抹茶として飲むとよいでしょう。

体内での働きは？

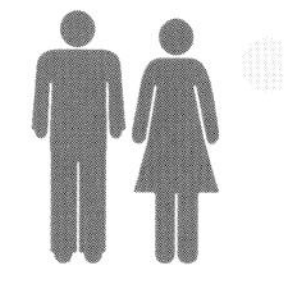

ビタミンKの働き

- 血液凝固因子を活性化
- 骨形成
- 骨粗しょう症予防

欠乏症

通常はほとんどみられません。血液凝固が遅れ、胃腸からの出血や月経過多などの症状が起こります。慢性的に不足すると骨粗しょう症が起こりやすくなります。新生児や乳児は腸内や頭内で出血することもあります。

過剰症

過剰症は起こりにくいビタミンです。

止血作用がある

血液中には血液凝固作用のあるたんぱく質が存在し、けがをして出血しても、時間がたてば止血します。

ビタミンKは、肝臓内でこのたんぱく質がつくられる際の補酵素として働いています。このため、ビタミンKは「止血ビタミン」ともいわれます。

カルシウムを骨にとり込む

ビタミンKは、じょうぶな骨づくりにも欠かせない栄養素です。ビタミンDはおもにカルシウムの吸収をサポートしますが、Kは骨への沈着を助ける働きがあります。

メナキノン-4は骨粗しょう症の治療薬にも用いられています。

効率アップの食べ方は？

油で調理して吸収率アップ

ビタミンKは脂溶性ビタミンのため、油に溶けると吸収がよくなるといわれています。脂質を含む食品といっしょに摂取したり、油で調理したりすると効果的です。ビタミンKは加熱しても安定しているため、炒めものなどがおすすめです。

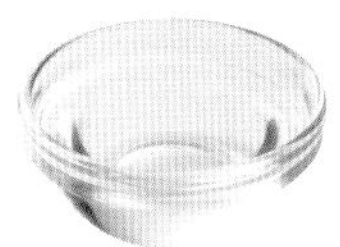

Column

ワーファリンと納豆

ワーファリン（ワルファリンともいわれる）は、血液を凝固しにくくする薬で、血栓ができやすい人や心臓手術を受けた人などに処方されます。ビタミンKは血液の凝固を促すため、ワーファリンと同時にとると薬の効果を打ち消してしまいます。納豆やクロレラなどはビタミンKの含有量が非常に多いため、ワーファリンを服用している場合は、摂取を控えたほうがよいのです。

抗生物質を利用したら

ビタミンKは、腸内菌で合成されることから、欠乏症や過剰症が起こりにくいビタミンですが、抗生物質を長期間使用していると不足するおそれがあります。

心配な場合は、ビタミンKを多く含む野菜や納豆、海藻などを積極的に食べて、食品からの摂取量を増やすよう心がけましょう。

ビタミン

ビタミンB_1

炭水化物をエネルギーに変えるために欠かせないビタミンです。

どんな栄養素？

日本人には重要な栄養素

ビタミンB_1の化学名はチアミンといい、食事からの吸収率は約60％と推定されています。

炭水化物の代謝において重要で、米を主食としてデンプンから多くのエネルギーを得ている日本人にはとくに重要なビタミンです。

最初に発見されたビタミン

ビタミンB_1は脚気（かっけ）予防の研究の過程でもっとも早く発見されたビタミンで、1910年、鈴木梅太郎がぬかから抽出に成功。当初はオリザニンと名づけていましたが、後にヨーロッパでつけられたビタミンの名が世界的に定着しました。

〈1日の摂取基準〉

年齢	推奨量（mg）男	推奨量（mg）女
0～5（か月）	0.1※	0.1※
6～11（か月）	0.2※	0.2※
1～2（歳）	0.5	0.5
3～5	0.7	0.7
6～7	0.8	0.8
8～9	1.0	0.9
10～11	1.2	1.1
12～14	1.4	1.3
15～17	1.5	1.2
18～29	1.4	1.1
30～49	1.4	1.1
50～64	1.3	1.1
65～74	1.3	1.1
75以上	1.2	0.9

※は目安量。妊婦は +0.2、授乳婦は +0.2。

多く含まれる食品は？

〈ビタミンB_1を多く含むおもな食品〉
（100g 中）

肉・肉加工品
豚ヒレ肉…1.32mg
豚もも赤身肉…0.96mg
ボンレスハム…0.90mg

魚・魚加工品
ウナギのかば焼き…0.75mg
タイ（養殖）…0.32mg
シマアジ…0.25mg

穀類
玄米…0.41mg
全粒粉（強力粉）…0.34mg
胚芽精米…0.23mg

種実類
カシューナッツ…0.54mg
ピスタチオ…0.43mg

きのこ類
えのきたけ…0.24mg

豆・大豆製品
ゆでえんどう豆…0.27mg
生湯葉…0.17mg

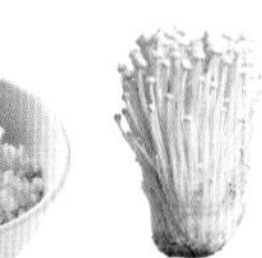

豚肉はB_1の宝庫

ビタミンB_1を豊富に含む食品は豚肉です。脂身より赤身部分に多く、ヒレ肉やもも肉に豊富です。ハムやソーセージなどの豚肉加工品にも多く含まれ、豚肉はよい供給源です。

このほか、動物性食品の中では、魚介類にも豊富です。ウナギやタラコ、イクラなどに多く含まれます。

ぬかや胚芽に豊富

植物性の食品では、種実類や豆類にも比較的多く含まれ、カシューナッツや大豆、えんどう豆などに含まれます。

穀類にも含まれますが、多いのはぬかや胚芽の部分で、米なら玄米や胚芽精米、小麦なら全粒粉に豊富です。精白された白米や小麦粉からはほとんど摂取できません。

体内での働きは？

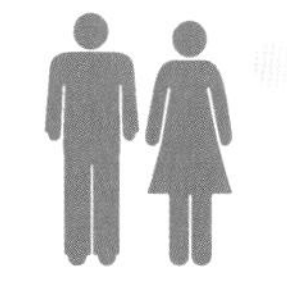

ビタミンB_1の働き

・炭水化物の代謝促進
・神経機能の維持
・疲労回復

欠乏症

エネルギーが不足して疲れやすくなったり、イライラしたりします。慢性的に不足すると脚気やウェルニッケ脳症などを発症します。

過剰症

過剰症は認められていません。

炭水化物の代謝を促す

ヒトは、ごはんやパン、めんなどに含まれる炭水化物をおもなエネルギー源としています。炭水化物が分解されてエネルギーに変わるためには酵素の働きが必要で、ビタミンB_1はこの酵素の働きを促す補酵素になります。ビタミンB_1がなければ、充分なエネルギーを得ることができません。

神経機能を維持する

神経活動をコントロールしている脳は多くのエネルギーを必要とします。ビタミンB_1は脳にエネルギーがきちんと供給されるよう働き、この働きによって脳や神経の機能を維持しています。

効率アップの食べ方は？

主食は「色つき」に

穀類はぬかや胚芽に多く含まれるため、白飯や白パンなどからはビタミンB_1はほとんどとれません。米の場合、精白度が高くなって白くなるほどB_1の含有量は減ります。玄米ごはんにしたり、玄米を白米に混ぜて炊いたりするとよいでしょう。パンも同様で、白パンよりも全粒粉のパンやライ麦パンなどの色の濃いものを選びましょう。

〈精白度によるビタミンB_1含有量の違い〉

玄米…0.41mg
5分づき米…0.30mg
7分づき米…0.24mg
精白米…0.08mg
(100g中)

全粒粉（強力粉）…0.34mg
1等強力粉…0.09mg

手早く調理してできたてを食べる

ビタミンB_1は水溶性のため流失しやすく、熱にも弱いため、調理によって損失されやすい栄養素です。

調理損失を少しでも防ぐには、長時間水にさらしたり、加熱しすぎたりせず、手早く合理的に調理するのが効果的です。煮ものなどは、できたてを汁ごと食べるとよいでしょう。

にんにくやねぎ、玉ねぎといっしょに

ねぎや玉ねぎ、にんにく、にらなどに含まれるアリシンは、ビタミンB_1と結合して吸収しやすくする作用があります。

アリシンはまた、独特の香り成分でもあります。

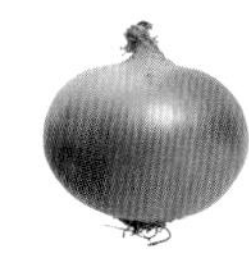

ビタミン

ビタミンB_2

3大栄養素の代謝にかかわる「発育のビタミン」です。

どんな栄養素？

過不足が起きにくい

ビタミンB_2の化学名はリボフラビンで、黄色い蛍光色の成分です。水溶性とはいえ水に溶けにくいと知られています。食品から大量にとると吸収率が下がり、使われなければすぐに尿に排泄されるため、過剰症や欠乏症になりにくいビタミンです。

すべての動植物に存在

牛乳から発見されたビタミンですが、すべての動植物に含まれます。リボフラビンは通常フラビンモノヌクレオチド（FMN）もしくはフラビンアデニンジヌクレオチド（FAD）という形で存在し、人体内でもおもにFADとなって存在します。

〈1日の摂取基準〉

年齢	推奨量（mg）男	推奨量（mg）女
0～5（か月）	0.3※	0.3※
6～11（か月）	0.4※	0.4※
1～2（歳）	0.6	0.5
3～5	0.8	0.8
6～7	0.9	0.9
8～9	1.1	1.0
10～11	1.4	1.3
12～14	1.6	1.4
15～17	1.7	1.4
18～29	1.6	1.2
30～49	1.6	1.2
50～64	1.5	1.2
65～74	1.5	1.2
75以上	1.3	1.0

※は目安量。妊婦は +0.3、授乳婦は +0.6。

多く含まれる食品は？

〈ビタミンB_2を多く含むおもな食品〉
（100g 中）

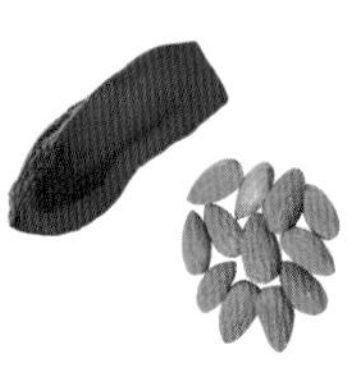

肉類
豚レバー…3.60mg
牛レバー…3.00mg
鶏レバー…1.80mg

乳製品・卵
パルメザンチーズ…0.68mg
卵…0.37mg

魚・魚加工品
ウナギのかば焼き…0.74mg
魚肉ソーセージ…0.60mg
塩サバ…0.59mg
ブリ…0.36mg

大豆製品
納豆…0.56mg

種実類
アーモンド…1.06mg

野菜類
モロヘイヤ…0.42mg
菜の花…0.28mg
トウミョウ…0.27mg

幅広い食品に含まれる

量の多少はあるものの、ほとんどの食品に含まれます。そのため、通常の食事で不足することはありません。

とくに多く含まれるのは、動物性食品では、豚・牛・鶏のレバー、卵、牛乳、チーズなどです。魚介類でも、ウナギ、マガレイ、ブリ、イワシ、魚肉ソーセージなどに豊富に含まれています。

野菜や種実類にも

植物性の食品では、種実類や野菜に比較的多く含まれます。種実類ではアーモンド、野菜ではモロヘイヤや菜の花、トウミョウなどの緑黄色野菜に多く含まれます。

大豆製品では、納豆菌がビタミンB_2を合成するため、唯一納豆だけに豊富で、ほかの食品にはそれほど含まれません。

体内での働きは？

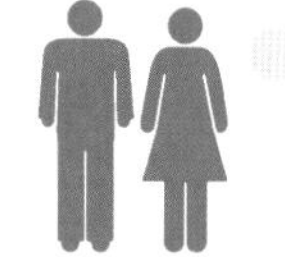

ビタミンB_2の働き

- ３大栄養素の代謝の促進
- 細胞の再生、新生
- 成長促進
- 抗酸化作用

欠乏症

万一不足すると、口内炎や口角炎、脂漏性皮膚炎を起こします。成長期の子どもでは成長障害を起こすことがあります。

過剰症

必要以上のものはすみやかに排泄されるため、ほとんど起こりません。

３大栄養素の代謝に必須

ビタミンB_2はエネルギー代謝のさまざまな場面で働く補酵素です。

炭水化物、脂質、たんぱく質の３大栄養素がエネルギーに変わるのをサポートしています。とりわけ、脂質からのエネルギー産生に深くかかわっています。

成長を促進する

ビタミンB_2は「発育のビタミン」ともいわれ、たんぱく質の合成をサポートして細胞の再生や新生を促し、成長を促進します。皮膚や粘膜を守る働きもあります。

また、体内の有害な過酸化脂質の消去をサポートするといった作用もあります。

効率アップの食べ方は？

バランスのよい食事をとることが大切

ビタミンB_2はすべての動植物中に存在しているため、食品にも幅広くほとんどのものに含まれています。

各種の食品を組み合わせて食べれば充分補給されるので、日ごろからバランスのよい食事を心がけていれば、不足したりとりすぎたりするといった心配はいりません。

調理損失は少ないが保存には注意を

ビタミンB_2は、水に溶ける性質はあるものの、比較的溶けにくく、熱にも比較的強いことから、調理でも失われることが少ないビタミンです。

その点、安心して調理することができますが、光に弱いのが弱点です。とくに牛乳などは、なるべく光に当てないように保存しましょう。

Column

ドリンク剤の色はなぜ黄色いものが多い？

疲労回復効果を掲げたドリンク剤には黄色い蛍光色をしているものが多数あります。この色は、ビタミンB_2のリボフラビンに由来します。ドリンク剤は代謝を促進してエネルギーを得ることで疲労をとり、スタミナをアップさせようというもので、代謝を促進させるビタミンＢ群が使われていることが多いのです。

ビタミン

ナイアシン

補酵素として非常に多くの代謝に関与します。

どんな栄養素？

体内で最多のビタミン

ナイアシンはビタミンB群の一種です。ナイアシンの作用をもつ成分は、おもにニコチン酸とニコチン酸アミドです。

食事では、植物性食品からニコチン酸を、動物性食品からはニコチン酸アミドを摂取することができます。

体内でも合成される

ナイアシンは、アミノ酸であるトリプトファンからも体内で合成されるため、トリプトファンもナイアシンとして認められます。ただし、トリプトファンがもつナイアシンとしての効力は、ニコチン酸やニコチン酸アミドの60分の1とされています。

〈1日の摂取基準〉

年齢	推奨量(mgNE)		耐容上限量(mgNE)	
	男	女	男	女
0～5（か月）	2※	2※	—	—
6～11（か月）	3※	3※	—	—
1～2（歳）	6	5	60(15)	60(15)
3～5	8	7	80(20)	80(20)
6～7	9	8	100(30)	100(30)
8～9	11	10	150(35)	150(35)
10～11	13	10	200(45)	150(45)
12～14	15	14	250(60)	250(65)
15～17	17	13	300(70)	250(65)
18～29	15	11	300(80)	250(65)
30～49	15	12	350(85)	250(65)
50～64	14	11	350(85)	250(65)
65～74	14	11	300(80)	250(65)
75以上	13	10	300(75)	250(60)

※は目安量（単位は mg/ 日）。耐容上限量はニコチン酸アミド、カッコ内はニコチン酸の量（それぞれ mg)。授乳婦は +3。

多く含まれる食品は？

〈ナイアシンを多く含むおもな食品〉
(100g 中)

魚・魚加工品
初ガツオ…19.0mg
戻りガツオ…18.0mg
マイワシ丸干し…16.0mg
マグロ（赤身）…14.0mg
黒カジキ…14.0mg

肉類
豚レバー…14.0mg
牛レバー…14.0mg
鶏胸肉（皮なし）…12.0mg
鶏ささみ…12.0mg
豚ロース赤身肉…8.6mg

種実類
ピーナッツ…17.0mg
アーモンド…3.6mg

きのこ類
えのきたけ…6.8mg
エリンギ…6.1mg

魚介類や肉に含まれる

ナイアシンは、動物性食品では、魚介類や肉類のレバーに多く含まれます。魚介類は、カツオやマグロ、イワシ、サバなどの身近な食品にも豊富です。

植物性の食品では、種実類やきのこに比較的多く含まれます。種実ではピーナッツが、きのこではえのきたけがとくに豊富に含む食品です。

トリプトファンの多い食品

ナイアシンはアミノ酸のトリプトファンから合成されるため、良質たんぱく質をとっていればナイアシンも同時に摂取できます。実際、たんぱく質の摂取量が少ない地域では欠乏症がみられることがあります。

なお、たんぱく質中のトリプトファンは、魚、乳製品、卵などに多い傾向があります。

効率アップの食べ方は？

調理損失が少なく摂取しやすいビタミン

ナイアシンは熱に強いため、調理しても成分に変化はありません。体内での利用率も60％程度といわれており、比較的効率よく摂取できるビタミンといえます。

ほかのビタミンB群といっしょに

トリプトファンからナイアシンが合成されるときは、ほかのビタミンB群の作用が必要です。とくにビタミンB_6はトリプトファンの代謝にかかわる成分として重要です。

栄養素はほかの栄養素と連携して働きますが、ビタミンB群にはとくにその傾向が強くみられます。B群は単体よりもまとめてとったほうが効率よく作用するため、B群全体を過不足なくとるようにしましょう。

Column

ニコチン酸とニコチンはまったく別もの

ナイアシンの成分名はニコチン酸とニコチン酸アミドです。この名前は、タバコに含まれるニコチンからつけられたものです。ニコチン酸はニコチンが分解してできる成分で、よく似た構造をしているからです。

関連があるからといっても生理活性はまったく異なります。ましてやタバコを吸ってニコチン酸ができるわけでもありません。ニコチン酸（ナイアシン）は身体に必須の栄養素ですが、ニコチンは身体に有害な物質です。

体内での働きは？

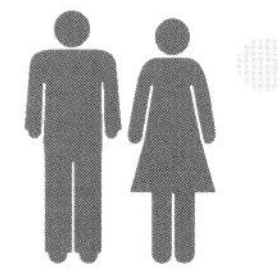

ナイアシンの働き

- 多くの酵素の補酵素になる
- 3大栄養素の代謝の促進
- アルコール代謝の促進

欠乏症

日本ではまれですが、皮膚炎、下痢、神経障害を起こすペラグラがあります。アルコール依存症患者にナイアシン不足がみられることがあります。

過剰症

一度に大量に摂取すると血管が拡張して皮膚が赤くなったりかゆみを起こしたりします。胃腸障害、肝機能障害などを起こすこともあります。

約500種の酵素の補酵素

ナイアシンは、炭水化物や脂質、たんぱく質などが代謝されるさまざまな場面で働く補酵素です。これまでに知られている酵素は約2000種類以上ありますが、ナイアシンは約500の酵素の補酵素として関与し、多くの反応に利用されます。

アルコールを代謝する

ナイアシンはアルコールの代謝にもかかわっており、アルコール代謝の過程で生じるアセトアルデヒドを分解する補酵素になります。

そのほか、神経や脳機能の正常化、性ホルモンの合成などにも重要な働きを担っています。

ビタミン

ビタミンB_6

たんぱく質の代謝にかかわり皮膚や神経を正常に保ちます。

どんな栄養素？

3つの成分がある

ビタミンB_6はビタミンB群のひとつです。B_6の作用をもつ成分はピリドキシン、ピリドキサール、ピリドキサミンの3種で、体内では多くがリン酸と結合した形で存在しています。

食事からの利用率は73％との報告があります。

必要量はたんぱく質量で決まる

ビタミンB_6はおもにたんぱく質の代謝にかかわるため、たんぱく質の摂取量によって必要量が決まります。B_6はたんぱく質1gあたり0・019mgが必要と推定され、食事摂取基準でも、B_6の推奨量はたんぱく質をもとに策定されています。

〈1日の摂取基準〉

年齢	推奨量(mg) 男	推奨量(mg) 女	耐容上限量(mg) 男	耐容上限量(mg) 女
0～5（か月）	0.2※	0.2※	—	—
6～11（か月）	0.3※	0.3※	—	—
1～2（歳）	0.5	0.5	10	10
3～5	0.6	0.6	15	15
6～7	0.8	0.7	20	20
8～9	0.9	0.9	25	25
10～11	1.1	1.1	30	30
12～14	1.4	1.3	40	40
15～17	1.5	1.3	50	45
18～29	1.4	1.1	55	45
30～49	1.4	1.1	60	45
50～64	1.4	1.1	55	45
65～74	1.4	1.1	50	40
75以上	1.4	1.1	50	40

※は目安量。妊婦は +0.2、授乳婦は +0.3。

多く含まれる食品は？

〈ビタミンB_6を多く含むおもな食品〉

(100g 中)

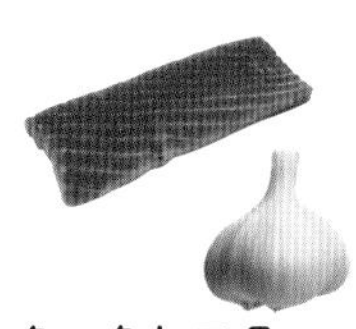

野菜

にんにく…1.53mg
赤ピーマン…0.37mg
モロヘイヤ…0.35mg

魚・魚加工品

マグロ（赤身）…0.85mg
カツオ…0.76mg
マイワシ丸干し…0.68mg
白ザケ…0.64mg
サバ…0.59mg

種実類

ピスタチオ…1.22mg
くるみ…0.49mg

穀類

玄米…0.45mg

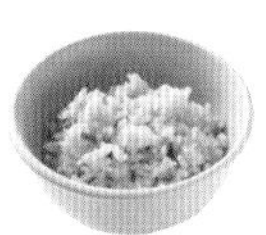

肉類

牛レバー…0.89mg
鶏ささみ…0.62mg

にんにくには非常に豊富

植物性の食品の中ではにんにくに豊富で、食品成分表に記載のある全食品中で4位の含有量です。上位3つは乾燥とうがらし、ガーリックパウダー、バジルの粉末となっています。

そのほかにはピスタチオやごまなどの種実類、玄米やそばにも豊富です。さまざまな種類の食品に含まれるビタミンです。

魚介類や肉に含まれる

ビタミンB_6は、おもに動物性食品に含まれます。肉類ではレバーのほか、鶏肉に多いという特徴があります。

魚介類には幅広く含まれますが、冷凍したり加工したりすると損失されやすく、生魚に多く含まれます。マグロやカツオ、サケ、サバ、サンマなど、身近な魚に豊富です。

体内での働きは？

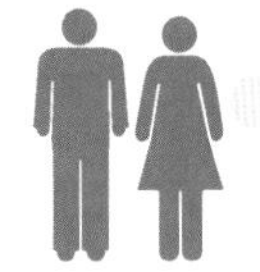

- 多くの酵素の補酵素になる
- たんぱく質の代謝の促進
- エネルギー産生
- 成長促進

欠乏症

通常はみられません。舌炎や口角炎、脂漏性皮膚炎、神経症状などが起こります。

過剰症

一度に大量に摂取したり、長期間過剰に摂取したりすると、神経障害などを起こすおそれがあります。

たんぱく質の代謝に関与

ビタミンB_6は１００種以上の酵素の補酵素として働いています。食品から摂取したたんぱく質はアミノ酸に分解されて吸収され、このアミノ酸は必要なたんぱく質へと再合成されます。B_6は補酵素としてこの過程をサポートしています。

生理作用は多岐にわたる

そのほか、アミノ酸やグリコーゲンをエネルギーに変換したり、神経伝達物質であるドーパミンやアドレナリン、セロトニンなどを合成促進したりと、さまざまな反応に関与しています。

効率アップの食べ方は？

鮮度のよいものを

ビタミンB_6は熱や光に弱く、水溶性でもあることから、調理や保存の過程で損失しやすい成分です。

冷凍品や加工品でも含有量が減ってしまうことがあるので、生の新鮮な食品をとりましょう。保存する場合は、明るいところに長く置かず、早めに冷暗所や冷蔵庫に入れるとよいといわれています。調理は手早く行い、できたてを食べるのが摂取量を増やすコツです。

動物性食品を優先

いろいろな食品に含まれますが、動物性食品から摂取したほうが、植物性食品から摂取するよりも高率で利用されるといわれています。

魚介や鶏肉などを優先して選ぶと、ビタミンB_6をしっかり補給できます。

Column

女性は積極的にビタミンB6を

月経前症候群やつわりは、ビタミンB_6をとると症状がやわらぐといわれています。これには女性ホルモンのエストロゲンが影響しており、エストロゲンの代謝にはビタミンB_6が必要だからです。生理前や妊娠中は意識してビタミンB_6を摂取してはどうでしょう。

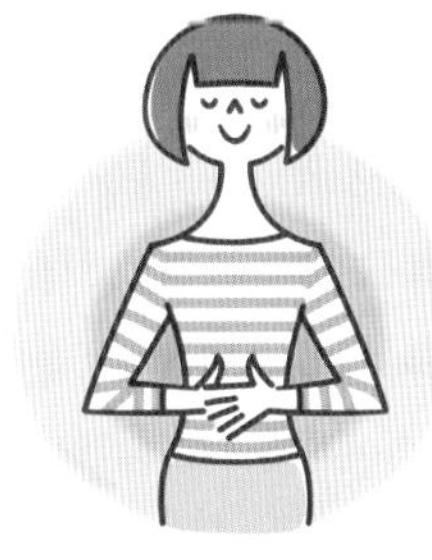

ビタミン

ビタミンB12

コバルトを含み赤血球の生成に働く「赤いビタミン」です。

どんな栄養素？

ミネラルを含む

アデノシルコバラミン、メチルコバラミンなどの5つの成分にビタミンB_{12}の生理活性があり、総称してコバラミンといわれています。ミネラルの一種であるコバルト（P215）を含み、深紅の結晶になるため、「赤いビタミン」ともいわれます。

たんぱく質と結合している

食品中のビタミンB_{12}はたんぱく質と結合しており、腸で初めて吸収されます。たんぱく質は1回の食事で約2μgしかビタミンB_{12}と結合できず、それ以外は胆汁に移行します。そのうち半量程度が再吸収され、残りは便で体外に排泄されます。

〈1日の摂取基準〉

年齢	推奨量（μg） 男	女
0〜5（か月）	0.4※	0.4※
6〜11（か月）	0.5※	0.5※
1〜2（歳）	0.9	0.9
3〜5	1.1	1.1
6〜7	1.3	1.3
8〜9	1.6	1.6
10〜11	1.9	1.9
12〜14	2.4	2.4
15〜17	2.4	2.4
18〜29	2.4	2.4
30〜49	2.4	2.4
50〜64	2.4	2.4
65〜74	2.4	2.4
75以上	2.4	2.4

※は目安量。妊婦は+0.4、授乳婦は+0.8。

多く含まれる食品は？

〈ビタミンB12を多く含むおもな食品〉
（100g中、※は10g中）

魚介類
シジミ…68.0μg
アサリ水煮缶詰…64.0μg
アサリ…52.0μg
マイワシ丸干し…29.0μg
カキ…23.0μg
ニシン…17.0μg
サンマ…16.0μg

肉類
牛レバー…53.0μg
鶏レバー…44.0μg
豚レバー…25.0μg

乳製品
プロセスチーズ…3.2μg
パルメザンチーズ…2.5μg

海藻類
焼きのり※…5.8μg
青のり※…3.2μg

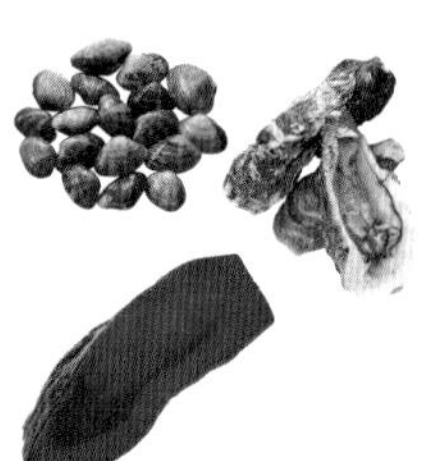

動物性食品にのみ含有

ビタミンB_{12}は、微生物によって合成されるため、原則的に動物性食品にしか含まれません。

肉類ではレバーやハツなどの内臓に多く含まれます。内臓以外では豚肉に多い傾向があります。また、魚介類では貝類に多く含まれ、アサリやシジミ、カキなど、種類を問わず豊富です。

例外的にのりに含まれる

植物性の食品で、ビタミンB_{12}を含む食品はありません。

しかし、例外的に海藻類にB_{12}を含むものがあり、とくにのりにはたいへん豊富に含まれています。なぜ海藻に含まれるのか理由は解明されていませんが、海藻の表面に付着している微生物に由来していると推察されています。

効率アップの食べ方は?

空気に触れないよう保存

ビタミンB12は、熱には安定していますが、光や空気に弱く、酸化しやすい成分です。保存する場合は、なるべく空気に触れないよう、しっかり包むか密閉しましょう。長く保存せず、早めに食べ切ることも有効です。

煮汁もいっしょに

ビタミンB12は水溶性のため、調理すると煮汁などに成分が溶け出してしまいます。せっかくの成分を逃さないため、煮汁ごと食べられる調理にするとよいでしょう。豊富に含む貝類からはよいだしが出るので、スープなどの汁ものがおすすめです。

ベジタリアンは欠乏に注意

ビタミンB12は動物性食品には含まれますが、植物性食品には含まれません。肉や魚などの動物性食品をいっさい口にしない厳格な菜食主義者の場合は、ビタミンB12の摂取が望めないため、サプリメントなどで補給する必要があります。

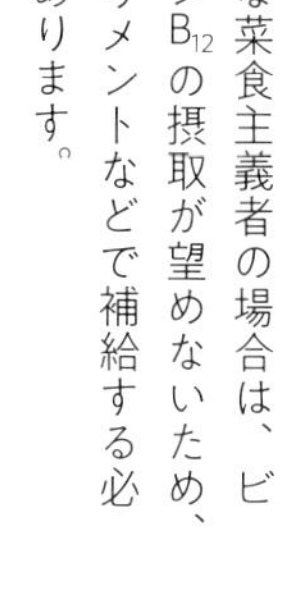

〈こんな人は積極的にビタミンB12の摂取を〉

- 厳格な菜食主義者（ベジタリアン）
- 高齢者など、胃酸の分泌量が少ない人
- 消化管の切除手術を受けた人
- 小腸での吸収不全を起こしている人

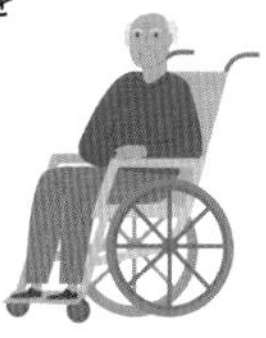

体内での働きは?

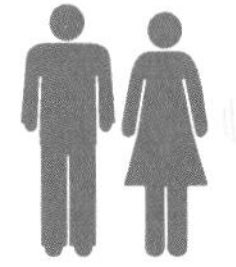

ビタミンB12の働き

- 造血作用
- 核酸の合成促進
- 神経細胞の機能維持
- 脂質代謝

欠乏症

造血機能が低下して悪性貧血を起こします。神経系の働きが悪化して神経障害やうつ病などになりやすくなります。

過剰症

過剰に摂取しても吸収されないため、過剰症はありません。

ヘモグロビンの合成に関与

赤血球は寿命の短い細胞で、つねに新しくつくり替えられています。ビタミンB12は赤血球が生成されるときにヘモグロビンが合成されるのを助ける補酵素です。葉酸との関係が深く、この作用も葉酸とともに働きます。どちらの成分が不足しても悪性貧血を招きます。

神経を健康に保つ

ビタミンB12は、神経細胞内の核酸やたんぱく質の合成を促して、神経系の機能維持にも働きます。睡眠障害やアルツハイマー病、動脈硬化の発症予防などにも何らかの関連があるとみられ、注目されています。

ビタミン

葉酸

細胞の新生に働き胎児の発育や造血に不可欠です。

どんな栄養素？

ほうれん草から発見

葉酸はビタミンB群の一種です。プテリン酸、パラアミノ安息香酸、グルタミン酸が結合したもので、プテロイルモノグルタミン酸が化学名。ほうれん草の抽出物から発見され、ラテン語で葉を意味するfoliumと、酸を意味するacidから葉酸（Folic acid）と命名されました。

利用率は50％ほど

葉酸は摂取しにくい成分で、食品に含まれる葉酸の体内利用率は50％と見積もられています。摂取基準の策定時も、この利用率を考慮した推奨量が示されています。

〈1日の摂取基準〉

年齢	推奨量（μg） 男	推奨量（μg） 女	耐容上限量（μg）
0～5（か月）	40※	40※	—
6～11（か月）	60※	60※	—
1～2（歳）	90	90	200
3～5	110	110	300
6～7	140	140	400
8～9	160	160	500
10～11	190	190	700
12～14	240	240	900
15～17	240	240	900
18～29	240	240	900
30～49	240	240	1,000
50～64	240	240	1,000
65～74	240	240	900
75以上	240	240	900

※は目安量。妊婦は +240、授乳婦は +100。
耐容上限量はサプリメントや強化食品に含まれるプテロイルモノグルタミン酸の量。

多く含まれる食品は？

〈葉酸を多く含むおもな食品〉
（100g 中、※は 10g 中）

野菜類
菜の花…340μg
枝豆…320μg
モロヘイヤ…250μg
ブロッコリー…220μg
ほうれん草…210μg
アスパラガス…190μg
春菊…190μg

海藻類
焼きのり※…190μg
板わかめ※…51μg

肉類
鶏レバー…1300μg
牛レバー…1000μg

果物類
いちご…90μg
マンゴー…84μg

豆類
納豆…120μg
ゆでひよこ豆…110μg

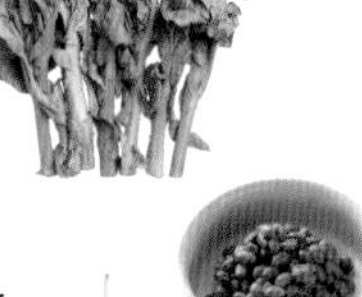

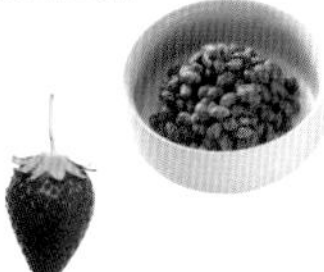

名前どおり野菜に豊富

ほうれん草から発見されたビタミンで、その名のとおり野菜に豊富で、果物にも多く含まれます。とくに菜の花やほうれん草、春菊などの葉野菜、ブロッコリーや枝豆など、緑色の野菜にたっぷりです。

ほかに、のりなどの海藻類、納豆などの豆類にも比較的多く含まれます。

レバーは葉酸の宝庫

葉酸を豊富に含む動物性の食品はあまりありません。ただし、レバーには非常に多く含まれます。魚介類も内臓ごと食べる貝や小魚に比較的豊富です。

これは、葉酸が細胞の新生にかかわる栄養素のため、内臓などの細胞増殖がさかんな場所に分布しているためと考えられます。

効率アップの食べ方は？

鮮度のよい材料を手早く調理して

葉酸は光や熱に弱く、酸化しやすい成分です。保存や調理で損失されやすいため、食品が新鮮なうちに、手早く調理して食べることが効率のよい摂取法です。

食品を保存する場合は、購入したらそのまま放置したりせず、すぐに冷蔵庫や冷暗所に移しましょう。

ビタミンB_{12}・Cとともに摂取

葉酸はビタミンB_{12}と相性がよく、造血作用など、ともに働いて効果を発揮することが多々あります。

また、ビタミンCには葉酸を活性型に変換させる作用があります。B_{12}を含む食品（P234）やCが豊富な食品（P240）をいっしょにとると、葉酸はより強力に働きます。

Column

葉酸はいま注目のビタミン

葉酸は胎児の発育に重要だと発表されて一躍注目のビタミンになりました。厚生労働省では、妊娠を計画しているまたは妊娠の可能性がある女性は1日400μgの葉酸を摂取するよう呼びかけています。さらに近年、葉酸には血液中のホモシステイン（アミノ酸の一種）の濃度を下げて動脈硬化を予防する効果があることがわかってきました。このほか認知症やうつ病の予防など、今後ますます葉酸の健康効果に期待が高まりそうです。

体内での働きは？

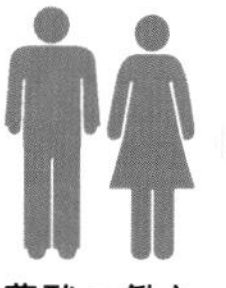

葉酸の働き

- DNAの合成促進
- 赤血球の合成
- 発育促進
- 動脈硬化予防

欠乏症

通常不足することはありません。巨赤芽球性貧血を起こすことがあります。妊娠初期に不足すると胎児に神経管閉鎖障害を起こすことがあります。

過剰症

食事性葉酸ではみられませんが、サプリメントの多量摂取は健康障害を招きます。

細胞の新生に関与

新たな細胞が合成されるときは、遺伝情報に従うことで正常に合成が進みます。葉酸は遺伝情報をもつDNAの合成にかかわり、細胞の新生に重要な役割を担っています。この作用は胎児の発育に必要で、葉酸は妊娠の可能性のある女性や妊婦にはとくに重要です。

赤血球の生成を促す

葉酸は、新たな赤血球が正常につくり出されるときにも必須の成分で、赤血球のもとになる赤芽球をつくり出すときに作用しています。このため「造血のビタミン」ともいわれます。赤血球の合成にはビタミンB_{12}の作用も必要で、ともに働いて貧血を防ぎます。

ビタミン

パントテン酸

3大栄養素のエネルギー代謝に関与する補酵素の成分になります。

どんな栄養素？

生物界に広く存在する

パントテン酸は、以前はビタミンB_5ともよばれたB群の一種です。語源はギリシャ語で「いたるところにある酸」を意味し、その名のとおり、多くの食品に含まれます。食品から摂取するほかに、体内では腸内細菌によって合成もされます。

重要な補酵素の成分

パントテン酸のもっとも重要な働きは、はコエンザイムA（CoA）の構成成分になる点です。コエンザイムとは補酵素のことで、3大栄養素（炭水化物・たんぱく質・脂質）のエネルギー代謝の過程で非常に多くの酵素をサポートします。

〈1日の摂取基準〉

年齢	目安量（mg）男	目安量（mg）女
0～5（か月）	4	4
6～11（か月）	5	5
1～2（歳）	3	4
3～5	4	4
6～7	5	5
8～9	6	5
10～11	6	6
12～14	7	6
15～17	7	6
18～29	5	5
30～49	5	5
50～64	6	5
65～74	6	5
75以上	6	5

妊婦は5、授乳婦は6。

効率アップの食べ方は？

バランスのよい食事を

パントテン酸はいろいろな食品に含まれるため、バランスのよい食事をとっていれば不足しません。豊富に含まれる食品は、動物性食品ならレバーや鶏肉、イクラやタラコ、卵などで、植物性食品なら納豆やきのこ類です。

〈パントテン酸を多く含むおもな食品〉
（100g 中）

肉類
鶏レバー…10.00mg
豚レバー…7.19mg
鶏ささみ…2.07mg

魚介類
イクラ…2.36mg
からし明太子…2.16mg
キングサーモン…1.38mg

そのほか
卵黄…3.60mg
納豆…3.60mg

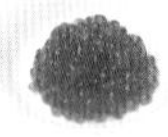

体内での働きは？

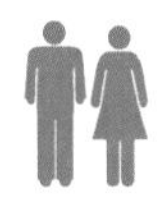
パントテン酸の働き

・コエンザイムAの構成成分になる
・エネルギー代謝に関与
・ホルモンの合成に関与

3大栄養素の代謝に関与

パントテン酸は炭水化物、脂質、たんぱく質の代謝にかかわり、とくに脂質や炭水化物の代謝に大きく関与します。エネルギー産生やホルモン合成などに必要で、仮に不足すると、成長停止、副腎障害などが起こります。

欠乏症
・通常はみられない
・成長停止や副腎障害

過剰症
・通常はみられない

ビタミン

ビオチン

3大栄養素のエネルギー代謝に関与し皮膚を健康に保ちます。

どんな栄養素？

腸内細菌が合成する

ビオチンはビタミンB群の一種で、腸内細菌によって合成されますが、必要量に満たないためビタミンと認められています。食品中のビオチンの多くがアミノ酸のリシンと結合しており、消化の過程で分離・吸収されます。

通常の食事では不足しない

通常の食事におけるビオチンの体内利用率は約80%で、腸内細菌による合成もあるため、不足することは滅多にありません。

ビオチンは、抗炎症物質を生成し、アレルギー症状を緩和するといった効果も期待されています。

〈1日の摂取基準〉

年齢	目安量（μg）男	目安量（μg）女
0～5（か月）	4	4
6～11（か月）	5	5
1～2（歳）	20	20
3～5	20	20
6～7	30	30
8～9	30	30
10～11	40	40
12～14	50	50
15～17	50	50
18～29	50	50
30～49	50	50
50～64	50	50
65～74	50	50
75以上	50	50

効率アップの食べ方は？

種実類や豆類などに豊富

種実類や豆類、卵、レバーなどに豊富です。ただし、大量の卵白を生でとると、卵白中のアビジンという成分がビオチンと結合して吸収されなくなることから、長期間にわたり生卵白を多くとり続けると、欠乏症が起こります。

〈ビオチンを多く含むおもな食品〉
（100g 中）

種実類
ピーナッツ…92.0μg

大豆製品
納豆…18.0μg
ゆで大豆…9.8μg

卵
鶏卵…24.0μg

肉類
鶏レバー…230.0μg

きのこ類
まいたけ…24.0μg
えのきたけ…11.0μg

体内での働きは？

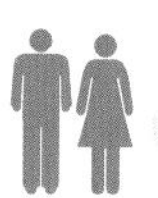

ビオチンの働き

・カルボキシラーゼの補酵素になる
・3大栄養素の代謝に関与
・皮膚の健康維持

皮膚の健康を保つ

ビオチンは、カルボキシラーゼという酵素が働くときの補酵素となり、炭水化物や脂質、たんぱく質の代謝にかかわります。皮膚を健康に保つ働きがあるとみられ、アトピー性皮膚炎などの改善効果が期待されています。

欠乏症
・通常はみられない
・皮膚炎、食欲不振など

過剰症
・通常はみられない

ビタミンC

コラーゲンの生成に不可欠で強い抗酸化作用もあります。

どんな栄養素？

壊血病に対抗する栄養素

ビタミンCは壊血病(かいけつ)予防から発見されたビタミンで、壊血病(scorbutic)に対抗する(anti)酸(acid)という意味から、化学名はアスコルビン酸と名づけられています。食品から摂取したものの体内利用率は約90％ですが、過剰に摂取すると50％以下になります。また、食品でもサプリメントでも効果に違いはないといわれています。

ヒトやサルは体内で合成できない

ヒトやサル、ウシなどの動物は体内で合成できないため、ビタミンとして認められています。

〈1日の摂取基準〉

年齢	推奨量(mg) 男	推奨量(mg) 女
0～5(か月)	40※	40※
6～11(か月)	40※	40※
1～2(歳)	40	40
3～5	50	50
6～7	60	60
8～9	70	70
10～11	85	85
12～14	100	100
15～17	100	100
18～29	100	100
30～49	100	100
50～64	100	100
65～74	100	100
75以上	100	100

※は目安量。妊婦は +10、授乳婦は +45。

多く含まれる食品は？

〈ビタミンCを多く含むおもな食品〉
(100g 中)

野菜類

赤ピーマン…170mg
ブロッコリー…140mg
菜の花…130mg
かぶの葉…82mg
カリフラワー…81mg
にがうり…76mg
ルッコラ…66mg

いも

さつまいも…29mg
じゃがいも…28mg

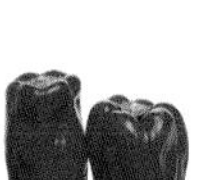

果物類

キウイフルーツ(黄)…140mg
レモン…100mg
甘柿…70mg
キウイフルーツ(緑)…71mg
いちご…62mg
ネーブルオレンジ…60mg
グレープフルーツ…36mg

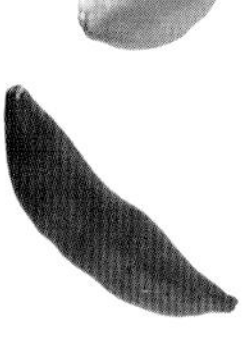

野菜や果物に豊富

ビタミンCは、野菜や果物に豊富で、動物性食品にはほとんど含まれません。

野菜では、赤や黄色のカラーピーマン、ブロッコリー、青菜類などに多く含まれます。果物では、とくに柿やいちごに豊富で、1食分で1日の摂取量を満たすほど。ほかに、海藻ののりなどにも多く含まれています。

いもに含まれるビタミンCは壊れにくい

じゃがいもやさつまいもも、ビタミンCのよい供給源になります。いもに含まれるでんぷんがビタミンCを守るため、調理による損失が少なく、そのぶんしっかり摂取できます。

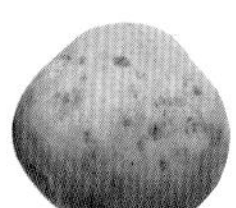

体内での働きは？

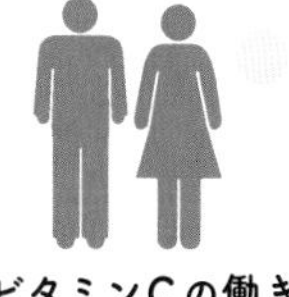

ビタミンCの働き

- コラーゲンの合成促進
- 過酸化脂質の生成を抑制
- ホルモンの合成促進
- 鉄の吸収促進

欠乏症

皮下や歯茎から出血する壊血病を起こします。子どもの場合は骨の成長が悪くなることがあります。

過剰症

ほとんどありませんが、吐き気や下痢などを起こすことがあります。

コラーゲンの新生に関与

体内のたんぱく質のうち、約3分の1は細胞と細胞をつなぐコラーゲンで、ビタミンCはこのコラーゲンの合成に関与しています。コラーゲンが不足すると、細胞同士の結びつきが弱くなって血管や皮膚、骨がもろくなり、壊血病を発症します。

強い抗酸化作用がある

ビタミンCは強い抗酸化作用をもちます。とくにLDLコレステロールの酸化を防いで脳血管疾患を予防するといわれています。また、ホルモンの合成を促進したり、鉄の吸収を助けたり、メラニン色素の沈着を防いだりする働きがあります。

効率アップの食べ方は？

鮮度のよい食品を新鮮なうちに

水溶性で水に溶けやすいうえ、熱や光に弱く、酸化しやすいため、保存中や調理中に非常に失われやすい成分です。野菜や果物は新鮮なものを購入し、長く保存せず、手早く調理して食べることが効率よく摂取するコツです。

〈食品を保存したときのビタミンCの残存率〉

ピーマン

30℃の室温で購入から３日後…**92%**
10℃の冷蔵庫で購入から３日後…**92%**
10℃の冷蔵庫で購入から５日後…**80%**

ラディッシュ

泥つきのまま０℃で購入から３日後…**100%**
水洗いし０℃で購入から３日後…**84%**

じゃがいも

5℃で購入から５か月後…**81%**
室温で購入から５か月後…**72%**

資料：『調理のためのベーシックデータ第５版』女子栄養大学出版部

毎食欠かさず補給して効果を持続

体内のビタミンCは約400mgで飽和状態になるとみられています。つまり、一度にたくさん摂取しても体内には蓄積されず、体外に排出されてしまいます。効果を持続させるには、毎食欠かさずに補給するのがよいでしょう。

喫煙者は欠乏に注意

ビタミンCは、喫煙によって消費量が増えるといわれています。タバコを吸う人は、より積極的に摂取したいものですが、健康のためには禁煙することが優先です。また、ストレスによっても失われやすいといわれています。ストレスを感じたらビタミンCを補給して。

注目の機能性成分

各種栄養素以外にも、健康維持や疾病予防にかかわる機能があるとして注目されている食品成分があります。

ポリフェノール

植物に含まれる、色素やアク、渋味、苦味の成分で、化学的には複数のフェノール性の水酸基をもつ化合物の総称です。数千ともいわれるほど多くの種類があり、抗酸化作用があります。

ケルセチン

玉ねぎなどの野菜に多く含まれる成分で、抗酸化作用や血流改善効果などが期待されています。

〈含まれる食品〉
玉ねぎ、
ブロッコリー、
レタスなど

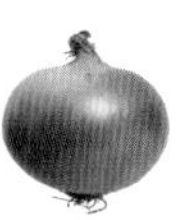

カテキン

茶類に含まれる苦味や渋味の成分で、茶カテキンは、体脂肪が気になる人に適すると、特定保健用食品の審査で許可されています。

〈含まれる食品〉
緑茶、
紅茶など

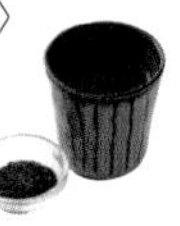

アントシアニン

赤や紫、青色を呈する水溶性の色素成分で、いろいろな種類があります。抗酸化作用や眼精疲労を防ぐ働きなどが期待されています。

〈含まれる食品〉
ブルーベリー、
ぶどう、
赤じそなど

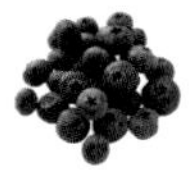

ケンフェロール

ほかのフラボノイド類とともに摂取すると、抗アレルギー作用、抗酸化作用、血管強化作用などを発揮するといわれています。

〈含まれる食品〉
茶、
ブロッコリー
など

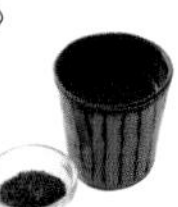

クルクミン

ウコン(ターメリック)に含まれる黄色い色素成分です。肝機能を強化したり、活性酵素を消去したりする作用があるとみられます。

〈含まれる食品〉
ウコン、
カレー粉など

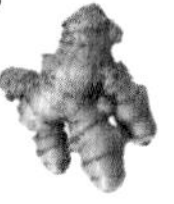

イソフラボン

女性ホルモンのエストロゲンと同じように働く場合もあるとされ、骨粗しょう症予防や更年期障害の解消に有効とされています。

〈含まれる食品〉
大豆、
大豆製品など

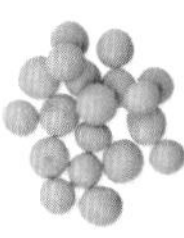

クロロゲン酸

コーヒーなどに含まれる苦味成分です。抗酸化作用のほか、血圧の上昇を抑える可能性が注目されています。

〈含まれる食品〉
コーヒー豆、
モロヘイヤなど

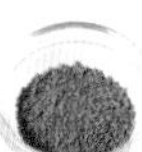

カカオポリフェノール

ココアやチョコレートの原料であるカカオに含まれています。動脈硬化の予防効果があるといわれています。

〈含まれる食品〉
ココア、
チョコレートなど

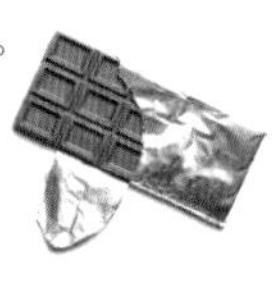

ヘスペリジン

ケルセチンなどと同様、ビタミンPの一種とされます。高血圧を予防する、ビタミンCの吸収を高めるなどの効果が期待されています。

〈**含まれる食品**〉
かんきつ類

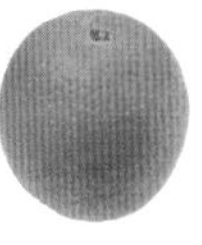

ナスニン

なすの皮に含まれる紫色の色素成分で、アントシアニンの仲間です。抗酸化作用のほかに、抗がん作用などがあると期待されています。

〈**含まれる食品**〉
なす

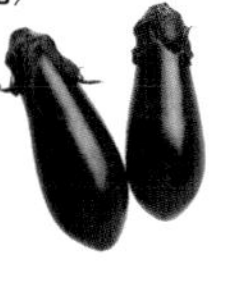

セサミン

ごまに含まれるポリフェノールで、ゴマリグナンの一種です。強い抗酸化力を持ち、動脈硬化やがんの予防効果が期待されます。

〈**含まれる食品**〉
ごま

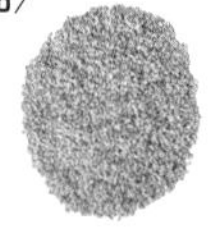

ルチン

ビタミンPの活性をもつ成分の一種です。抗酸化作用をはじめ、血管の強化、血圧降下などの働きが注目されています。

〈**含まれる食品**〉
そば、
いちじくなど

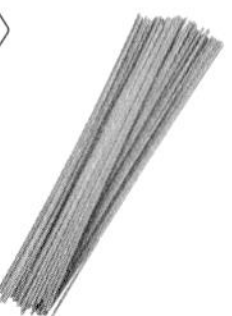

ナリンギン

グレープフルーツやはっさくなどのかんきつ類の苦味成分です。抗酸化作用をはじめ、血流改善効果が期待されます。

〈**含まれる食品**〉
グレープフルーツ、
はっさくなど

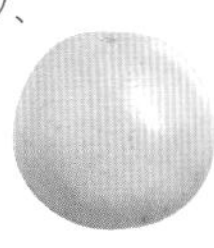

タンニン

茶や柿などに含まれる渋味の成分で、収れん作用による整腸効果がみられるほか、抗酸化作用や殺菌作用もあるといわれます。

〈**含まれる食品**〉
茶、
柿、
赤ワインなど

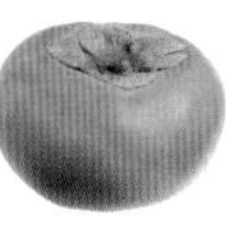

ルテオリン

免疫機能の正常化、抗炎症作用だけでなく、肥満や糖尿病、がんなどを予防する効果もあるといわれています。

〈**含まれる食品**〉
パセリ、しそ、
春菊、ピーマン
など

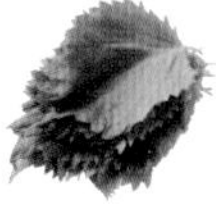

フェルラ酸

米ぬかなどに含まれる成分で、活性酸素を消去する抗酸化作用があるとされます。アルツハイマー病予防にかかわる研究報告もあります。

〈**含まれる食品**〉
米ぬか、
麦など

テアフラビン

紅茶やウーロン茶の渋味成分の一種で、赤や褐色の色素成分でもあります。抗菌作用があり、がん予防効果も期待されています。

〈**含まれる食品**〉
紅茶、
ウーロン茶

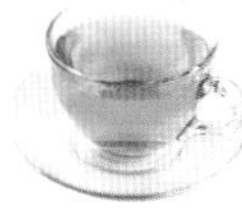

カロテノイド

動植物に含まれる、黄、オレンジ、赤などの色素成分で、構造上、カロテン類とキサントフィル類に大別されます。抗酸化作用があり、老化やがん予防に効果があると考えられています。

フコキサンチン

キサントフィル類の一種で、茶やオリーブの色素成分です。がん予防や体脂肪を減らす作用が期待されています。

〈含まれる食品〉
こんぶ、
わかめなどの
海藻類

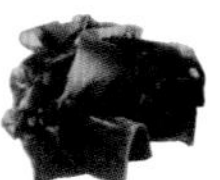

アスタキサンチン

キサントフィル類で、おもに魚介類に含まれる赤い色素成分です。過酸化脂質の生成を抑制する抗酸化作用が期待されています。

〈含まれる食品〉
サケ、エビ、カニ、
タコやキンメダイの皮など

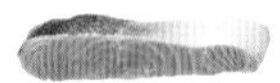

α-カロテン

カロテン類の一種です。ビタミンAの作用もあります。さらに抗酸化作用や抗がん作用が期待されている色素成分です。

〈含まれる食品〉
緑黄色野菜

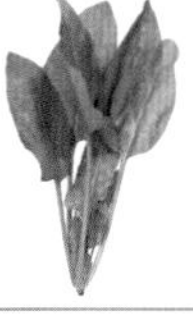

リコペン

植物性食品に含まれる赤い色素成分で、カロテン類の一種です。ビタミンAとしての働きはもちません。抗酸化作用があります。

〈含まれる食品〉
トマト、
すいか、
柿など

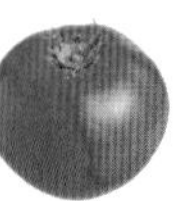

カプサンチン

キサントフィル類の一種で、植物に含まれる色素成分です。抗酸化作用があります。

〈含まれる食品〉
赤とうがらし、
赤ピーマンなど

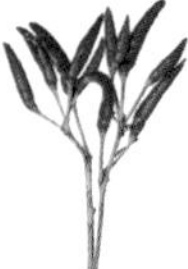

β-カロテン

植物に含まれる黄色やオレンジ色の色素成分で、体内ではビタミンAとして働きます。抗酸化作用があり、がん予防に有効とされます。

〈含まれる食品〉
緑黄色野菜

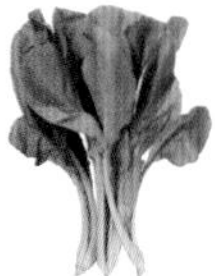

ルテイン

キサントフィル類の黄色い色素成分です。加齢黄斑変性（網膜にある黄斑が破壊される）の予防に役立つといわれています。

〈含まれる食品〉
緑黄色野菜、
とうもろこし、
卵黄など

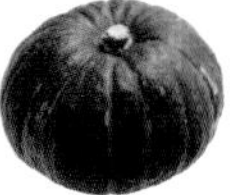

クリプトキサンチン

キサントフィル類の一種。オレンジ色の色素成分で、ビタミンAとしても働きます。抗酸化作用があり、発がん抑制効果があります。

〈含まれる食品〉
温州みかんなどのかんきつ類、
柿、
あんずなど

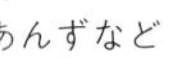

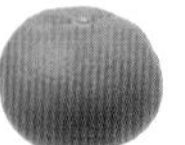

γ-カロテン

カロテン類の一種で、効力は低いですがビタミンAの作用をもつ植物性の色素成分です。活性酸素を消去する働きが期待されています。

〈含まれる食品〉
にんじん、
かぼちゃなど

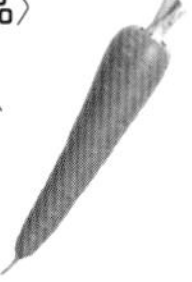

イオウ化合物

イオウを含む化合物のことで、いろいろな種類があります。にんにくやねぎなどがもつ独特の香り成分で、抗菌作用、抗がん作用、抗酸化作用などがあるとされます。

硫化アリル

いろいろなアリル化合物のグループ名で、にんにくやねぎ類の香り成分。抗酸化作用や抗がん作用、抗菌作用が期待されています。

〈含まれる食品〉
にんにく、玉ねぎ、ねぎ、にらなど

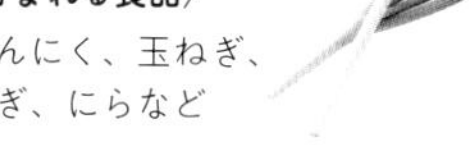

シクロアリイン

玉ねぎなどに含まれる成分で、加熱すると増えるのが特徴。血中脂質をコントロールして動脈硬化などを予防するとみられています。

〈含まれる食品〉
玉ねぎ、にんにく、らっきょうなど

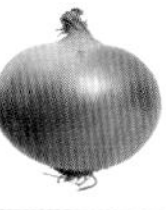

アリシン

にんにく独特の香りのもとであるアリインが空気に触れるとできる成分で、抗菌作用をもち、抗がん作用も期待されています。

〈含まれる食品〉
にんにく

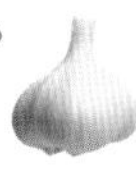

硫化プロピル

玉ねぎの辛味成分で、加熱するとかなり失われます。糖代謝にかかわり、血糖値を下げる作用があるといわれています。

〈含まれる食品〉
玉ねぎ

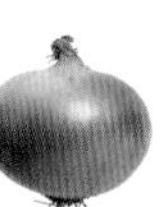

スルフォラファン

解毒作用をもつ酵素を活性化することから、強い抗がん作用があるとして注目されています。イソチオシアネートの一種です。

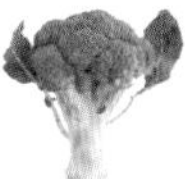

〈含まれる食品〉
ブロッコリー、ブロッコリースプラウトなど

イソチオシアネート

発がん物質を無毒化する作用があるとされ、抗がん作用が期待されています。免疫力を高める作用もあるとされています。

〈含まれる食品〉
キャベツ、ブロッコリーなど

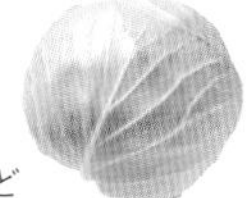

乳酸菌

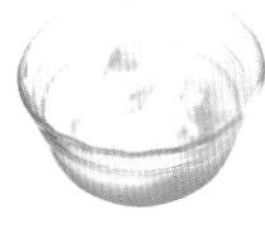

炭水化物を発酵して乳酸をつくる細菌の総称で、いろいろな種類があります。ヨーグルトや乳酸飲料、チーズをつくり、ヒトの大腸の腸内細菌として多くの種類があります。

ラブレ菌

植物性の乳酸菌で、すぐき漬けから発見されました。腸内環境をととのえたり、免疫力を向上させたりする作用が期待されています。

〈含まれる食品〉
漬けものなど

ブルガリア菌

乳酸菌の桿菌の一種で、ヨーグルトをつくる乳酸菌の代表的な菌です。牛乳の乳糖を乳酸に変え、整腸作用などがあります。

〈含まれる食品〉
ヨーグルト、乳酸飲料など

ビフィズス菌

乳酸菌の中でも桿菌（かんきん）に属する一群で、ヒトの腸にも存在します。腸内環境をととのえ、腸の蠕動（ぜんどう）運動を促すなどの作用があります。

〈含まれる食品〉
ヨーグルト、乳酸飲料など

多糖類

糖が多数結合したものが多糖類で、多くの種類があります。消化・吸収されにくいものは食物繊維に分類され、多くの生理活性があるため、加工食品に添加されることもあります。

ペクチン

果物や野菜に含まれる水溶性食物繊維、酸や砂糖とともに加熱するとゼリー状に固まります。整腸作用、血糖値を下げる作用などがあります。

〈含まれる食品〉
りんご、
かんきつ類の果皮など

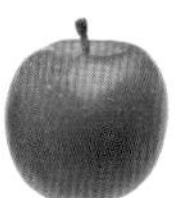

リグニン

木質素ともいわれ、木材を堅くするのがリグニンです。体内では消化・吸収されず、肥満の予防や解消効果などが期待されています。

〈含まれる食品〉
ココア、
豆類、
ふすまなど

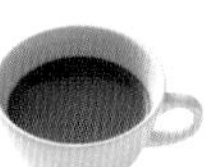

コンドロイチン硫酸

ムコ多糖類の一種の食物繊維です。軟骨の主成分で、コラーゲンなどとともに結合組織をつくって、組織に潤いや弾力をもたせます。

〈含まれる食品〉
納豆、
なめこ、
オクラ、
フカヒレなど

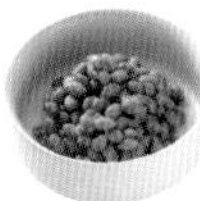

フコイダン

褐藻類のぬめりに含まれる多糖で、海藻の身を守る役割があるといわれます。がん細胞を死滅させる働きがあると期待されています。

〈含まれる食品〉
こんぶ、
わかめなどの
褐藻類

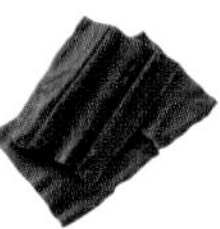

β-グルカン

グルカンとはグルコースを含む多糖で、その一種がβ-グルカンです。免疫力を高める作用や抗がん作用があるといわれています。

〈含まれる食品〉
きのこ類

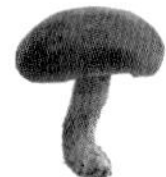

イヌリン

消化・吸収されない食物繊維の一種です。血糖値の上昇を抑える働きがあり、高血糖予防効果が期待されています。

〈含まれる食品〉
ごぼう、
きくいも、
玉ねぎなど

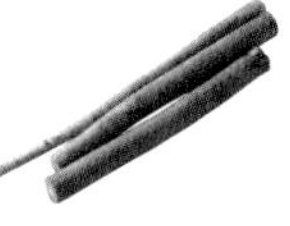

キチン、キトサン

カニやエビなどの殻にあるムコ多糖（アミノ基をもつ多糖）で、動物性の食物繊維です。免疫力を高めるなどの効果が期待されています。

〈含まれる食品〉
甲殻類の殻、
キチン、
キトサンを含む
サプリメントなど

グルコサミン

グルコース（ブドウ糖）にアミノ基が結合したアミノ糖です。関節の動きをなめらかにしたり、痛みを緩和したりする作用があります。

〈含まれる食品〉
甲殻類の殻、
サプリメントなど

オリゴ糖類

二糖類やオリゴ糖は単糖が少数結合した炭水化物の一種。オリゴとは「少ない」という意味で、少糖ともいいます。吸収されにくく、腸内環境を整えるなどの作用があります。

パラチノース

グルコースと果糖が特殊な形で結合した二糖類の一種で、むし歯予防の効果があります。吸収されてエネルギーとして利用されます。

〈含まれる食品〉
はちみつ、さとうきび、パラチノースが添加された食品など

大豆オリゴ糖

大豆に含まれるオリゴ糖の総称で、スタキオースやラフィノースなどがあります。腸内ビフィズス菌を増やす効果があります。

〈含まれる食品〉
大豆、大豆オリゴ糖が添加された食品など

イソマルトオリゴ糖

グルコースからなるオリゴ糖で、発酵されにくい糖です。おなかの調子を整える機能が表示できる特定保健用食品に使われます。

〈含まれる食品〉
はちみつ、みそ、イソマルトオリゴ糖が添加された食品など

フラクトオリゴ糖

ショ糖に果糖が1～3個結合したオリゴ糖です。おなかの調子をととのえる、カルシウムの吸収を促進するなどの作用があります。

〈含まれる食品〉
アスパラガス、にんにく、フラクトオリゴ糖が添加された食品など

トレハロース

2つのグルコースが特殊な結合をしたもので、天然にも存在します。食品の甘味料として使われていますが、むし歯を防ぐ機能を持ちます。

〈含まれる食品〉
海藻、きのこ、トレハロースが添加された食品など

ガラクトオリゴ糖

グルコースとガラクトースが結合したもので、乳糖から合成されます。腸内ビフィズス菌の栄養源になり、腸内環境を整えます。

〈含まれる食品〉
母乳、牛の初乳、ガラクトオリゴ糖が添加された食品など

糖アルコール

糖類を還元してできた化合物です。天然にはわずかしか存在せず、ほとんどが人工的につくられます。甘味があって吸収されにくく、むし歯予防や血糖コントロールに有効です。

マンニトール

マンノースからつくられる糖アルコールで、天然に多く存在します。菓子類に添加されるほか、保湿剤や医薬品に使われます。

〈含まれる食品〉
海藻、きのこなど

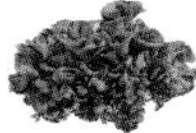

ソルビトール

ナナカマドから発見された糖アルコールで、ブドウ糖からつくられます。代替甘味料として低エネルギー食品などに利用されています。

〈含まれる食品〉
ソルビトール配合の菓子類など

キシリトール

樺の木から発見された成分で、キシロースからつくられます。むし歯予防効果がありますが､大量にとると下痢を起こすこともあります。

〈含まれる食品〉
キシリトール配合のガムなど

アミノ酸・ペプチドなど

たんぱく質は身体の主成分です。そのたんぱく質を構成するアミノ酸やそのアミノ酸が数個～100個程度結合したペプチドには多くの種類があり、独自の機能性をもちます。

グリシニン

大豆のたんぱく質の約50%を占め、血中中性脂肪を下げます。大豆たんぱく質入りの食品にトクホの表示が許可されています。

〈含まれる食品〉
大豆、
大豆製品

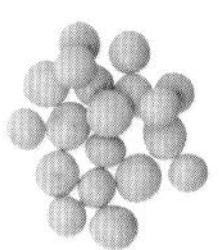

カゼイン

乳汁のたんぱく質。カゼインの作用によりカルシウムを効率よく吸収することができます。分解されるとカゼインホスホペプチドなどになります。

〈含まれる食品〉
牛乳、
チーズなど

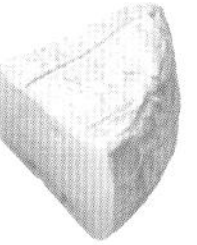

アスパラギン酸

体内での窒素代謝やエネルギー代謝に関与するアミノ酸です。疲労回復効果があるとされ、ドリンク剤などでも利用されています。

〈含まれる食品〉
豆類、
もやし、
アスパラガス、
肉類など

グリシン

動物性コラーゲンに多く含まれるアミノ酸の一種。睡眠の質を向上させ、不眠を改善する効果が注目されています。抗酸化作用も期待されます。

〈含まれる食品〉
鶏手羽、
魚のアラ、
牛スジ、
豚骨など

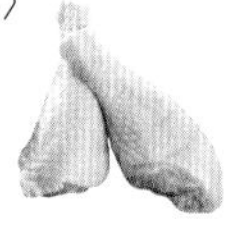

カゼインホスホペプチド

略してＣＰＰともいわれ、乳たんぱく質のカゼインから生成されるペプチドです。カルシウムの吸収を促進し、骨をじょうぶにします。

〈含まれる食品〉
牛乳など

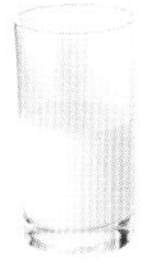

L－カルニチン

アミノ酸の一種で、体内での脂肪代謝にかかわります。脂肪を燃焼し、太りにくい身体をつくる効果が期待されています。

〈含まれる食品〉
ラム肉、
牛肉、
豚肉など

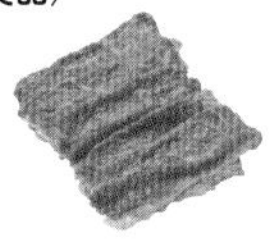

タウリン

血中脂質のバランスを改善する、肝臓の働きを助けるなど、多くの作用があるといわれています。体内ではシステインから合成されます。

〈含まれる食品〉
魚介類

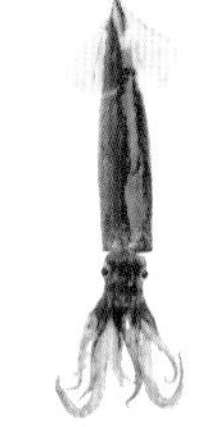

γ-アミノ酪酸

別名ギャバ（ＧＡＢＡ）。体内では神経伝達物質として働きます。血圧を下げる、ストレスを緩和するなどの効果が期待されています。

〈含まれる食品〉
玄米、
発芽玄米、
トマトなど

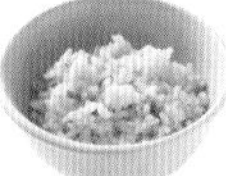

オルニチン

アミノ酸の一種で、尿素を生成して排出させる働きに関与しています。肝臓のさまざまな働きをサポートする効果が期待されています。

〈含まれる食品〉
シジミ、
キハダマグロ、
チーズ、
ヒラメなど

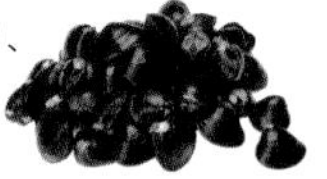

脂肪酸

脂肪の主成分で、構造の違いによりいろいろな種類があります。エネルギーになるほか、種類ごとに特有の働きがあります。とくに不飽和脂肪酸には身体によい作用があるといわれています。

オレイン酸

n-9 系の一価不飽和脂肪酸です。ほかの脂肪酸と違い酸化しにくい特徴があります。血中コレステロールを減らす作用があります。

〈含まれる食品〉

オリーブ油、
キャノーラ油、
サフラワー油など

アラキドン酸

n-6 系の多価不飽和脂肪酸で、細胞膜の構成にも重要です。体内でリノール酸から合成され、血中コレステロールの上昇を抑える作用があります。

〈含まれる食品〉

レバー、
卵黄など

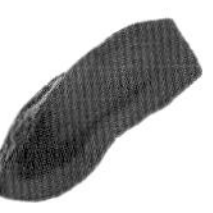

DHA

n-3 系多価不飽和脂肪酸のドコサヘキサエン酸のことです。血中中性脂肪を減らすほか、抗アレルギー作用などもあります。

〈含まれる食品〉

マグロ、
マダイ、
ブリ、
サバなど

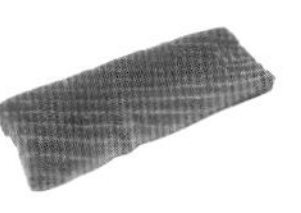

α-リノレン酸

n-3 系の多価不飽和脂肪酸で、体内で合成できない必須脂肪酸です。皮膚の健康維持、血中中性脂肪の低下作用などがあります。

〈含まれる食品〉

しそ油、
亜麻仁(あまに)油、
えごま油など

リノール酸

n-6 系の多価不飽和脂肪酸で、体内で合成できない必須脂肪酸です。血中コレステロールの上昇を抑えますが、とりすぎはよくありません。

〈含まれる食品〉

ごま油、
ひまわり油、
キャノーラ油など

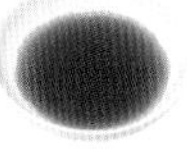

EPA

n-3 系多価不飽和脂肪酸のイコサペンタエン酸のことで、別名ＩＰＡ。血中の中性脂肪値を下げたり、血栓を防ぐ作用があります。

〈含まれる食品〉

青背魚など

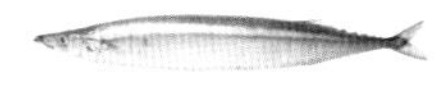

テアニン

緑茶のうま味成分でアミノ酸の一種。煎茶よりも玉露や抹茶に多く含まれます。精神安定作用が期待されています。

〈含まれる食品〉

緑茶、
玉露

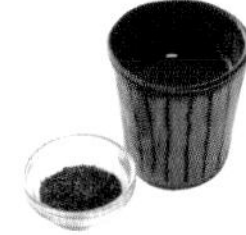

ラクトフェリン

鉄が結合した糖たんぱく質で、鉄の吸収を高める、腸内の有用菌を増やす、免疫力を高めるなどの作用があると期待されています。

〈含まれる食品〉

牛乳、
ナチュラルチーズ
など

その他の機能性成分

ヒトの体内では、よく知られた栄養素だけでなく、酵素や菌、ホルモンなど、さまざまな成分が機能し合って生命活動を円滑にし、健康を守っています。

リモネン

かんきつ類の香り成分で、発がん物質を無毒化する働きが期待されています。とくにレモンの皮に多く含まれています。

〈含まれる食品〉
かんきつ類の皮

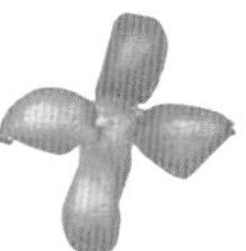

ショウガオール

しょうがに含まれる辛味成分で、加熱などによって生じます。強い殺菌作用があり、活性酸素を消去する働きもあります。

〈含まれる食品〉
しょうが

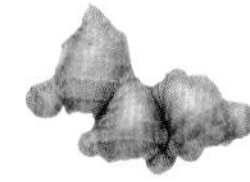

カフェイン

アルカロイドの一種で、コーヒーや茶に含まれる苦味成分。覚醒作用や疲労回復効果などがありますが、過剰摂取には注意が必要です。

〈含まれる食品〉
コーヒー、
紅茶、緑茶など

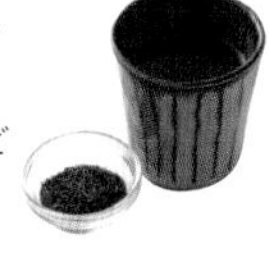

緑茶フッ素

フッ素はミネラルの一種。むし歯予防に有効で、緑茶に含まれる緑茶フッ素にも同様の効果が期待できます。

〈含まれる食品〉
緑茶

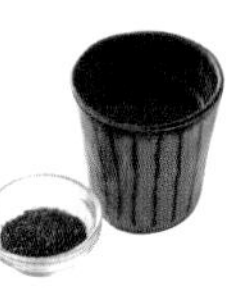

ナットウキナーゼ

納豆菌による発酵作用でできる酵素です。納豆に特有の成分で、大豆には含まれません。血栓を溶かす作用があります。

〈含まれる食品〉
納豆

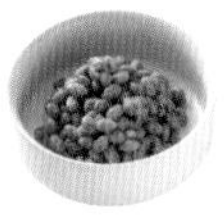

カプサイシン

とうがらしに含まれる辛味成分で、殺菌やエネルギー代謝の促進作用があるとされます。とりすぎると胃腸炎を起こすことがあります。

〈含まれる食品〉
とうがらし

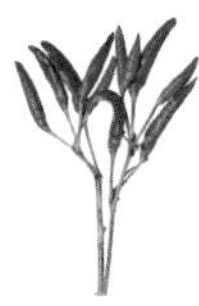

レシチン

細胞膜の構成成分になるリン脂質の一種です。血中コレステロールを下げる作用があり、動脈硬化を予防するとされています。

〈含まれる食品〉
卵黄、
大豆、
酵母など

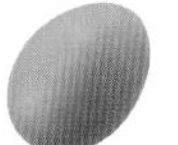

フィチン酸

リン酸化合物の一種です。細胞の酸化を防いで、活性酸素の発生を抑制する効果があると期待されています。

〈含まれる食品〉
米ぬか、小麦、
豆類など

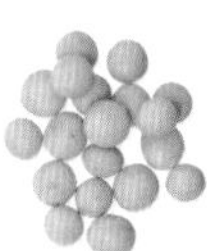

サポニン

植物に含まれる発泡成分（アク）で、大豆サポニンには抗酸化作用などが期待されています。

〈含まれる食品〉
大豆、
大豆製品など

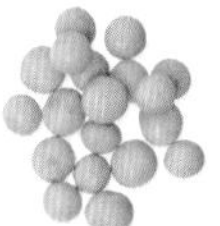

さくいん

参考文献

『新しいタンパク質の教科書 健康な心と体をつくる栄養の基本』 池田書店
『医者がすすめるクスリになる野菜の事典』 成美堂出版
『栄養素の通になる 食品成分最新ガイド 第4版』 女子栄養大学出版部
『栄養の基本がわかる図解事典』 成美堂出版
『美味しく健康をつくる本 ～効能・栄養再発見～』 日本私立学校振興・共済事業団
『応用栄養学（新スタンダード栄養・食物シリーズ10）』 東京化学同人
『応用栄養学-ライフステージ別-』 第一出版
『改訂食品機能学 第3版』 建帛社
『からだのしくみ事典』 成美堂出版
『肝炎・肝硬変の人の食事』 女子栄養大学出版部
『基礎栄養学』 医歯薬出版
『基礎栄養学 改訂第5版』 南江堂
『基礎栄養学 補訂版（新スタンダード栄養・食物シリーズ9）』 東京化学同人
『こころに効く精神栄養学』 女子栄養大学出版部
『これならできる！ 生活習慣病対策』 社会保険研究所
『最新改訂版 からだに効く 栄養成分バイブル』 主婦と生活社
『最新 クスリの食べ物』 西東社
『最新版 病気を治す 栄養成分Book』 主婦と生活社
『3・1・2 弁当箱ダイエット法』 群羊社
『三訂食品機能学』 光生館
『時間栄養学が明らかにした「食べ方」の法則』 ディスカヴァー・トゥエンティワン
『時間栄養学 時計遺伝子と食事のリズム』 女子栄養大学出版部
『知っておきたいクスリになる食べもの』 ナツメ社
『食材健康大事典』 時事通信社
『食事指導のABC』 日本医師会
『食品学Ⅰ 食品の化学・物性と機能性 改訂第3版』 南江堂
『食品学Ⅱ 食品の分類と利用法 改訂第3版』 南江堂
『食品成分表2020』 女子栄養大学出版部
『新版 食事で病気を治す本』 法研
『新版 日本食品大事典』 医歯薬出版
『スーパーフードの教科書 からだのなかから、きれいに、輝く』 マイナビ出版
『スタディ応用栄養学』 建帛社
『ストレス解消！ 体に効く！ ビタミン・ミネラルBook』 新星出版社
『すべての診療科で役立つ栄養学と食事・栄養療法』 羊土社
『専門医がやさしく教える 注目の栄養素』 PHP研究所
『胆石・胆のう炎・膵炎の人の食事』 女子栄養大学出版部
『調理のためのベーシックデータ 第5版』 女子栄養大学出版部
『人間栄養学―健康増進・生活習慣病予防の保健栄養の基礎知識』 調理栄養教育公社
『ネオエスカ 生化学』 同文書院
『眠れなくなるほど面白い 図解 栄養素の話』 日本文芸社
『肥満とヘルシーダイエット』 日本メディカルセンター
『肥満・肥満症の指導マニュアル』 医歯薬出版
『病気治療に必要な食べもの事典』 法研
『病態栄養専門管理栄養士のための病態栄養ガイドブック 改訂第6版』 南江堂
『ベーシックマスター 生化学』 オーム社
『ミネラル・微量元素の栄養学』 第一出版
『野菜 畑から食卓まで』 女子栄養大学出版部
『やさしい解説でよくわかる 栄養の基本と食事の教科書』 池田書店

参考サイト

「食事バランスガイド」 厚生労働省・農林水産省
「日本食品標準成分表 2020年版（八訂）」 文部科学省科学技術・学術審議会資源調査分科会
「日本人の食事摂取基準（2020年版）」 厚生労働省

監修者

吉田企世子　よしだ きよこ　※1、3、5章担当

女子栄養大学名誉教授。同大学で40年間勤務後、2005年に退職。農学博士（東京大学）。専門は食品学、食品加工学。野菜・果実の品質全般をおもな研究分野とし、野菜の栄養成分や収穫後の品質変化などで多くの功績を残す。

〈著書〉

『食品学各論』『野菜の成分とその変動－土壌環境からのアプローチ』（学文社）、『もっともっと野菜の本』（文化出版局）など多数

松田早苗　まつだ さなえ　※2、4章担当

女子栄養大学短期大学部教授。病院栄養士、女子栄養短期大学助手、女子栄養大学栄養クリニックを経て、2012年より現職。管理栄養士、博士（栄養学）。専門は栄養学、疾患モデル動物を用いた食品の機能性が及ぼす腎臓への影響。

正しい知識で健康をつくる
あたらしい栄養学

監修者　吉田企世子
　　　　松田早苗
発行者　高橋秀雄
編集者　梅野浩太
発行所　**株式会社 高橋書店**
　　　　〒170-6014 東京都豊島区東池袋3-1-1 サンシャイン60 14階
　　　　電話　03-5957-7103

ISBN978-4-471-03410-8　Printed in Japan

定価はカバーに表示してあります。


本書の内容についてのご質問は「書名、質問事項（ページ、内容）、お客様のご連絡先」を明記のうえ、郵送、FAX、ホームページお問い合わせフォームから小社へお送りください。

回答にはお時間をいただく場合がございます。また、電話によるお問い合わせ、本書の内容を超えたご質問にはお答えできませんので、ご了承ください。本書に関する正誤等の情報は、小社ホームページもご参照ください。

【内容についての問い合わせ先】
書　面　〒170-6014 東京都豊島区東池袋3-1-1 サンシャイン60 14階　高橋書店編集部
F A X　03-5957-7079
メール　小社ホームページお問い合わせフォームから　（https://www.takahashishoten.co.jp/）

【不良品についての問い合わせ先】

ページの順序間違い・抜けなど物理的欠陥がございましたら、電話03-5957-7076へお問い合わせください。

ただし、古書店等で購入・入手された商品の交換には一切応じられません。